U0165703

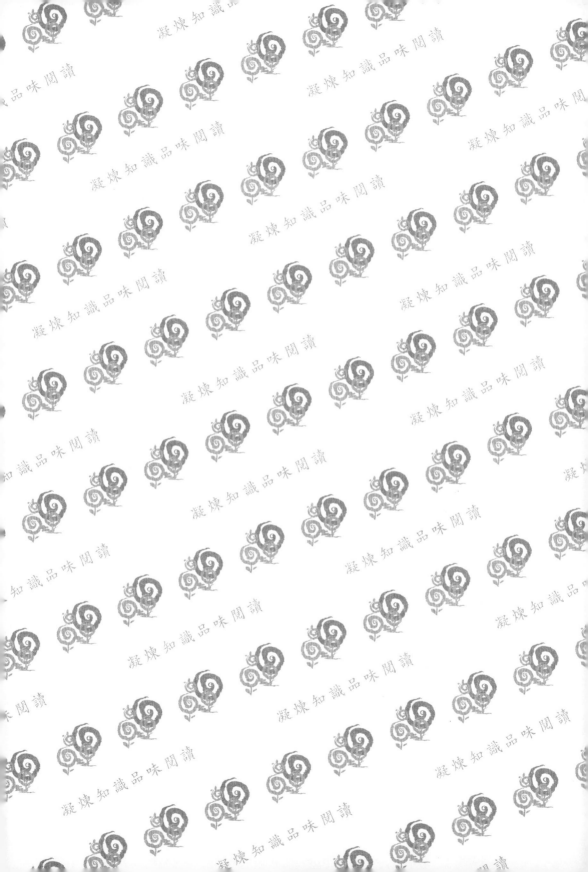

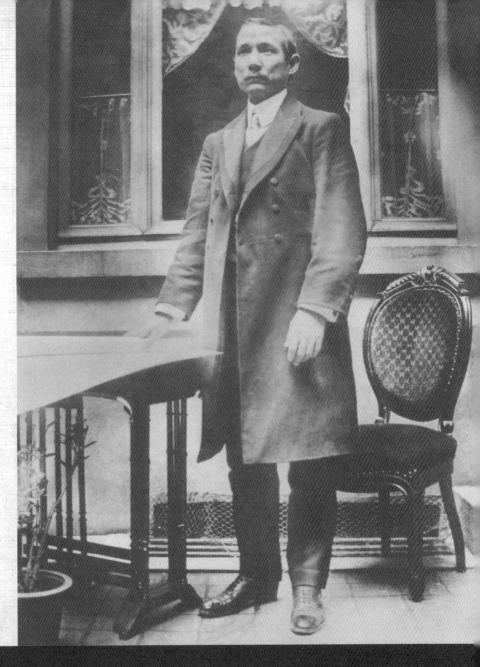

五南圖書出版公司 印行

皮國立——著

國族、國醫
與病人 |修訂版|

近代中國
的
醫療和身體

再版序

　　約莫有一年多的時間，學生常常問我，他們已買不到這本書了，該怎麼辦？我因為諸事繁忙，也一直在寫新的東西，所以就不太在意。直到經歷了一些故事，方知生產過的文字，日積月累而成書，就像是自己的孩子，不可不花心力看顧的。我打電話給編輯，他很熱心的幫我查了庫存，確實只剩最後一本，而各圖書網上已完全買不到了。

　　這本書在初版時，有位老師見到我，除了恭喜之外，也舉出書內的一些錯誤，很感謝她，因為那代表她真的很仔細讀完了這本書。藉著這次再版的機緣，我又好好讀了自己的書，除了校對與增補外，也試圖尋找該書和現實世界連結之意義。刻下新冠肺炎疫情雖逐漸趨緩，但和兩年前比較起來，依舊熾盛。相信每天更新病例數字是絕對正確的民眾，已逐漸減少。我們從2020年的防疫模範生，一天感染不到一個，到二年後幾萬幾萬人的感染；從一天沒有一個病例，到一天死幾十個到幾百個人，似乎大家也慢慢習慣了。有個極為合理的新詮釋，叫做「與病毒共存」，疫苗該打的也都打了吧，可憐的是因慢性病、老化而染疫死亡的人，他們的棺材上，有著「合理死亡」四個字。可惜了，活著的人慶幸活著，死去的人倒也無聲抗議，就這樣慢慢被忘記。這些人就是「病人」，他們沒有歷史，終將被經濟發展和正常生活的呼聲掩蓋過去。我今年也同樣染疫，還好採用了中西醫結合的方式治癒了，這本書內有很多對中西醫結合治病的討論，是一項值得思考的前瞻議題。如果那幾天，我因染疫而離開這個世界，應該會被認為體重過重且有慢

性病，不意外的又是一例「合理死亡」吧。不是要發牢騷怪罪任何人，面對疾病，我們都只能軟弱下來，縱使人類做了許多舉措，還是有人不敵病魔。那麼，誰又能去撰寫和理解那些生病和苦痛的大眾呢？

身為一位人文學者，我不敢奢求幫歷史中的底層病患發聲，要依據史料，才能說一個完整的故事，而多數的歷史人物沒有記錄自己的病痛，就已離世，書寫這個面向的歷史，本身就是有難度的。所幸，經過選取，這本書中的每一位主角，都有著無數的光輝歲月，正如封面的孫中山先生，昂然而立，從醫人到醫國，但最終仍免不了成為病人，必須接受西醫與中醫的各種治療。後來的史家會用文字書寫他們各方面的歷史，但卻很少有學者關切他們的疾病和醫療觀念，而這本書正是要書寫這樣的歷史。當然，若只做到這樣，很多著作也喜歡用現代醫學去推測古人疾病，我認為完全是可行的，因為若不用現代醫學的眼光，根本無法對疾病史進行解析。此外，有沒有可能從這些人的經歷、言論、遭遇等過往，去思考更大的一種醫學技術或國族發展的歷史呢？我們可以看到當時的人對各種醫療技術、身體觀之批判；不過，現今的人們或知識分子卻很少對醫療或健康事務進行反思，甚至已無論述能力，來對健康的促進提出一己之見解。我們只能默默接受各種可能不合理的醫療，人民（病人）的聲音呢？歷史使人聰明，這本書將使讀者見識到當時的人如何對醫藥、衛生事務進行論述，表達自己的看法。

很多書內的意涵，已經在原序文內交代，此處不用再說一次，我只想在此刻談一些歷史與現實意義的結合，讓讀者更能理解這本書的寫作意義。這本書所敘述的時代背景，是晚清到民國時期，這段期間所不能迴避的問題，就是西力東漸與中國民族主義之勃興，也是中國近代史的基調。由於中國在當時積弱不振，由專制王朝一轉而為民主共和，諸多政制、經濟有待在新時代中轉換，但偏偏中國體質不良兼西洋外力打擊，其發展的歷史可謂跌跌撞撞。多數知識分子又急於學習西方、全盤西化，遂對傳統文化進行破壞打擊之能事。當然，我們不能苛求當時的知識分子，有時他們痛罵中醫，其實背

後是希望國家因此能夠變得更強大。在這段時期的中醫藥，還有本書沒談到的戲曲、武術、藝術等等，這些作為傳統老玩意兒、舊文化的表徵，與中國之衰弱是相伴同行的，當然應該都被打倒，其命途多舛，可以預知。不過，正如本書所指出的，當大部分傳統的科技事物、思想都被批判，甚至現在都已經消失了，中醫藥依舊存在。儘管他長得和過去傳統面容不太一樣，但，又有什麼事物在經過歷史洗禮後，還是一模一樣的呢？歷史有趣之處就在此處。這段洗滌蛻變的歷程，令人感到好奇，中醫是怎麼挺過來的？我也持續編纂論文集，試圖釐清這段歷史的全貌。[1]

更令人驚訝的是，正當新冠肺炎疫情於全球肆虐時，百年前被認為是拖累國族健康發展的中醫藥，竟然一躍而成為眾所矚目的新星。像是臺灣的「清冠一號」，中國大陸的「蓮花清瘟膠囊」與「清肺排毒湯」等等，都成了對抗新冠肺炎的法寶。這些新聞，後面還有一個更大的歷史背景，就是百年來中醫藥的發展，從幾乎要被廢除，到現今反倒成了國族興盛、自信心的「利器」，其歷程與背後意義之轉變，值得思考。可以從幾個地方進行觀察，首先，此次抗疫成績，在美國死亡超過百萬人以後，中國人開始擁有了無比的信心，從輿論的變化中可以清楚看出；雖仍有嚴格管理、動態清零之政策爭議，但不少民眾認為國家權力的積極介入管控，發揮了無比的效力，染疫而死的人數在中國被有效的降低；而且因為有中醫參與而達成的中西醫結合，成了全世界抗疫歷史中最有成效的一種組合。中醫與國族的連結，已不再是恥辱、過時的國族印記。

而中醫在臺灣呢？也同樣具有峰迴路轉的發展脈絡。從歷次抗疫史中的沉默不語，到這次民眾搶買清冠一號，政府還用公費來支持中藥之發放，這都是百年前所無法想像的發展。有意思的是，大家都搶買「清冠一號」，我

---

[1] 皮國立主編，《走過「廢除中醫」的時代：近代傳統醫學知識的變與常》（臺北：民國歷史文化學社，2022）。（出版中）

自己也吃了不少，其實它的全名是「臺灣清冠一號」（NRICM101）。「臺灣」一詞冠在藥名之前，其實抹去了它是一個中國文化的產物，無論是概念、藥材來源，該藥方都與中國文化有著千絲萬縷的關係；而英文藥名，不單是爲了國際化而已，其中的「N」，即是National的意思，標記了它是由臺灣「國家」或「國家級」研究機構所生產，這些發展都極大的淡化了它的生命史，而賦予了這個新藥全新且符合臺灣目前政治局勢之意義。百年中醫藥的發展還未停歇，它仍處在變動當中，歷史學者有幸從旁觀、客觀的角度，來看待這樣的發展。

這些歷程，值得持續關注與探究，但本書並非要釐清爭議，而是要提醒讀者，必須將本書所談及的歷史過程，放在時代脈絡中來思考。歷史學的工作畢竟還是要回到過去，我們不是政治人物、更非醫者，歷史學者要溝通的現在與過去的連結，讓讀者有更深層的人文思考，訴說一個讀者想像不到的時代，那個中醫藥幾乎要被打趴的年代；所有國家未來之發展，都儘量與中醫藥或傳統文化脫勾，而中醫界則是努力要將國家興盛、國族發展等意義，灌入在傳統醫藥的新發展中，以避免被「科學」和「西化」滅頂。希望讀者能在這本書中明瞭這樣的發展，書中主角們的言論與作爲，恐怕不僅是醫療疾病史，更是不同視角的思想史和政治史。

在學術書的市場中，能夠再版的機會不算多，既然已出版一次，再版的話題性與新穎性更是少了許多，若無特別經費支持，很難再次問世。但學術就是如此，不能只追求新穎，要不斷能與當代意義對話，才是具有新穎性的展現，我期許這本書有如此之意義，更感謝出版社願意讓這本書重新問世。此次增補，除校正、補充文字外，也加了一些新的二手研究，原想再大規模增加篇幅，但由於字數已近25萬字，似不宜再增加新的章節，編輯建議或可再寫一本，也比較不會破壞原書架構。很謝謝蘇美嬌主編，促成了這一切，還應允設計一個煥然一新的封面。而第一版的封面圖（見下頁）還是很有意義，病人躺的那張床上，寫著「中華民國」四字，象徵國族已成病入膏肓之

病患；而開藥方的醫者，正是本書主角之一的蔣介石。這張1934年的漫畫，充分顯示了當時的政治環境與國族危機，很切中當時風雨飄搖、內憂外患的情勢，[2]也在此給老讀者留個紀念，書中再現分曉。本次校對，還要特別感謝中央歷史所碩專班畢業的周明秀小姐不計酬勞的細心校對，她說不是為校對而校對，而是真的想好好讀這本書。但願那些發不出聲音的病人，都藉由這本書而精神於紙上重生，訴說過去不被重視的個人疾病史。

序於中央大學人文社會科學大樓210室
2022年7月10日

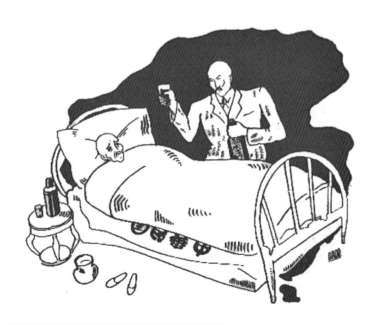

---

2 引自良友畫報社編輯，《良友畫報》（上海：上海書店，1989），87期（1934），頁32。

序：十年磨一劍

　　每到寫序言時，我的心中都不由自主地緊張起來，有如萬語千言之未盡。

　　序言通常是一本書完成後才寫成的，從中可以看到作者寫作之動機、經歷與感謝。我很認眞的對待一本書的序言，原因無他，對自己出版書籍負責的同時，也要對讀者負責，尤其是學術專書，必須交代一下寫作背景與經過，略陳整本書的思路，我認爲才有資格讓讀者翻閱這本書。

　　本書寫作之想法，起源於2006年，它介於我的碩士論文出版和博士論文主題逐漸形成的中間時刻。當時我的碩論剛經由李建民老師的推薦而出版，碩論的指導教授張哲嘉建議，唐宗海這個題目雖不錯，[1]但我的寫作太過偏重技術理論的「內史」，能和我對話的歷史學者並不多。我當時很緊張，因爲博論一開始就鎖定書寫近代中醫的外感熱病（發燒、感染）學史，豈不也是「內史」？張老師的提醒，讓我思考是不是應該融合內、外史的特點來寫博論，這形成了我日後「重層醫史」的部分思路，乃《「氣」與「細菌」的近代中國醫療史—外感熱病的知識轉型與日常生活》（2012年出版）一書的主要架構。[2]張老師至今仍常常鼓勵我，眞爲一亦師亦友的學者。在2006年當下，我已開始思考：要怎麼寫一些可以引起較多人共鳴與欣賞的醫史，又

1　指皮國立，《醫通中西：唐宗海與近代中醫危機》（臺北：三民，2006）。
2　增訂版爲皮國立，《近代中西醫的博弈：中醫抗菌史》（上海：中華書局，2019）。

能兼顧我研究中醫史的志趣呢？於是我寫了一篇〈孫中山之死與中西醫論戰〉，並於當年9月參加在廈門大學舉辦的第七屆兩岸三地歷史系研究生論文發表會，後來也順利發表。[3]當時適逢台灣書房邀稿，我向編輯說明未來想寫一本有關近代病人的書，編輯很高興的答應了，只是沒想到這本書拖了10年才真正寫好，但總算是完成任務。歲月無聲，十年磨一劍，人磨劍、劍也磨人。

最初本來是希望寫一本較為通識、大眾史學的學術作品，但是我並不想寫成一本流於雞零狗碎之病人八卦史書，所以還是努力做好歷史研究者應該做的工作，要將歷史人物對疾病與醫療的看法擴大，尋求更有意義的古今對話。何況自己終歸是學院出身，筆調生硬、贅語連篇，總是儘量做到有憑有據、言之成理，也要感謝蘇副總編的包容。談醫、病與病人之間的關係，不能不提雷祥麟老師，他的成名文章之一〈負責任的醫生與有信仰的病人：中西醫論爭與醫病關係在民國時期的轉變〉刊出時，我還是碩士生，當時就已對醫病關係的問題感到好奇，後來他的幾篇文章，也多次提到病人對自己疾病的看法與自我診斷，對我有很大的啟發。他的新書：*Neither Donkey nor Horse: Medicine in the Struggle over China's Modernity*，在出版後也立刻贈我一本，非常感謝他對我研究之「啟蒙」。後來我陸續寫了〈醫療與近代社會：試析魯迅的反中醫情結〉，發表於《中國社會歷史評論》（13卷，2012，頁353-376）上，這要感謝余新忠老師的邀稿。在這中間，我研究之思路一直是延續的，仍舊關心中醫在近代的發展史。2008年時，我的碩論經過增補，已達36萬字，透過桑兵老師的發覺與介紹，在北京三聯書店出版《近代中醫的身體與思想轉型：唐宗海與中西醫匯通時代》。他在和我通信時，告訴我應該繼續深究中醫變成「國醫」的歷史，於是我寫就了〈所謂「國醫」的內涵：略

---

[3] 收入胡春惠、唐啓華主編，《兩岸三地歷史學研究生研討會論文選集》（臺北：政大歷史系，2007），頁215-242。

論中國醫學之近代轉型與再造〉一文，發表在《中山大學學報》（49卷1期，
2009，頁64-77）上，後來續被《國學文摘》轉載，[4]最後還收在桑兵先生編輯
之《近代中國的知識與制度轉型》書內的一章，原文只有2萬多字，此次呈現
在讀者面前的章節，已增補至4萬多字，補充不少資料，雖失之冗長，但大概
可讓讀者略窺近代中醫所面臨的危機與轉機何在，而這也和民初知識分子擇
醫的主觀意志、客觀環境有所牽連，讀者可慢慢閱讀本書，此處就不多言。

　　至於本書梁啓超一章，則曾發表於《台灣中醫臨床醫學雜誌》（19.1，
2013，頁23-37）上，我希望不止史學家注意醫史問題，醫療從業人員也應該
省思自身的歷史發展，所以就挑一篇發在醫學臨床期刊上，感謝陳建霖醫師
的發想，他希望我能擔任該雜誌的醫史編輯，並認爲醫史、中醫各家學說與
文獻，乃中醫養成教育中非常重要的一環；實際臨床療效，須從古人歷史、
學說經驗中汲取可用資源，顯示其對醫學人文與歷史素養有深刻的體認。後
來我和游智勝教授還持續參加他發起的「中醫各家學說讀書會」，就是希望
能在中醫發展中，多介紹、研讀一些歷史的因素，看能否幫助中醫發展得更
多元、視野更寬廣。更有張恒鴻、蘇奕彰、張永賢、許中華、黃怡超、陳潮
宗、黃伯瑜、韓豐隆、李健祥、林伯欣、江佩蓉、林政憲、周佩琪、李岳峰
等中醫師或曾教授醫史課程的師友同道，皆對中醫史與中醫文化懷有高度興
趣，有他們的持續關注，使我的醫療史寫作不感寂寞。

　　最後一章有關蔣介石的日常醫療經驗與衛生觀，要感謝呂芳上老師的
鼓勵，他雖爲我博士論文的指導教授，但我的研究進路其實和他專長的政治
軍事史距離比較遠，但是他常提醒我看歷史不要只看小不看大，這對我影響
很深。他當時邀請我寫一篇會議論文，我想到很多傳統的醫史著作都寫蔣介
石與其政府是反中醫的，所以我想看看，到底在蔣的日常生活中，他如何看
待醫療、疾病與衛生？由於蔣是南京國民政府的實質領導者，而中西醫論爭

4　劉東，《國學文摘》（北京：高等教育出版社，2011），頁237-240。

最激烈之時代，也在此時，所以他的經歷與患病經驗，洞見觀瞻，兼可揭示近代中國追求衛生現代性的身體論述，這對讀者理解近代中國國族與國醫的地位與其處境之歷史，頗有正面助益，也算我對老師「看大」歷史變遷的一種回應。該章呈現的也是既有刊文之增補版，[5]不單只注意病人蔣介石之病而已，還注意到了國族之疾病論述；總之，希望讀者看到書中主人翁的「小病」，也能看到中國社會之「大病」。這本書的首章其實是最後寫就的，我希望藉由一個人的思想、經歷與見解，來統括整本書，我選了胡適，該章內有他對自身疾病的處理，也有他對中國科學與醫學發展的見解，原文在復旦大學「中外現代化進程研究中心」主辦之「醫家、病家與史家——以醫患關係為中心」學術研討會上宣讀，要感謝張仲民教授的邀請，他對近代廣告與藥品的研究，用功很深，啟發了我不少對研究資料上的看法。

其他要感謝的人還有很多，在2012年以前的緣分，我的感謝文字都見諸於《「氣」與「細菌」的近代中國醫療史：外感熱病的知識轉型與日常生活》一書之序，那篇序文字數近萬，在網路上被轉載多次，讀者可自行參看，在此就不再重複感謝一次。我只是要對這些幫助、提攜我的學者、老師、朋友們表達：「在我的寫作歷程中，大家都已被我寫進歷史，成為我生命中的一部分。」我心存感激。2012年8月，我來到中原大學任教，受學校、中心同仁與單位行政人員不少幫助，特別是李宜涯、王成勉、吳昶興、東海大學歷史系的王政文等諸師友，啟迪了我對基督教醫療、疾病與身體歷史的關懷，在此先感謝他們不嫌棄我這個門外漢。通識中心同仁支持我成立「中原大學醫療史與人文社會研究中心」，單位雖小，但總算可以做一些學術上的推廣和滿足個人的研究興趣，自2013年至今已辦了4次研討會，感謝劉士永教授與中央研究院人文社會科學研究中心「衛生與東亞社會研究計畫」的支

5　皮國立，〈抗戰前蔣介石的日常醫療經驗與衛生觀〉，收入呂芳上主編，
　　《蔣介石的日常生活》（臺北：政大人文中心，2013），頁381-752。

持，劉老師對我鼓勵與幫助甚多，我有許多不成熟的想法，都會去請教他的建議，曾經一度希望從發展專書與專刊著手，繼續推廣醫療與疾病史，也一併感謝王汎森老師對醫史研究的支持。圍繞史語所「生命醫療史研究室」的諸前輩，是我學術上的啟蒙者，[6]2015年正逢《中國史新論：醫療史分冊》出版，心中感慨與激動，誠無法以筆墨形容之。拙文也被收入該書，其撰寫之歷史，大概與這本書一樣滄桑，磨得不好、磨得又太慢了。

感謝游鑑明老師邀請我參加口述史讀書會，和幾位朋友們一起討論歷史人物豐富的人生經歷，對我的幫助極大，因為每個口述史主角的人生經歷，往往包含許多疾病與醫藥的個人體驗。最近一次讀王鼎鈞的回憶文字，裡面就有大量的疾病與醫療論述，對當時為一時代小人物的王來說，周遭人的醫療觀念，本來就沒有什麼中、西之別，有藥可用即是萬幸，也不介意偏不偏方的問題了。[7]但對本書的幾個大人物而言，處理疾病是自己的事，也攸關國族之發展、個人信念之執行，故中西醫的抉擇就成了一個大問題。本書不諱言，書中主角是上層知識分子、政治人物的觀點，但我想探討國族與國醫問題，大概不能先從底層看，而要從上層看起。王鼎鈞在書中充分展現他對國家的期待與關心，但可以這麼說：上、下層人物感受與觸摸國家與民族的方式不同，上層與下層兩造，各顯示不同之風景，不可偏廢。

感謝曾對各篇章提供意見、評論和相關的審查人，以及書成後對全書進行審查的二位委員，他們提出了許多寶貴的修改意見，在此一併致謝。其他如林富士（1960-2021）、黃克武、黃金麟（1961-2017）、陳登武、祝平一、李尚仁、林文源、王文基、蔣竹山、陳秀芬、郭文華、張淑卿、羅婉嫻、曹

6　杜正勝，〈另類醫療史研究20年：史家與醫家對話的臺灣經驗〉，《古今論衡》25期（2013.10），頁3-38。

7　王鼎鈞，《怒目少年：王鼎鈞回憶錄四部曲之二》（臺北：爾雅，2005），頁89-94、301。

南屏、樂敏、李玉尚、胡穎翀、瞿駿、張勇安、周奇、趙婧、范雅竹等諸師友先進，在這幾年或多或少給我鼓勵與啓發，或提供研究靈感，或給與資料幫助、研究事務上的方便等等，實無法一一交代，或許來日也可寫個回憶錄，略述一二吧。更多的學者，無法在序言中具名，或見之上一本專書之序言，甚至記憶不及，掛一漏萬，還請各方師友見諒。本書在校對、排版的過程中，編輯的細心幫助校對、時時敦促書稿之進度，莊蕙綺、楊筑潔與廖于評先後擔任研究助理，也對書稿的校對與編排幫助甚多，在此一併向她們致謝。

　　家人的包容是我最堅強的力量，謝謝老爸、老媽的栽培和老婆、孩子的體諒，當一個學者的家人眞不容易，其中的酸甜苦辣，大概只有整日伏案的學者和他們的親人方知，孩子口中整天陪電腦比陪家人多的爸爸，聽起來總感覺有點尷尬與辛酸，不是對做學問有點興趣，根本難以持續。讓我最開心的是：寫上一本書的時候，孩子仍需事事看顧，但這本書完成時，孩子已會幫我搥背、找書了，這正是一種平凡的幸福。十年磨一劍，以劍喻書，它不一定是把好劍，但我希望它是一把可觀賞兼有用處的劍。期望本書能帶給歷史學者一些啓發、給一般讀者一些趣味，給中醫一些發展上的省思，如是我已滿足，是爲總序。

　　　　　　　　　　皮國立2015年夏初序於羅東陋舍、2022年7月修訂。

目　錄

民國時期中西醫論爭下的
國族與病人再思考

一、前言

　　要寫一本近代中國「病人」的歷史，要關照的面向有很多；而「病人」的意義何其廣泛，必須要加以界說，才能聚焦。本書各章節之開始，都已有初步的研究回顧可供讀者閱看。然而，本書寫作的時間甚長，在新研究日益推陳出新的情況下，在書前花一點篇幅做一些研究方法的梳理與回顧，筆者認爲是必要的，也可在此一併交代寫作的思路與一些材料、想法。[1]

　　筆者長期以來研究的主題，圍繞在民國時期的中西醫發展史。最早系統地書寫中西醫論爭史的學者應是趙洪鈞，他的知名代表作《近代中西醫論爭史》於2012年再次出版，書前增加了不少近代著名知識分子對中醫的批判。[2]趙清楚的定調：所謂的中西醫論爭的歷史，是從著名歷史人物對中醫的批評開始的。後來相關的中西醫論爭史著作，都或多或少會梳理這類人的言論；這也預示了這類趙口中所謂的「名人」（多是知識分子），將成爲論述該歷史的重心，他們共同的特色是對國族發展的擔憂與對自身疾病處理之無助。

　　對中國醫療史的研究者來說，中西方的學者都關切近代以來中醫所面臨的挑戰與自身的改革，而他們的著作皆已或多或少去探討民初中醫在面對中西藥物、疾病定義、國家發展等觀念之改變，這使得本書得以在這些既有的研究基礎上展開。[3]另一類早期中西醫匯通和論戰的歷史，甚少談到病人的角

---

[1] 近年研究，可參考皮國立，〈新史學之再維新──中國醫療史研究的回顧與展望（2011-2018）〉，蔣竹山主編，《當代歷史學新趨勢》（臺北：聯經出版，2019），頁439-462。以及劉士永，〈臺灣地區醫療衛生史研究的回顧與展望〉，耿立群編，《深耕茁壯─臺灣漢學四十回顧與展望：慶祝漢學研究中心成立40周年》（臺北：國家圖書館，2021），頁395-426。

[2] 趙洪鈞，《近代中西醫論爭史》（北京：學苑出版社，2012），頁1-41。

[3] 最新出版的兩本英文著作，比較詳細的說明了中國醫學在民國時期的演變，可參考 Sean Hsiang-lin Lei, *Neither Donkey Nor Horse: Medicine in the Struggle over China's Modernity* (Chicago and London: University of Chicago Press, 2014), and Bridie Andrews, *The Making of Modern Chinese Medicine, 1850-1960* (Vancouver: UBC Press, 2014). 中文可參考皮國立，《「氣」與「細菌」的近代中

色，大方向仍是以醫者或醫療技術爲主；[4]其實這樣的路數，在以醫者爲主的醫療「內史」研究領域中，似無太大改變，近年來仍是以學科史、醫者的歷史和政策爲主，[5]或是只強調中醫科學化、中西匯通的正確性或片面缺失，[6]少有來自病人的聲音和知識分子對其他因素，例如國族、國民性、身體和醫學發展的相關對話，而它們正是構築近代中國史的重大問題，醫學史要能和整個大的歷史更爲貼合、對話，此爲本書最希望努力的部分。以下先就這些與本書主旨相關的研究成果，於回顧、分析之後，再帶出整個研究思路。

二、近代中國的身體與國族

「身體」做爲一種人文科學的研究範疇，從上個世紀80年代於西方學界開始興盛，「身體感」則在90年代進入醫療史學界，[7]至今已從單純的中西身體觀轉向至身體感知（如香、臭、衛生）等等議題，至今仍在史學界發酵、引領潮流。[8]從身體的角度來分析歷史，我們可以看到更多歷史的複雜性和過

國醫療史：外感熱病的知識轉型與日常生活》（臺北：國立中國醫藥研究所，2012）。相關的研究著作，可參考各書的介紹，不一一重論。

[4] 見皮國立，《近代中醫的身體觀與思想轉型：唐宗海與中西醫匯通時代》（北京：三聯書店，2008），頁13-20的回顧。

[5] 肖林榕，《中西醫結合發展史研究》（北京：北京科學技術出版社，2011）。

[6] 中國科學技術協會，《中國中西醫結合學科史》（北京：中國科學技術出版社，2010），頁33-35。

[7] 例如費俠莉著、蔣竹山譯，〈再現與感知：身體史研究的兩種取向〉，《新史學》10卷4期（1999），頁129-144。栗山茂久、陳信宏譯，《身體的語言：從中西文化看身體之謎》（臺北：究竟，2001）。

[8] 有關西方人文學界之研究，參考余舜德，〈身體感：一個理論取向的探索〉，收入余舜德主編，《身體感的轉向》（臺北：臺大出版中心，2015），頁1-36。

去歷史陳述所不容易見到的視野，甚至打破我們對既定歷史之成見。[9]

提到身體的研究，沒有人能否定傅柯(Michel Foucault)的開創性，他將身體提到一種被權力、規範所控制、凝視的世界，久而身體習行其規範，例如在監獄中的監控就自然成為一種身體主動遵循之規範。[10]他讓學者發現，在歷史中也可以尋求「身體研究」的各種可能性。而在中國近代史的研究中，黃金麟很早就將「身體」在歷史發展中的重要性點出，雖然早期的研究比較寬泛，但他是中文學界較早將近代身體的歷史研究揭示出來的學者之一。[11]後來他從中國近代以來武化的身體來闡述歷史之發展，這提醒了我們：身體治理和政治有密切之關係。本書也注意到蔣介石的健康觀跟這種武化的身體有極度密切之關係，[12]蔣個人的健康與改革國家、人民之方法，有時是互相連結的，「保衛生命」的個人史與大歷史的發展竟有極其密切的關係。黃克武的新作，則探討近代身體與情慾、性別和醫療的種種關係與想像，可說囊括了身體史內數個饒富趣味的主題，也有和醫療史相關的章節可參考。[13]

許多研究者已經指出了近代中國國族與身體的複雜性，它展現在許多地方。余新忠透過對晚清衛生機制建立之討論，說明身體與衛生的關係是需要被管理或再教育的。[14]「身體」涉入近代中國日常生活之各個層面，已被多

---

[9] 這樣的視角還可參考黃金麟，《身體與政體：蘇維埃身體，1928-1937》（臺北：聯經出版，2009），頁7-11。

[10] Michel Foucault ; translated by Alan Sheridan, *Discipline and Punish: the Birth of the Prison* (New York : Vintage Books, 1979, c1977), pp. 159-230.

[11] 黃金麟，《歷史、身體、國家：近代中國的身體形成，1895-1937》（臺北：聯經出版，2001），頁1-20。

[12] 黃金麟，《戰爭、身體、現代性：近代台灣的軍事治理與身體，1895-2005》（臺北：聯經出版，2009），頁35-58。

[13] 研究回顧和介紹可參看黃克武，《言不褻不笑：近代中國男性世界中的諧謔、情慾與身體》（臺北：聯經出版，2016），頁6-24。筆者較新的研究有：皮國立，《虛弱史—近代華人中西醫學的情慾詮釋與藥品文化（1912-1949）》（臺北：商務印書館，2019）。

[14] 參考余新忠，《清代衛生防疫機制及其近代演變》（北京：北京師範大學出版社，2016），頁225-233、282-321。

方面的探討，時人也注意到「身體重生」、「身體復活」後，中國的自然科學、經濟等才會得到發展，而非如過去一樣只重視精神。[15]而民國以來，國民身體或身體素質（體質）的強弱與國族發展之關係，被牢牢地繫於各個領域。衰弱的中國人被塑造成「東亞病夫」，[16]而在中國人長期使用這個名詞之下，「病夫」之相關的論述又成爲醫學人士提倡健康衛生概念的前提，在各個階層，例如婦女；[17]與各個現象，例如體育、運動等歷史領域的研究課題，[18]紛紛出爐。顯示近代中國人之「病」，不單是有疾病的意思，也和國民性、種族改造、衛生、健康等論述息息相關。[19]另一現象是，改造身體與國民性，或言改造國民的論述，和知識分子與當權者的作爲都有密切關係。前者例如鄒容、魯迅、錢玄同、胡適等人，都曾有改造國民性的相關論述；後者則如南京國民政府時期蔣介石的「新生活運動」，這些都可以視爲是從晚清以來改造國民（性）運動的延續。[20]而這些思想與言論，可以說涉入了各個面

---

15 劉豐祥，《身體的現代轉型：以近代中國城市休閒爲中心（1840-1937）》（北京：光明日報出版社，2009），頁5-13。

16 相關研究，楊瑞松的著作已經非常清楚的揭示了這個現象，參考楊瑞松，〈身體、國家與俠：淺論近代中國民族主義的身體觀和英雄崇拜〉，《中國文哲研究通訊》10卷3期（2000），頁87-106。總體的研究則可參考楊瑞松，《病夫、黃禍與睡獅：「西方」視野的中國形象與近代中國國族論述想像》，（臺北：政大出版社，2010）。

17 周春燕，《女體與國族：強國強種與近代中國的婦女衛生（1895-1949）》（臺北：國立政治大學歷史系，2012），頁37-66。

18 游鑑明，《運動場內外：近代華東地區的女子體育（1895-1937）》（臺北：中央研究院近代史研究所，2009），第一章的介紹。

19 Ruth Rogaski, *Hygienic modernity : meanings of health and disease in treaty-port China* (Berkeley：London：University of California Press, 2004), pp.73-76. 以及張仲民，《出版與文化政治：晚清的「衛生」書籍研究》（上海：上海書店出版社，2009），頁88-96，都有談到這種身體作爲一種民族衛生、發展之隱喻。

20 周春燕，《女體與國族：強國強種與近代中國的婦女衛生（1895-1949）》，頁49-55。

向，包括衛生與中西醫論戰，例如最常見的，就是科學化、身體紀律與國民素質的關係；而科學化又常成為中西醫論爭的談資，本書也將藉由幾個人物的患病經歷和言論的交叉對比，進一步分析這些現象。

又，身體之疾病作為一種隱喻，在文史學界的研究成果豐碩，從醫人到醫國的轉變，從中醫到西醫的選擇，皆已有初步研究。[21]在臺灣史的視角中，也有不少學者注意到身體的轉型，例如在日治時期的小說文本中，「死亡」或「瘋狂」的出現率非常高，而舊有臺灣人的衰弱與頹廢，被建構成需要殖民者來加以治理，所以出現了由「臺灣身體」轉向「皇民身體」的質變。[22]這些例子都展現「身體」在公領域上被政治化、現代化的各種可能，與國民之改造問題遙相呼應。近代中國新的身體或身份認同，須要經過重新定義，例如民國時期的運動員，無論男女都必須守時、守紀律、講究衛生、遵守道德並具備愛國觀念。[23]但是，既有研究對於病人患病之經歷和中醫自身涉入這些身體與國族論述之研究，還有所不足，筆者想將「中醫」和「病人」這兩個元素加入這樣的討論中。在病人的世界應該也是如此：雷祥麟的研究已明確揭示民國新病人需要有的特質，[24]本書希望以國民性、中西醫論爭等這些大的發展背景為基調，將小我的、私領域的個人患病經歷置放其中，交叉分析，觀其影響。以下再針對「病人」的歷史研究加以梳理。

---

21 譚光輝，《症狀的症狀：疾病隱喻與中國現代小說》（北京：中國社會科學出版社，2007），頁154-169。

22 梅家玲，《從少年中國到少年台灣：二十世紀中文小說的青春想像與國族論述》（臺北：麥田出版社，2012），頁163-199。

23 游鑑明、羅梅君、史明等主編，《共和時代的中國婦女》（臺北：左岸，2007），頁351。

24 雷祥麟，〈負責任的醫生與有信仰的病人：中西醫論爭與醫病關係在民國時期的轉變〉，《新史學》14卷1期（2003），頁45-96。

三、從病人出發的醫療史

　　西方身體史的興起，促使人文學界去思考與身體有關的疾病和文化。Kleinman以臺灣的多元醫療體系爲調查對象，說明病人、家屬、中西醫甚至與民俗醫療之間，對疾病解釋的話語是互相滲透、影響的，[25]非常具有代表性。而在醫史學界較早的轉向，則是在1985年，Roy Porter呼籲醫史學界應該從病患的角度出發來書寫醫學史，[26]而不是從科技或學科進步史的角度來書寫；並且，新文化史也開始大規模的以身體爲主軸開始研究歷史，這促使整個史學界在關注比較下層、相對弱勢的病人史研究，有了較新穎的開展。[27]例如Duden透過梳理十八世紀德國城鎮婦女的醫療史來提醒研究者注意，創造現代身體背後的社會因素爲何？因爲病人訴說的話語，遠多過現代科學所能告訴我們的，這些歷史上曾經發生的改變，科學本身不足以完整回答。[28]近年來對於特定病人的醫療歷史，西方史學界也有論述，例如對近代早期婦女的醫療史，Churchill就利用大量的日記、診療紀錄來建構這些歷史。[29]「病人」做爲一種歷史研究，它常常是客觀的存在，做爲一種證明醫療制度、科學研究、社會關係和法律制定改變的證據，[30]這種歷史研究雖是自病人出發，但病

---

[25] Arthur Kleinman, *Patients and Healers in the Context of Culture: An Exploration of the Borderland between Anthropology, Medicine, and Psychiatry* (Berkeley and Los Angeles: University of California Press, 1980).

[26] Roy Porter, "The patient's view: doing medical history from below," *Theory and Society* 14.2(1985), pp. 175-198.

[27] 彼得・伯克著，蔡玉輝譯，《什麼是文化史》(北京：北京大學出版社，2009)，頁83-85。

[28] Barbara Duden；translated by Thomas Dunlap, *The woman beneath the skin : a doctor's patients in eighteenth-century Germany* (Cambridge, Mass. : Harvard University Press, 1991), pp. 72-103.

[29] Wendy D. Churchill, *Female patients in early modern Britain : gender, diagnosis, and treatment* (Farnham, Surrey, England ; Burlington, VT : Ashgate, c2012).

[30] L. Stephen Jacyna and Stephen T. Casper (ed.), *The neurological patient in history*

人主體的聲音，似乎還不夠被彰顯。而西方史學界，對精神病人與醫療、社會的關係，似乎興趣濃厚；[31]在中國史學界，應該也受到一些影響，從精神病人的身體和感受出發的研究，屢有佳作。[32]

　　而探索病人的醫療史，也不單是中國近代醫療史的專利，如果把研究視角放大一點來看，例如李貞德曾研究中古時期女性患者如產痛、經痛等被照顧者的「主體性」參與，但是這種主體性不是患者對醫療本身的看法，而是症狀之身體展現，例如疼痛感。[33]范家偉則曾探討中古時期病者的社會活動，包括尋醫問藥的社會網絡和病人尋找治療疾病的方法等等。[34]而陳秀芬則注意到晚明文人的養生書寫，他們寫作背後的原因相當複雜，但防病與健身總是重點。[35]張嘉鳳則透過《折肱漫錄》來探討黃承昊（1576-1650）的養生與疾病，是一從病人視角出發的重要研究，黃氏「求人不如求己的習醫心態」，更反映了當時醫療場域的一些實際問題。[36]邱仲麟則探討明代看診文化和「診

(Rochester, NY : University of Rochester Press, 2012).

[31] Petteri Pietikäinen, *Madness : a history* (Milton Park, Abingdon, Oxon ; New York, NY : Routledge, 2015).

[32] 例如陳秀芬，〈當病人見到鬼：試論明清醫者對於「邪祟」的態度〉，《國立政治大學歷史學報》30期（2008），頁43-86。王文基，〈心理的「下層工作」：《西風》與1930-1940年代大眾心理衛生論述〉，《科技，醫療與社會》13期（2011），頁15-88。以及王文基，〈知行未必合一：顧頡剛與神經衰弱的自我管理〉，收入祝平一編，《第四屆國際漢學會議論文集：衛生與醫療》（臺北：中央研究院，2013），頁65-99。若將研究放大至東亞來看，則近年來巫毓荃和吳易叡的著作是值得關注的，此處不再贅列，讀者可自行參看。

[33] 李貞德，〈性別、醫療與中國中古史〉，收入中央研究院歷史語言研究所生命醫療史研究室主編，《中國史新論‧醫療史分冊》（臺北：中央研究院、聯經出版，2015），頁195-244。

[34] 范家偉，《中古時期的醫者與病者》（上海：復旦大學出版社，2010），頁223-258。

[35] 陳秀芬，《養生與修身》（臺北縣：稻香，2009），頁19-47。

[36] 張嘉鳳，〈愛身念重：《折肱漫錄》中文人之疾與養〉，《臺大歷史學報》

金」的問題，[37]其研究主體是以儒醫問題擴展出去。由總體的研究成果來看，中文史學界確實已關注到病人在醫療史中的角色。古代醫學史中的醫病關係，研究成果相當多，從醫案、醫者包括宮廷的醫療、宗教醫療等形形色色的主題，皆有學者加以關注。[38]上述學者的研究，確實都促使筆者去思考：如何彙整近代史上病人的微弱聲音，並賦予意義。

　　以本書中西醫爭論為主的研究，其實最重要的成果是展現在中西醫在診病上的糾紛、衝突與轉化上面。張哲嘉曾根據《婦女雜誌》來分析民初醫者與病人的紙上互動，病人有時會自我診斷；而中西醫解釋之不同，顯示病患在聽取診療判斷時會遭遇的困擾。[39]雷祥麟和楊念群則均對從中醫轉向西醫的醫學倫理和醫病關係進行梳理。[40]馬金生與龍偉則專從醫事糾紛來探討民國的醫訟法律案件，[41]這些研究都為本書的寫作提供了不少思路，因為法律之訴訟

51期（2013.6），頁1-80。

[37] 邱仲麟，〈醫資與藥錢：明代的看診文化與民眾的治病負擔〉，收入中研院史語所生命醫療史研究室主編，《中國史新論‧醫療史分冊》，頁337-385。

[38] 例如有祝平一，〈藥醫不死病，佛度有緣人：明、清的醫療市場、醫學知識與醫病關係〉，《中央研究院近代史研究所集刊》68期（2010.6），頁1-50。邱仲麟，〈醫生與病人：明代的醫病關係與醫療風習〉，收入李建民主編，《從醫療看中國史》（臺北：聯經出版，2008），頁253-296。張哲嘉，〈為龍體把脈：名醫力鈞與光緒帝〉，收入黃東蘭編，《身體‧心性‧權力：新社會史（第2集）》(杭州：浙江人民出版社，2005)，頁211-235。蔣竹山，〈晚明江南祁彪佳家族的日常生活史：以醫病關係為例的探討〉，收入林富士編，《疾病的歷史》（臺北：聯經出版，2011），頁413-432。

[39] 張哲嘉，〈《婦女雜誌》的「醫事衛生顧問」〉，《近代中國婦女史研究》12期(2004)，頁145-168。

[40] 雷祥麟，〈負責任的醫生與有信仰的病人：中西醫論爭與醫病關係在民國時期的轉變〉，與楊念群，《再造「病人」：中西醫衝突下的空間政治（1832-1985）》（北京：中國人民大學出版社，2006），頁61-72。

[41] 張大慶，《中國近代疾病社會史》（濟南：山東教育出版社，2006），頁188-121。馬金生，〈從醫訟案看民國時期西醫在華傳播的一個側面〉，《中國社會歷史評論》13卷（2012），頁377-385。以及馬金生，〈自保、革新

必定會牽涉到中西疾病定義之轉型對醫者和病患的衝擊。只是，醫事糾紛涉及法制史內的制度轉型內容，與國民性、身體和病人經歷雖有關係，但研究路數還是不同。尚有一種病人的歷史，是屬於「社會化」病人的歷史，例如梁其姿的研究就充分展現了痲瘋病人代表一種腐敗、殘缺的身體，它顯示在中國現代化進程中必須「被淨化」的一種身體敗壞與國家衰弱之間的緊密關係；[42]而特殊疾病病人的社會角色，在近代中國還是以結核病的歷史最受關注。[43]此外，陳樂元則揭示了19世紀法國公共衛生論述的建構中，將犯罪與疾病的關係加以強化，強化這類對社會具有潛在威脅的「病人」，要加以研究與控制，[44]也可視爲是病人的社會史，但這類病人卻少有資格對醫療的方式做出評論。[45]

歷史中病人的聲音在哪裡？[46]在西方，17至18世紀末之前，病人是非常具有主體性的，傅科在其著作中有非常詳盡的論述，[47]至於之後有關西方學者爭

與維權：中醫界對醫患糾紛的認識和因應(1927-1949年)〉，《浙江學刊》3期（2015.03），頁57-65。近年專著則有龍偉，《民國醫事糾紛研究（1927-1949）》（北京：人民出版社，2011）。

[42] Angela Ki Che Leung, *Leprosy in China : a history* (New York : Columbia University Press, c2009), pp.132-133.

[43] 可參考洪均燊，《「肺病指南」：民國時期肺結核療養與病患角色》（臺北：國立陽明大學科技與社會研究所碩士論文，2012），頁2-17的研究回顧。

[44] 陳樂元，《醫生與社會防衛：論十九世紀法國公共衛生學與犯罪學之關係》（新北市：稻鄉出版社，2015），頁1-10的研究回顧與界說。

[45] 對病人聲音的描述與搜索，反而在社會學的領域屢有開展，例如林文源就探討臺灣腎病病人的主體性，參考林文源，〈轉變病患行動能力佈署：以台灣透析病患團體為例〉，《台灣社會學》20（2010），頁40-99。以及林文源，〈病患實作經驗與患病軌跡類型〉，《台灣社會學》17（2009），頁1-59。

[46] 「病人」角色在醫療史和社會學的研究開展，可參考John C. Burnham, "The Death of the Sick Role," *Social History of Medicine 25.4* (2012), pp761-776.

[47] Michel Foucault ; translated by A. M. Sheridan Smith, *The birth of the clinic : an archaeology of medical perception* (London : Tavistock Publications, 1976, c1973),

論「病人聲音」消失與否，李尚仁也有很詳盡的論介，他提醒了我們：歷史
學家必須更細膩地探討醫病之間或病人主體性、診療技術等等因素之間互動
的不連續性與連續性，去提出更完整豐富的分析。[48]我們也可以思索中國史中
病人的聲音將展現在哪些方面，他們與醫者的互動或對更多政治、社會現象
之涉入爲何？筆者以爲，把人的身體放回到醫療史中，以病人之言論、思想
爲主，才能扭轉病人僅不過是歷史研究中的客體、陪襯之現象；要將病人自
己的思想、患病經歷和其與國族發展的連動關係，做一個比較緊密的結合。

四、從病人的言論與視角出發

　　中國歷史上的病人，他們第一次對國家及其相關的身體論述、醫學之發
展和自身疾病觀點不斷做出解讀的時代，就是近代。[49]我們必須注意病人在中
西醫論爭中的角色，因爲它是這個時代的特點之一，病人無可避免的被捲入
這種抉擇之中。中西醫的論爭，將病人的診治拉到不只是醫療行爲之本身而
已，還牽涉科學觀、國族發展等問題，還必須注意他者（不單是醫者視角，
也有可能是知識分子或近代產生之公共輿論內的病人），乃至病人對自身疾
病的書寫，包括透過日記、文集、回憶錄等方式來呈現。這些蓬勃紛呈的面
向，構築了近代醫病關係的多層次視角，並無意間透露出中西醫抉擇之脈
絡，與一般探討病人歷史的意義，已有所不同。換言之，探索近代以來病人
的主體性，要看他們擇醫的態度、理念與想法，要探索他們擇醫的主觀性，

Ch.4.

[48] 李尚仁，〈從病人的故事到個案病歷：西洋醫學在十八世紀中到十九世紀末
的轉折〉，《古今論衡》5期（2000），頁139-146。

[49] 古代人君的身體與其成爲國家、天下之具體而微的認識，乃「論病以及國」
的基礎，雖也是從病人的身體來反映政治，但並非藉由病人自己的思想和話
語來對政治發展進行論述。關於前者之討論，可參考金仕起，《中國古代的
醫學、醫史與政治：以醫史文本爲中心的一個分析》（臺北：政大出版社，
2010），頁353-390。

也注意其中可能之分歧與看法（例如家人、朋友之干涉）之間的多元面貌，其實這些因素都建構了眾生喧嘩下「病人」史的主體性。

　　例如關於魯迅之疾病與醫療，討論很多，關於他死因之論戰，更是歷史悠久。筆者比較注意的還是魯迅關於中西醫藥的談話。魯迅自己身體虛弱，年輕時即為牙疾所困擾，前者導致他思考醫療問題時常與衰弱的國族問題做結合，而後者乃中醫較無法處理的問題，在本書中可看到魯迅對中醫牙科技術之抱怨。當然，魯迅還曾抱怨中國同樣的中藥，各地品質都不統一；但魯迅認為中藥仍可研究，只是要認清中藥的產地，才能精準分析。[50] 但對中醫的理論，從本書中即可看到魯迅批評的力道甚重。當然，一個人的思想，有時不見得能始終一致，例如余英時在分析《顧頡剛日記》後說到：

　　　　一百多年來中國學人筆下所津津樂道的「新」與「舊」、「進步」與「落伍」、「傳統」與「現代」、「西方」與「中國」、「革命」與「反動」等等二分法都是經不起分析的。在實際生活中的「人」本來就是「一堆矛盾」(a bundle of contradictions)，愈在變動劇烈的時代，愈是如此。[51]

　　余氏所言甚是，學者研究常常二分劃定「中醫」或「西醫」之抉擇，又何嘗沒有盲點？魯迅在本書中的角色，可以是代表極端反中醫的，不過根據魯迅的兒子周海嬰陳述，學過醫的魯迅常在家中備著一些家庭常備藥物與醫療用品，例如有防止發炎的「黃碘」藥粉、虎標萬精油（中藥）、如意膏、黃金膏（中藥）、兜安氏軟膏等等，其中有中藥也有西藥。[52] 由此又可看出近代學人對國族衛生發展的選擇是西醫，但私底下倒不一定是如此沒有彈性的。周氏還陳述，魯迅對自己患病不太在意，但親朋好友患病則顯焦急，魯

---

[50] 靳叢林、劉中樹主編，《魯迅死因之謎》（臺北：人間出版社，2014），頁357-359。

[51] 余英時，《未盡的才情：從顧頡剛日記看顧頡剛的內心世界》（臺北：聯經出版，2007），頁93。

[52] 周海嬰，《魯迅與我七十年》（臺北：聯經出版，2002），頁21。

迅還曾買中藥「烏雞白鳳丸」給蕭紅（1911-1942）服用。[53]不同於醫者所書寫的醫案所建構的病人史，[54]我們可以從病人本身的言論、日記乃至周遭人等對歷史人物患病經歷的回憶、口述來建構病人的歷史；各期刊中的醫病案例，拜資料庫近年來的發達，探討也已不是問題。但若沒有對身體與國民性發表論述的案例，本書則不會刻意梳理，因為那樣書寫會使討論範圍無法聚焦。許多民國的病人在生病時，會自由的選擇中西醫，例如受日本教育的朱希祖（1879-1944），在1932年罹患瘧疾時，就以看西醫、吃西藥為主；但同時，他也請中醫診脈，中醫建議他吃一些「鴨胃粥」來養胃調養，他也是照做。[55]換句話說，不少人選擇中西醫看診，是依據自己的想法和周遭人際關係的建議與交往而定，他們對國族、中西醫的論爭，並沒有太多評論，這類人物的患病經歷，我們就不多談，因為作為歷史研究，這樣的經歷太過普通與一般。

　　本書想談的是病人放在中西醫療的實際場域中，他們的經歷與思想，對醫療、國民性的看法為何？又，他們思想是否具有一致性，還是有其他的呈現方式？這就不可避免地必須從中上層人物，或至少政治領導人物的言論與思想來看，因為底層人物對於國族、身體與中西醫的看法，往往不夠深刻，甚至沒有意識到這些內在關聯性與國家、國族發展之間的關係。一般人帶家人去看中醫或西醫，有時不是甚麼國族、信仰的問題，單純就是吃了西藥沒效就換中藥，反之亦然。[56]所以要把筆者所談的這些大問題放在書中看，就必須找一些特定的歷史人物，把他們放入分析的脈絡中，意義才會呈現；並且，也只有聚焦在牽涉中西醫論爭的代表性人物或事件上，這樣的討論才有

---

53 周海嬰，《魯迅與我七十年》，頁23。

54 熊秉真，〈案據確鑿：醫案之傳奇與傳承〉，收入熊秉真主編，《讓證據說話》（臺北：麥田，2001），頁201-254。

55 朱希祖，《朱希祖日記》（北京：中華書局，2012）上冊，頁182-189。

56 例如徐留雲女士的歷史，他帶孩子去看西醫，吃了金雞納霜無效，倒是給中醫治好，從此他不甚相信公家醫務室的醫師，小孩生病都去找中醫。參考羅久蓉等訪問，《烽火歲月下的中國婦女訪問紀錄》（臺北：中央研究院近代史研究所，2004），頁301-302

意義。梅汝璈就曾指出中西醫問題的複雜性：中國未來不應該有中醫或西醫，而應該是只有醫師和醫學，如果中醫已「科學化」，爲什麼還會有中西醫之爭？他指出，西醫應該要和中醫一起研究中藥，生產出許多國產藥物。[57]但是要讓西醫學習中醫的理論，恐怕要到1950年代後才有可能，因爲爭議的點實在太多。探索民國時期的中西醫論爭，不單只有醫學問題，還有病人的選擇、信任問題，更有國族發展、知識分子抉擇問題，可能需要多方觀照，補充既有論述。

任何一位處於中西醫論爭時代的歷史人物，多少都可能對當時醫學發展提出看法與見解，例如曾歷任國民政府中層文官的陳克文（1898-1986），曾在日記中寫下：

> 飯後談中西醫問題，還談國際問題。我說就個人的疾病來說，請中醫和西醫都無不可，中醫有幾千年歷史，不少可貴的經驗，是不可抹殺的事實。但就民族健康來說，非提倡西醫不可。醫分診斷、治療、藥物幾方面。藥物但求有效，無分東西；診斷和治療的方法，中醫萬萬追不上西醫；關於病源的研究，公共衛生的預防工作，中醫毫無辦法，故非西醫不可。中醫如要保存以往的可貴經驗及特效用藥，亦非加上西醫的科學訓練不可。乃光說，我這種說法有打倒中醫的氣味，因此發生辯論。[58]

其實從歷史上的日記中，還可看出很多民初人物對自身疾病的描寫以及

---

[57] 梅汝璈，〈西醫與中藥：關於中西醫藥之爭的一點感想〉，《經世》1卷1期（1937），頁73-75。中醫與中藥科學化的討論，不如表面那樣單純，本書僅從病人的角度出發，實際可能出現的爭議，例如中藥或細菌學的爭議，就可參考 Sean Hsiang-lin Lei, *Neither Donkey Nor Horse: Medicine in the Struggle over China's Modernity*, pp.141-192.

[58] 引文中「乃光」是指甘乃光(1897-1956)。引自陳克文著，陳方正編校，《陳克文日記1937-1952》（臺北：中央研究院近代史研究所，2012），上冊，1939年9月27日，頁486。

對中西醫的看法，這些言論又多少於國族之發展有關；若沒有牽涉到中西醫或國族的問題，就不細論。本書選取的人物，是希望有實際患病經歷，而又能對國民性、身體觀和中西醫發展等三方陳述有所交集的歷史人物，才能凸顯這種動態。例如本書有談到蔣介石，蔣對醫藥健康的看法為何呢？書中已有交待，此處僅就日記史料略為補充他對中醫的看法。1937年5月29日，蔣在日記中記載：「上午清理積案，甚費心力，服中藥三日，今晚安眠如常，不勝自慰。」[59]1939年2月16日的日記記載：「本日手擬稿件多份，近日事多工忙。下午服中國藥後嘔聲飽悶，幾不能支，為共黨無理不法，思加痛斥，故睡眠亦不甚良，因之心身疲乏，精神頓感不舒矣。」[60]1940年2月18日，蔣介石在日記中記下：「本日傷風未痊，仍服中藥，在家靜養。」[61]1941年1月30日，蔣又記下：「昨夜安眠酣睡至六小時半以上，頗難得也，中藥殊為有效。」[62]1942年10月31日，蔣在日記中寫下：「下午重修辭稿，五時到參政會致閉幕詞，甚恐喉疾加重，然晚間則反較減輕，是中藥之效也。」[63]1943年2月3日，蔣介石更中西藥並進來治療感冒，在日記中寫下：「日下午忽感傷風，至晚更劇，睡前入浴，飲薑湯與阿司帕羅二粒，太多，令晨痰中帶血，是服藥太過之故。」[64]可見他對中西醫藥的態度，雖有輕重（因為可能還受了宋美齡的影響），但基本上不排斥中藥。這和國族與身體有甚麼關係？讀者在書中將可以看到，中西與新舊並用，本來就是蔣維護個人健康和發展國家的共通性，這和擇醫的態度大有關係，在公與私之間，有部分的一致性。蔣不排斥中醫，他更認為傳統文化是改革中國的要素之一，不可任意拋棄；這就和某些反中醫的官員認為，過於「復古」將會使國家現代化改革倒退的言

---

[59] 抗戰歷史文獻研究會，《蔣中正日記》（臺北：抗戰歷史文獻研究會，2015），頁61。

[60] 抗戰歷史文獻研究會，《蔣中正日記》，頁26。

[61] 抗戰歷史文獻研究會，《蔣中正日記》，頁28。

[62] 抗戰歷史文獻研究會，《蔣中正日記》，頁18。

[63] 抗戰歷史文獻研究會，《蔣中正日記》，頁150。

[64] 抗戰歷史文獻研究會，《蔣中正日記》，頁22。

論相反。[65]提倡中醫當然也是復古，在新與舊之間，把中醫之爭論放在現代國家的建構藍圖中，可以重探中醫之處境，對其處境就能有全新的認識。而書中其他人物選擇中西醫的看法，不盡相同，但充分顯示了個人擇醫與其對國民性改造、國家發展等看法有所連結，當然也可看到其中的中西醫論爭面向和中醫自身的改革與努力。

---

[65] 王世杰著、林美莉校訂，《王世杰日記》（臺北：中央研究院近代史研究所，2012）上冊，1937年2月22日，頁10。

壹

略論胡適的醫學觀

一、前言

　　我自己是一個老病人，中西醫都看過不少，一直想寫一本有關近代病人的書，一本屬於病人的近代史。但是，近代病人何其多，要如何開始著手，讓我傷透腦筋。我不想用什麼理論框架來解釋我的書，因為這是一本「病人之書」。病人在面臨大病時，在擇醫的過程中，對醫學技術的期待當然是有的，特別是處於近代中西醫匯通時代的人，更是如此；可是往往又因為旁人或自身之痛苦，無法被有醫學極限的治療所治癒，所以改變了原來的選擇。人的選擇，不宜有框架。談醫者、病人與國家社會之間的關係，並非單純只有「醫」與「病」之間的連結而已，還有醫者與病人在社會文化中的處境、歷史位置為何，這是本書將這幾個元素放在一起所呈現的最大意義。

　　對醫病歷史的相關研究非常多，雷祥麟的文章梳理了近代中西醫看診行為的改變，牽涉醫者的醫業和病人的信仰問題，深刻而具有啟發性。[1]楊念群把整個疾病與醫療納入近代中國空間、政治的領域之中，擴張了近代中國疾病與醫療的各種可能性，給予本書不少啟發。[2]祖述憲、[3]江漢聲等醫者，[4]則是從患者之病的角度出發，剖析歷史上病人所罹患疾病之痛苦，與對醫學發展之見解，很有啟發性。其他關於各章人物的醫療史相關研究回顧，則於每章之初帶出，此處就不再贅敘，避免阻礙可讀性。到目前，還沒有一本從史學角度大量分析「病人」對自己疾病、醫學和國族關係的專書。本書重點選取了幾個人物：孫中山、魯迅、胡適、梁啟超、蔣介石，分別涵蓋政治人物

---

[1] 雷祥麟，〈負責任的醫生與有信仰的病人：中西醫論爭與醫病關係在民國時期的轉變〉，《新史學》14卷1期（2003），頁45-96。

[2] 楊念群，《再造「病人」：中西醫衝突下的空間政治（1832-1985）》（北京：中國人民大學出版社，2006）。

[3] 祖述憲，《哲人評中醫：中國近現代學者論中醫》（臺北：三民書局，2012）。

[4] 江漢聲，《名人名病：66個醫學上的生命課題》（臺北：天下文化，2006）。

和知識分子，針對他們的醫療觀或衛生觀之描述，過去也有不少著作會零星引用，但卻缺乏深入分析前因後果與意義的討論，本書之作即爲此。分析歷史人物的病與他們對病的看法，不能抱著看八卦、窺隱私的心態，僅用推理的方式來「回溯診斷」病人的疾病爲何，過往的著作雖具有歷史的趣味性，[5]但卻失去了病人之病與整個醫學發展、國族歷史等大問題的解讀；作爲通俗讀物可以，嚴肅的史學意義則比較缺乏。

　　近代病人不能避免地會面臨到選擇中西醫的問題，醫學也被引入所謂國族與身體的論述中，故本書也選擇「國醫」這個名詞的形成與意義，置於其中，使讀者能理解這些病人在抉擇中西醫時的主要考量與顧慮爲何。當然，本書也有侷限，因爲本書選取的都是一般意義屬於上層階級的歷史人物，當然就無法顧及底層社會的聲音；但底層社會的聲音，有時無法反映擇醫行爲中的國族與身體間的論述，對廣大庶民來說，疾病能得醫治即可，還談什麼「國族與文化」問題呢？而這些上層知識分子、政治人物，也不可能代表全部中國人；所以，在緒論與各章節中，本書還是會儘量穿插一些代表人物，例如傅斯年（1896-1950）等人，在有限的主題與篇幅內，將整體論述層面擴張，是爲本書重要的寫作策略。歷史研究的主體爲人，筆者還是從「病人」做爲出發點，進行更深入的探討。[6]從這個意義上來說，歷史上每個人都是廣義的病人，誰能不生病呢？「病是變態，由活人變成死人的一條必經之路。因爲病是變態，所以病是醜的。」[7]但近代以來，疾病的隱喻擴大深化成一種對國族衰弱的想像，這就讓疾病不只是個人之事，還常被擴大解釋爲是國族的事了。[8]故近代之「解救病夫」已非個人的問題，更是國家、社會發展之癥

5　譚健鍬，《病榻上的龍：現代醫學破解千年歷史疑案》（臺北：時報出版，2013）。以及酒井靜，《戰國武將死亡診斷書》（臺北：遠流，2013）。

6　以知識分子人物來貫串近代史的著作，主體人物爲「經」、旁支人物爲「緯」，穿插成書的成功例子即史景遷的著作，參考氏著，《天安門：中國的知識分子與革命》（臺北：時報出版，2007），頁8-13，余英時序。

7　梁實秋，〈病〉，《雅舍小品》（臺北：正中書局，民70），頁43。

8　可參考楊瑞松極具開創性之研究：《病夫、黃禍與睡獅：「西方」視野中的中國形象與近代中國國族論述想像》（臺北：政大出版社，2010），頁30-

結，知識分子都想方設法來尋求在各方面改造中國人身體的「療法」。[9]此時，疾病反映的不只是「病」的本身，也是國民性、種族、身體控制的抉擇與再造之過程。[10]

知識分子也是人，也會生病，還是要靠醫生來加以治療，這時他們成了病人。不過，知識分子對國家社會的發展，又往往懷抱著一股期待與改造之心，提出很多想法與見解，爲中國「開藥方」；這時，他們又像是醫者，診斷近代中國的發展問題，醫國之大病。這兩者往往有奇妙的連結，因爲個人的中西醫療衛生觀點，往往會影響自己的擇醫喜好，這個「擇醫」的意義，有時會擴張成「中西醫哪一種醫療方式更適合中國人」的問題；但病人有時又因各種原因，而改變了擇醫的初衷。這些看似矛盾其實又具有現實生活合理性的病人史，大量出現在本書人物的患病經歷中。本書首章，爲了使讀者能更清楚知識分子擇醫的看法，首先帶出胡適的經歷與思想，胡當然是一個重要的人物，不過祖述憲曾爲文探索其對中醫的態度，[11]所以本章不需重複談許多病名界定的問題；但是，祖氏乃學醫出身，文章偏重論述胡的疾病，而且對西醫比較偏重，我認爲胡適對中醫還是非常有好感的，而且胡的擇醫觀必須放在大時代來看，倒不一定是他本人不信中醫的。緒論只把與本書主題

35。相關書評的評述指出，其實「病夫」一詞早見於明清以來士大夫使用「病夫」，不僅可解爲自嘲之意，亦可指邦國之不起。綜合來說，恐怕個人的疾病擴大轉化解釋成國家或民族之病，是一合理且既存於中國文化之解讀。參考吳政緯的書評，出自《新史學》25卷1期（2014.03），頁212。

9 游鑑明，《運動場內外：近代華東地區的女子體育（1895-1937）》（臺北：中央研究院近代史研究所，2009）。以及周春燕，《女體與國族：強國強種與近代中國的婦女衛生（1895-1949）》（臺北：政治大學歷史系，2010）。柯小菁，《塑造新母親：近代中國育兒知識的建構與實踐（1900-1937）》（太原：山西教育出版社，2011）。

10 張仲民，〈衛生、種族與晚清的消費文化：以報刊廣告爲中心的討論〉，《學術月刊》4期（2008），頁140-147。張仲民另有一系列關於廣告、衛生、藥品之相關研究，可逕自參看。

11 祖述憲，〈胡適對中醫究竟持什麼態度〉，《中國科技史料》22卷1期（2001），頁11-25。

相關的論述，擴張解釋、梳理意義。在略抒己見之餘，順便帶出全書的相關內容。

二、在掙扎中的傳統中醫

本書所選的病人，大多被認為不喜歡中醫。為何不喜歡中醫？過去所論甚多，但缺少中醫自身與外界的交叉比較。這些問題，可從大方向來看，而診斷學、文獻典籍、科學觀是三個最重要的因素。首先，無論面對任何疾病，第一步就是正確診斷。診斷需要靠醫者對病理與生理學的瞭解和對先進儀器的掌握，這些都是中醫在民國時較為弱勢之處。診斷需要靠的是器械與精準的數字，傅斯年曾抨擊中醫沒有「診斷學」、也沒有「病理學」，他說：「所謂診斷者，除脈搏、呼吸、溫度、血壓、大小便、血液、內臟聲音，各種普通考察外，每一症各有其詳細診斷方法，而微菌之檢查，尤為全部傳染性病之最要緊的診斷。」可惜這些檢查，中醫都沒有，只靠「手腕上的一條動脈，在不滿二寸的距離中。」用三根手指頭就可診斷五臟六腑之病，「這真是違背小學常識的說話」；[12]1920年，胡適指出，這些理化檢驗就是醫者開藥前所參考的「材料」，沒有這些東西，是不能正確開藥治療的。[13]從晚清時介紹手術器具之神奇，例如英人德貞（John Dudgeon, 1837-1901）指出：「還能於病人頸外用銀管開竅，以通呼吸，不更奇乎」、「至患肺癰，非（以手術）破乳下不能出膿。」[14]一直到民國學人接受整套西方醫學的價值觀和器械之能，是經歷了很久的時間。至民國時期，包括人身體的溫度、血壓，外界的濕度、風力等，都已透過科學的數字化呈現，判斷標準也更統

---

[12] 傅斯年，〈再論所謂國醫〉，《傅斯年全集》（臺北：聯經出版社，1980）第6冊，頁309-310。

[13] 胡適，〈研究社會問題的方法〉，《胡適的聲音：1919-1960胡適演講集》（桂林：廣西師範大學，2005），頁52。

[14] 德子固（德貞）著，《全體通考》（清光緒十二年（1886）刊本）序言，頁2。

一。[15]更重要的是，從欣賞器械之能到信仰整個西醫的知識體系，恐怕才是最重要的轉變，讓中醫難有立錐之地。傅斯年認為，近代西醫學之四大柱石：一解剖，二生理，三病菌學，四實驗藥物學，其中「手術之能，用具之精」，中醫根本談不上；剩下的病理學、生理學，中醫更是一塌糊塗。[16]他認為：「試問他們（中醫）的病理學在哪裡？如《巢氏病源》等書之支節破碎，算得上科學知識嗎？若說那些五行、六氣便算病理學，則凡有近代科學常識者，必當信政府不該容許社會上把人命托在這一輩人手中。」[17]雖然當時中醫常常就西醫偏重物質文化來作論辯，如中醫惲鐵樵（1878-1935）批評說：「西醫建基礎於科學之上，偏重物質方面，愈詳細乃愈繁複，轉因詳細之故，失其重心，致有歧路亡羊之憾。」[18]但總的來說，西方有了物質科學與機器，才會有精益求精的「精神」，所以一般知識分子也瞭解到：「今日中國，必有物質文明，然後才能講到精神文明。」[19]

　　其次，認為中國傳統醫藥學知識的破產，乃新知識分子對傳統文化沒有信心的一種表現。中國傳統的科技知識不是在實驗室中建構出來的，而是靠著典籍之傳衍而生生不息，所以近代反中醫論述中攻擊典籍之正統性的文字也相對較多。胡適就說：當伽利略和呂文霍克的時代結束後，西方人已經藉由顯微鏡看到了各種微生物，在鼻涕痰唾裡、在陰溝臭水裡，微菌學揭開了序幕。這個時候正是「顧炎武的《音學五書》成書的時候，閻若璩的《古文尚書疏證》還在著作之中。」這樣的對照是一項鮮明的諷刺，在1608至1687年這不到80年的時間，西方科技完全超越了中國。胡適說：這期間除了宋應星（1587-1666）的《天工開物》外，中國只有「紙上的功夫」和「紙上的學問」而已，至今，「我們已知道許多病菌，並且已知道預防的方法了。……

15 傅斯年，〈再論所謂國醫〉，《傅斯年全集》第6冊，頁317。
16 皮國立，《「氣」與「細菌」的近代中國醫療史：外感熱病的知識轉型與日常生活》（臺北：國立中國醫藥研究所，2012），頁138-193。
17 傅斯年，〈再論所謂國醫〉，《傅斯年全集》第6冊，頁310-311。
18 惲鐵樵，《論醫集》（臺北：華鼎出版社，1988），頁34。
19 林語堂，〈機器與精神〉，收入《治學的方法與材料》（臺北：遠流出版，1988），頁26。

然而我們的學術界還在爛紙堆裡翻我們的觔斗！」[20]這樣的批評不可謂不深刻。筆者有專文研究指出：近代中醫仍強調古典醫學，強調古代醫書知識之重要，[21]這就恰恰坐實了當時知識分子的攻擊。像是傅斯年就說：「近代醫學是不欺人的，他不自詡天下的病他都能治。不若《傷寒論證》、《外臺秘要》等等誕妄書，說得像是無病無藥者然。此雖可適應愚夫、愚婦之心理，卻不成其爲實在的知識。」[22]即便有這樣的攻擊，多數中醫還是認爲典籍不可廢；中醫認爲，對傳統醫學典籍的攻擊，是因爲當時人已看不懂書中的文字，所以像惲鐵樵就指出：「古書惟醫家最難讀，一者因合意甚深，如《素問》全書皆涉及天文，通於《易》理，絕非尋常業醫者所能理解，二者自古業醫之人，不肯公開，所傳醫書，爲妄人倒亂章節，如傷寒序所云，江南諸師，祕仲景書不傳，因此多數不易明瞭，私意以爲欲糾正古書之錯誤，須根據軀體之生理病理，是則非富有經驗之醫生而又能讀古書，則無以解決此困難，醫學校中教員都是書生，不是醫生，此事最爲中醫改進之障礙。」[23]在惲看來，中醫古書中的知識絕非無用，而是大家不知道它們的價值爲何，這就和知識分子認爲「古書無用」的想法有所衝突了。

　　傅斯年就認爲，用古典醫書做爲依據來談病理，根本就是「乞靈於中世紀的權威」，那些汗牛充棟的歷代研究病理、診斷、藥物的書，不過如此，西方也有很多古典醫書，但是它們「都在近代醫學的光天化日之下，退位讓賢，只保持『歷史的興趣』耳。」[24]對新式知識分子而言，這是普遍的認知，像是陳寅恪（1890-1969），就對中國的醫療、衛生很沒有信心，他自言看中國醫書，如《本草綱目》者，不過就是當成歷史考證的興趣而已。故言：「見有舊刻醫藥諸書，皆略加披閱，但一知半解，不以此等書中所言爲人處

---

20 胡適，〈治學的方法與材料〉，《治學的方法與材料》，頁146-150。

21 皮國立，〈中醫文獻與學術轉型：以熱病醫籍爲中心的考察（1912-1949）〉，收入韓健平，張澔，關曉武主編，《技術遺產與科學傳統》（北京：中國科學技術出版，2013），頁223-318。

22 傅斯年，〈再論所謂國醫〉，《傅斯年全集》第6冊，頁322。

23 惲鐵樵，《論醫集》，頁13。

24 傅斯年，〈再論所謂國醫〉，《傅斯年全集》第6冊，頁318-319。

方治病，惟藉作考證古史之資料。」這些古代醫書已經不具備現代醫學技術的脈絡與價值了。[25]所以才說古典醫籍價值之崩壞，代表中醫在病理、生理學說的破產。知識分子如是思考，這些國故搞來搞去，還是舊東西，根本不用花費心力在上面。[26]

最後就是科學證據的問題。此端為近代學人在外顯部分之最顯著之擇醫標準與依據。胡適言：西洋近代文明精神方面的第一特色是科學，其根本精神在於求真理，「人生世間，受環境的逼迫，受習慣的支配，受迷信與成見的拘束。只有真理可以使你自由，使你強有力，使你聰明聖智；只有真理可以使你打破你的環境裡的一切束縛，使你勘天，使你縮地，使你天不怕，地不怕，堂堂地做一個人。」[27]雖說科學的範圍非常廣泛，但民初學人的科學，具有打破一切既定權威的意義。胡適還說：「科學並不菲薄感情上的安慰；科學只要求一切信仰需要禁得起理智的評判，需要有充分的證據。凡沒有充分證據的，只可存疑，不足信仰。」這種「拿證據來」的態度，是一種近世宗教的「理智化」。懷著對科學的信心，從醫學到人生態度，故他「信任天不如信任人，靠上帝不如靠自己」、「不輕易信仰上帝的萬能了，我們卻信仰科學的方法是萬能的」。[28]胡適反對依舊以「東方的舊腦筋」來思考西方進步文明，[29]研究胡適的學者周明之指出：科學的普及之所以能達到前所未有的高度，不僅因為它被認為是醫治中國文化疾病和實際問題的良藥，還因為它提供了某種無與倫比的東西：它似乎給五四菁英一種既能改變社會，同時又超越這令人窒息的社會和政治之網的非凡力量。[30]

25 陳寅恪，《陳寅恪集・寒柳堂集》（北京：生活・讀書・新知三聯書店，2001），頁189-190。

26 陳源，〈（附錄一）西瀅跋語〉，《治學的方法與材料》，頁163-164。

27 胡適，〈我們對於西洋近代文明的態度〉，《四十自述》（海口：海南出版社，1997），頁111-112。

28 以上幾段引文，出自胡適，〈我們對西洋近代文明的態度〉，《治學的方法與材料》，頁10-11。

29 胡適，〈我們對於西洋近代文明的態度〉，《四十自述》，頁118。

30 周明之，《胡適與中國現代知識分子的選擇》（桂林：廣西師範大學出版

三、胡適的身體與醫療

　　原來應把胡適放在本書中正文的一章來談的，但祖述憲已約略寫過，所以我認爲不必專寫胡適。不過，因爲胡先生在近代中國是一個非常重要的人物，所以本書也需要在首章介紹一下他的思想與本書主題之間的關係，希望給讀者更清楚的交代。胡適（1891-1962）字適之，安徽績溪人，是民國以來著名的學者，不用本書再多做介紹了。[31]倒是對他醫療、衛生和國族之間的論述，還比較欠缺。胡適自小就不是一個健康的人，自言小時候在臺灣時，大病了半年，故身體很弱。回家鄉時，雖大概已5歲了，還不能跨過一個七八寸高的門檻。[32]因爲身體弱的關係，不能跟其他孩子們一起玩，胡適的母親也不許他亂跑亂跳，故胡適說：「小時不曾養成活潑遊戲的習慣，無論在什麼地方，我總是文縐縐地。所以家鄉老輩都說我『像個先生樣子』，遂叫我做『穈先生』」。[33]胡小時候還害過眼翳病，「醫來醫去，總醫不好」，最後可能是他母親「聽說」可以用舌頭舐去黴菌感染的眼翳，他的母親確實也這麼做了。[34]胡適不嫌他母親沒有衛生觀念，反而說她是慈母。

　　1905年胡適進了上海的澄衷學堂學習，[35]他非常用功，「睡眠不夠，就影響到身體的健康。有一個時期，我的兩隻耳朵幾乎全聾了。但後來身體漸漸復原，耳朵也不聾了。我小時身體多病，出門之後，逐漸強健。重要的原因我想是因爲我在梅溪和澄衷兩年半之中，從來不曾缺席一點鐘體操的功課。

社，2005），頁243。

[31] 有關胡適的傳記，真可謂汗牛充棟，此處不一一介紹，大概最受推崇的還是：余英時，《重尋胡適歷程：胡適生平與思想再認識》（臺北：聯經，2004）。

[32] 胡適，〈九年的家鄉教育〉，《胡適作品精選》（桂林：廣西師範大學，1999），頁62。

[33] 胡適，〈九年的家鄉教育〉，《胡適作品精選》，頁70。

[34] 胡適，〈四十自述〉，《四十自述》，頁438-439。

[35] 胡適在留學前接觸新學的經驗，參考羅志田，《再造文明的嘗試：胡適傳（1891-1929）》（北京：中華書局，2006），頁41-61。

我從來沒有加入競賽的運動，但我上體操，總很用氣力做種種動作。」[36]可見胡身體真的不太好，體操課沒缺課，但其實也多是「旁觀」大家運動，自己不太參加競賽的。[37]1907年，胡適在中國公學不到半年，便因腳氣病告假，在上海養病，他做詩的興趣就是在養病期間養成的，他曾說：「我在病腳氣的幾個月之中，發現了一個新世界，同時也決定了我一生的命運。我從此走上了文學史的路。後來幾次想走到自然科學路上去，但興趣已深，習慣已成，終無法挽回去了。」[38]後來，「丁未五月，我的腳氣病又發了，遂回家鄉養病（我們徽州人在上海得了腳氣病，必須趕緊回家鄉，行到錢塘江的上游，腳腫便漸漸退了）。」[39]可見胡有腳氣病的毛病，其實他父親也有，並可能死於該病，[40]所以胡適早年也知道傳統中醫這類地域和風土之說。1915年2月18日，胡適〈自課〉一條寫道：「曾子曰：『士不可以不弘毅，任重而道遠。仁以為己任，不亦重乎？死而後已，不亦遠乎？』此何等氣象，何等魄力！任重道遠，不可不早為之計：第一、須有健全的身體⋯⋯。」當然，胡適的衛生指的是「規律生活」一類的自我警惕，與現在之「衛生」概念不盡然相同。[41]1910年一天夜裡，胡適在一個「堂子」飲酒過量後，在街上跟一個巡捕發生了衝突，被關了一夜巡捕房。[42]他回到家中，解開身上穿的皮袍，裡面的棉襖已經濕透了，「一解開來，裡面熱氣蒸騰；濕衣裏在身上睡了一夜，全蒸熟了！」當時胡適請與他同住的一位醫道很好的四川徐姓醫師，「用猛藥給我解除濕氣。他下了很重的瀉藥，瀉了幾天；可是後來我手指上和手腕上還發出了四處的腫毒。」胡適自己也說，那一夜的濕氣相當可怕。[43]此一醫者

---

36 胡適，〈四十自述〉，《四十自述》，頁456。

37 胡適原著，曹伯言整理，《胡適日記全集》（臺北：聯經，2005）第1冊，頁35。

38 胡適，〈四十自述〉，《四十自述》，頁474-476。

39 胡適，〈四十自述〉，《四十自述》，頁474-476。

40 胡適，〈四十自述〉，《四十自述》，頁474-476。

41 胡適，〈自課〉，《胡適作品精選》，頁157。

42 胡適原著，曹伯言整理，《胡適日記全集》第1冊，頁82-83。

43 以上出自胡適，〈四十自述〉，《四十自述》，頁492。

應該是中醫，濕氣乃中國醫學「六淫」病之一，[44]與腳氣病也有所關係。胡適兩代受腳氣病之苦，他不會不知道腳氣病的可怕。可見他早年應不排斥中醫，更熟知某些中醫之理論。

自己的疾病當然是身體的恥辱，但國族的疾病又未嘗不是國恥？胡適在1930年4月發表〈我們走哪條路〉一文時，指出中國社會當時要打倒的「五個大仇敵」的其中一個就是「疾病」，[45]也被指稱爲是「五鬼」之一（貧窮、疾病、愚昧、貪污、紛亂），[46]故胡適說：「疾病是我們種弱的大原因。」[47]胡認爲這些都不是「暴力的革命所能打倒的」，而是必須「集合全國的人才智力，充分採用世界的科學知識與方法，一步一步作自覺的改革。」[48]中醫長期以來生存於傳統中國的文化土壤中，負責擔負著照顧世代中國人的健康，而如今，疾病仍是「五個大仇敵」與「五鬼」之一，則顯然中醫已經不敷時代之需求。而對胡適影響頗深的一位學人，還有本文主角之一的梁啓超（1873-1929）。胡適在1905年進入澄衷學堂以後，聽到新事物、新知識更多。他說：「我在澄衷一年半，看了一些課外的書籍：嚴復（1854-1921）譯的《群己權界論》，像是這個時候讀的。嚴先生的文字太古雅，所以少年人受他的影響沒有梁啓超的影響大。」[49]梁氏當日激烈的言論，對胡的影響相當大。梁在《新民說・敘論》提到：「國之有民，猶身之有四肢五臟筋脈血輪也。未有四肢已斷，五臟已瘵，筋脈已傷，血輪已涸，而身猶能存者。則亦未有其民愚陋、怯弱、渙散、混濁，而國猶能立者。故欲其身之長生久視，則攝生之術不可不明；欲其國之安富尊榮，則新民之道不可不講。」[50]胡適自言，在那個時代讀到這樣的文字，沒有人不受到震盪感動的。梁本具有激烈的言

---

44 皮國立，〈濕之為患：明清江南的醫療、環境與日常生活史〉，《學術月刊》9期（2017），頁131-144。

45 胡適，〈我們走哪條路〉，《四十自述》，頁209。

46 胡適，〈慘痛的回憶與反省〉，《四十自述》，頁271。

47 胡適，〈我們走哪條路〉，《四十自述》，頁210。

48 胡適，〈我們走哪條路〉，《四十自述》，頁219。

49 胡適，〈四十自述〉，《四十自述》，頁457。

50 胡適，〈四十自述〉，《四十自述》，頁458。

論「破壞亦破壞，不破壞亦破壞！」的態度，雖然後來變得「調合」、「折衷」多了，[51]但「許多少年人衝上前去，可不肯縮回來了。」[52]這就讓胡適對傳統文化開始有了一些負面的想法，這個「新民」是要「把這老大的病夫民族改造成一個新鮮活潑的民族。」[53]胡說：「新民說給我開闢了一個新世界，使我相信中國之外還有很高等的民族，很高等的文化；中國學術思想變遷之大勢也給我開闢一個新世界，使我知道四書五經之外中國還有學術思想。」[54]但又矛盾的說：「（梁）用歷史的眼光來整理中國舊學術思想，第一次給我們一個『學術史』的見解。」梁的《中國學術思想變遷之大勢》是後來胡適作《中國哲學史》的動力。[55]在新學問與舊知識之間，胡已顯示他在學術上的搖擺性，不過不只胡適搖擺，本書也將揭露，梁偷偷看中醫又被西醫雙重誤診而死的舊事，是另一種知識分子的矛盾。傅斯年曾說：「各種病症之外之病之有無病菌，不是辯論的題目，也不是想像的語言，而是顯微鏡下，肉眼親切看見的東西。到了今天，眼見的東西還成辯論，不正合我前一篇文為中華民族羞愧的感慨嗎？」[56]雖然打破舊的中醫理論，去建立新的病理學被說是新時代的精神，但本書即將揭示，其實梁正是因此（病菌）而死，做了新科學的亡魂。

當然，胡適擇醫觀的矛盾也是不遑多讓的。中醫陸仲安幫胡適治癒腎臟病的公案，大家都知曉一二。陸氏外號「陸黃芪」，曾重用黃芪四兩，黨參三兩為主製方，把胡適的病治好。之後，胡更介紹陸給本書主角之一的孫中山（1866-1925），用中醫之法來治療肝癌，本書後有詳述，此處不多談。陸為胡治病是在1920年，正是學界掀起「科玄論戰」的風潮正熱之時，胡是科學派的主將，科學派崇尚西醫，但胡的病竟被中醫治好了，在當時引起很

---

51 黃克武，《一個被放棄的選擇：梁啟超調適思想之研究》（臺北：中央研究院近代史研究所，1994），頁179。

52 胡適，〈四十自述〉，《四十自述》，頁459。

53 胡適，〈四十自述〉，《四十自述》，頁458。

54 胡適，〈四十自述〉，《四十自述》，頁460。

55 胡適，〈四十自述〉，《四十自述》，頁460-461。

56 傅斯年，〈再論所謂國醫〉，《傅斯年全集》第6冊，頁318。

大的震動。陸爲徽州人，一度落魄，住在績溪會館時才認識了胡。據說陸診病，無模稜兩可語，而且處方下藥分量之重，令人驚異。藥必到同仁堂抓，否則陸會不悅。每次服藥都是一大包，小一點的藥鍋便放不進去，貴重藥更要大量使用。陸認爲：看準了病了，便要以重劑猛攻。[57]

在1930年夏秋，胡適在上海生了幾次病，都先由一位熟識的西醫先診斷過了，然後打電話請陸來用中藥醫治。一些西醫對於中醫藥的治療效果頗感驚異，當時一位有名的西醫俞鳳賓博士曾抄錄陸爲胡診治的方藥，撰寫爲〈記黃氏治癒糖尿病方藥〉一文，[58]刊登在丁福保（1874-1952）主編的《中西醫藥雜誌》上：

（胡適）患腎臟病，尿中含蛋白質，腿部腫痛，在京中延西醫診治無效，某西醫告以同樣之症，曾服中藥而癒，乃延中醫陸君處方，數月痊癒。處方如下：生芪四兩，西黨三兩，炒于朮六錢，杭芍三錢，山萸肉六錢，川牛膝三錢，法半夏三錢，酒炒芩三錢，雲茯苓三錢，福澤瀉三錢，宣木瓜三錢，生薑二片，炙甘草二錢。此係民國9年11月18日初診，治至10年2月21日止之藥方[59]。

_____

57 羅爾綱，《師門五年記·胡適瑣記（增補本）》（北京：三聯書店，2006），頁272-273。

58 也載於郭若定編著《漢藥新覺》內，《中醫季刊》5卷3期（1921），頁92。可參考註56，頁76。

59 孟慶雲，〈《研經圖》題文頌國醫：陸仲安治癒胡適「糖尿病」公案〉，《中醫百話》（北京：人民衛生出版社，2008），頁70。根據羅爾綱（1901-1997）指出：這個處方大約是取金代名醫李東垣的「補中益氣湯」。此方以黃芪、黨參爲主藥，主治脾胃虛弱以及氣虛下陷引起的胃下垂、腎下垂、子宮脫垂等症，歷代醫師多用其方。清朝乾隆嘉慶人汪輝祖在《病榻夢痕錄》記載中風病，醫生重用黃芪、黨參治癒說：「得良醫張上舍樹堂（應椿）專主補氣，每劑黃芪四兩、上黨參三兩、附子八錢，他稱是，重逾一斤五六兩，見者驚其膽。然服之兩月餘，食飲日加，右手漸能執筆。」又，乾嘉學派著名學者錢大昕患痿脾症，亦用東垣「補中益氣湯」治好。他在〈敬亭弟墓志銘〉記其事說：「歲甲辰，予忽患痿脾，腰以下麻木不仁。亟延敬亭診

又，陸仲安屢次爲文學家林琴南（1852-
1924）及其家屬診治，爲感謝其濟世之勞，林
親自畫一幅展示儒醫正在研讀經典的《秋室研
經圖》送給陸，並在圖上題寫頌揚陸氏醫術的
文字。陸一直將此圖高懸齋頭，治癒胡適後，
陸將此圖取下，也請胡題字。胡適曾說：「我
看了林先生這幅《秋室研經圖》，心裡想像將
來的無數《試驗室研經圖》，繪著許多醫學者
在化學試驗室裡，穿著漆布的圍裙，拿著玻璃
的管子，在那裡作化學的分析，鍋子裡煮的中
國藥，桌子上翻開著《本草》、《千金方》、
《外臺秘要》一類的古醫學，我盼望陸先生和

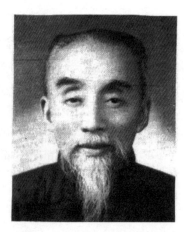

▲圖一　近代翻譯新醫學著
作不遺餘力的丁福保

我都能看見這一日。」[60]可見胡適對中國醫學典籍還是有所期待的，不是要
完全打倒的。另外，1922年8月，日本學者關壽磨曾對胡適說，日本目前以史
學和中醫「本草」研究兩項成績最好，胡適還特別記下來了。[61]也許神秘玄
妙的中醫理論，若不可用科學試驗來證明，至少胡曾認爲可以用「實驗主義
（Pragmatism）的方法，看這種學說的實際效果如何。」[62]玄妙的中醫或許在
胡的心中也非一無可取吧。雖然科學是最高標準，如果科學無法證實，退而
求其次，仍可以實驗主義的方法來加以檢視某一個學說，故胡並不急於廢除
中醫。又據羅爾綱描述：陸仲安名聲很大，但胡每次叫他，他立刻就來，還

之，曰：此脾陽下陷，當用東垣補中益氣湯。如其言服之數劑漸瘥。半月後
已能行矣。」（見《潛研堂文集》卷四十八）羅認爲，陸仲安醫胡適重用黃
芪四兩、黨參至三兩，與124年前張應椿醫治汪輝祖相同，可知陸仲安不但鑽
研古醫術，並博覽古代年譜、文集。引自羅爾綱，《師門五年記‧胡適瑣記
（增補本）》，頁77-78。

60 孟慶雲，〈《研經圖》題文頌國醫：陸仲安治癒胡適「糖尿病」公案〉，
《中醫百話》，頁71。

61 胡適原著，曹伯言整理，《胡適日記全集》，第3冊，頁731。

62 胡適，〈不朽：我的宗教〉，《四十自述》，頁42。

提早很多。陸治好胡適的病，醫名如日中天，陸非常感謝胡。羅有一次得瘧疾，胡適也請陸來替羅診治；廚子、女傭感暑，[63]甚至是朋友、胡適的親人，如侄兒胡思永，[64]胡適同樣都請陸診治，甚至徵詢病況。[65]可見胡不但看中醫，還請中醫診治身邊親近的人。

但胡適後來否認這段治療經歷，說是根本沒這回事。當初胡適說：「我自去年（筆者按：1920）秋間得病，我的朋友學西醫的，或說是心臟病，或說是腎臟炎，他們用的藥，雖也有點功效，總不能完全治好。後來幸得馬幼漁先生介紹我給陸仲安先生診看。陸先生有時也曾用過黃芪十兩，黨參六兩，許多人看了，搖頭吐舌，但我的病現在竟好了。」胡還舉北京大學的教授馬隅卿罹患「水臌」的例子：「腫至肚腹以上，西醫已束手無法，後來頭面都腫，兩眼幾不能睜開，他家裡才去請陸先生去看。陸先生用參、芪為主，逐漸增到參芪各十兩，別的各味分量也不輕，不多日，腫漸消滅，便溺裡的蛋白質也沒有了。不上百天，隅卿的病也好了，人也胖了。」[66]可見胡對陸的醫術是非常推崇的。不過，胡到了晚年否認了部分情節，有兩封信談到陸醫治他的事。一封是1954年4月12日〈復余序洋〉說：

你看見一本醫書上說，我曾患糖尿病，經陸仲安醫好，其藥方為黃耆四兩……等等。我也曾見此說，也收到朋友此信，問我同樣的問題。其實我一生沒有得過糖尿病，當然，沒有陸仲安治癒我的糖尿病的事。陸仲安是一位頗讀古醫方的中醫，我同他頗相熟。曾見他治癒朋友的急性腎臟炎，藥方中用黃耆四兩，黨參三兩，白朮八錢。（慢性腎臟炎是無法治的，急性腎臟炎，則西醫也能療。）但我從沒有聽見陸君說他有治糖尿病的方子。造此謠言的中醫，從不問我一聲，也不問陸仲安，竟筆之於書，此事真使我憤怒！

63 羅爾綱，《師門五年記‧胡適瑣記（增補本）》，頁75。
64 胡適原著，曹伯言整理，《胡適日記全集》，第4冊，頁38。
65 胡適原著，曹伯言整理，《胡適日記全集》，第3冊，頁122。
66 孟慶雲，〈《研經圖》題文頌國醫：陸仲安治癒胡適「糖尿病」公案〉，《中醫百話》，頁71-72。

另一封信是1961年8月初3〈復沈某〉內所說：

急性腎臟炎，我的朋友中有人患過，或用西法，或用中藥，均得治癒。慢性腎臟炎，友人中患者，如牛惠生，如俞鳳賓，皆是有名的西醫，皆無法治療，雖有人傳說中醫有方治此病，又有人傳說我曾患慢性腎臟炎，為中醫治好，其實都不足信。大概慢性腎臟炎至今似尚未有特效藥。在三十多年前，我曾有小病，有一位學西醫的朋友，疑是慢性腎臟炎，後來始知此友的診斷不確。如果我患的真是此病，我不會有三四十年的活動能力了。我並未患過此病。[67]

回到最初的診療，其實胡適自己確實沒有說過自己得的是糖尿病，而是記錄這則醫案的俞鳳賓說的。協和醫院後來也說，經過三十回的尿便化驗，七日嚴格飲食限制，最後診斷不是糖尿病。胡也在《努力週報》第36期上刊登一則啓事說：自己沒有罹患糖尿病。但1923年1月6日，胡適確曾檢查出有「糖尿」，但西醫說這叫做「生理的糖」，兩個協和的外國醫師也說不清楚，還否定對方的診斷。[68]

從胡適日記中搜尋線索，可發現在1921年5月24日，胡適即送了四件衣料去感謝陸，並寫下「此君即治癒我的病的醫生」。[69]同年10月11日，胡適自述：「昨夜不能睡，今早左腳踝略腫，觸之甚痛，大似去年起病時的樣子。

---

[67] 胡適又有一次答他的秘書胡頌平問。胡頌平編著《胡適之先生年譜長編初稿》第10冊，1961年4月5日記事寫到：這兩天《民族晚報》上連載〈國父北上逝世〉一文，記載先生在民國9年曾患糖尿病，服了陸仲安的中藥才好的。胡頌平問：「先生有沒有吃過陸仲安的中藥？」先生說：「陸仲安是我的朋友，我曾吃過他的藥；但我沒有害過糖尿病，也沒有吃過糖尿病的藥。他開的藥方，被人收在一本好像是什麼《藥物大辭典》裡。最近《作品》雜誌上有一篇〈郁達夫和胡適先生〉，完全是瞎說。」引自羅爾綱，《師門五年記‧胡適瑣記（增補本）》，頁78-79。

[68] 胡適原著，曹伯言整理，〈我的年譜〉，《胡適日記全集》，第4冊，頁260。

[69] 胡適原著，曹伯言整理，《胡適日記全集》，第3冊，頁59。

我很擔心，故下午去尋謝恩增大夫診視；他詳詳細細地給我診察一次；小便無蛋白質，體量未減，只有心臟略現變態。他勸我節勞靜養，並給我開了一張健心的藥方。」[70]蛋白尿是沒有的，但是心臟又出了一些小狀況，腳腫則可能是胡小時候即有的腳氣病。隔年3月，胡又去找陸仲安看病了。[71]1922年7月14日，胡適在濟南突然害病，自言肛門左邊有一硬塊，時常發作，痛到甚至不能坐了，晚上實在痛得受不了，此時「江潤生姊勸用生南星、生大黃、冰片三項搗碎，用醋塗上。」沒想到胡隔天腫消去許多，他認爲是中藥的功效，所以原本想約一位協和醫院的謝元醫師割除的，因太忙而未行動。[72]15日時，陸仲安幫胡看診，說是痔瘡；隔天，腫痛又嚴重發作，胡又去協和醫院找謝元來看，謝卻說不是痔瘡，是Ischio Rectal Abscess（坐骨直腸膿瘍），謝醫師後替胡適上了點麻藥，割出膿半匙，接下幾日，胡都去醫院複診，也就漸漸好了。[73]8月之後，胡又用「腫毒」來形容肛門之病又復發，這次胡採用「瀉藥」，說服用後瀉了幾回，肛門感覺比較鬆了，這感覺又像是中醫用瀉法來瀉熱毒，推測可能是中醫開的藥方。[74]

1923年在上海，胡寫〈南行日記〉，自稱「無一日不病」，又犯腳腫、腳痛，肛門長膿也復發。胡找了牛惠林和黃鐘兩位西醫來看，說是肛門的膿和肺臟有關；而胡之心、肺都有問題，但尿中無蛋白質和糖，所以開了強心和治肺兩種藥給胡吃。[75]這裡就產生兩個疑問：其一，就是胡不認爲西醫有針對其肛門來治療；第二就是爲何還要做蛋白尿和糖的檢驗？胡適這裡檢驗正常，是他之前吃中藥的效果，不知牛、黃二醫知曉或胡適已告知己服中藥否？但後來肛門長出第三個腫塊，胡受不了，想吃江冬秀寄來的中藥方，但竟被胡的同鄉，反中醫的汪孟鄒搶走了；其實，胡此時還有排泄艱難的問題。後來胡實在受不了，就叫江冬秀把中藥方拿來一試，結果胡記下都是瀉

[70] 胡適原著，曹伯言整理，《胡適日記全集》，第3冊，頁380-381。

[71] 胡適原著，曹伯言整理，《胡適日記全集》，第3冊，頁457。

[72] 胡適原著，曹伯言整理，《胡適日記全集》，第3冊，頁668-669。

[73] 胡適原著，曹伯言整理，《胡適日記全集》，第3冊，頁672-676。

[74] 胡適原著，曹伯言整理，《胡適日記全集》，第3冊，頁702。

[75] 胡適原著，曹伯言整理，《胡適日記全集》，第4冊，頁41、48。

藥，如黃連、黃芩之類，可見胡是識得一些中藥方的。[76]隔天排放了一次，胡自言肚內痛快，隔幾天排泄又不通了，胡把中藥方又吃了一遍，排放出的穢物似淤積、臭穢難擋，第三個瘡口終於退腫了。[77]過幾天，原來第二個瘡口也脫落，流出不少膿，胡自言「幾日來無此好過」。[78]胡甚至還用好友章洛聲寄給他的藥方，用茶油調藥敷在肛門旁，後「出膿血甚多，頗覺輕鬆」。[79]據江勇振指出，胡適的肛門問題一直困擾著他，後來是被一個上海中醫潘念祖在1925年治好的，這位中醫有家傳的「痔漏秘方」，完全把胡醫好了，都未復發。只有後來肛門又長了瘻管，才讓西醫切除。江認為胡有肛門偏執狂，這種人具有有條不紊、節儉、固執之性格，喜歡收集自己的檔案、資料，而且一有寫作焦慮，舊疾就會爆發。[80]胡確實有蒐集日常生活資料的習慣，甚至有些道教治病驗方的小傳單，他都會黏在日記上的。[81]但不管如何，胡的肛門問題都得力於中醫甚多，胡甚至堅信不移要服中藥，可謂顛覆一般對新式知識分子的想法；所以有一次吃壞肚子，胡適用喝薑湯、吃鴉片來治療肚痛之辦法，也就不會讓讀者感到大驚小怪了。[82]胡適甚至在出國時還會帶些中成藥在身上，以備萬一，例如1926年胡去歐洲時，喉嚨痛、發熱即服「六神丸」；天氣冷導致肚子痛，就吃一些「痧藥」，[83]諸如此類，完全把中藥當成常備物

---

[76] 胡適原著，曹伯言整理，《胡適日記全集》，第4冊，頁52-53。

[77] 胡適原著，曹伯言整理，《胡適日記全集》，第4冊，頁55。

[78] 胡適原著，曹伯言整理，《胡適日記全集》，第4冊，頁57-58。

[79] 胡適原著，曹伯言整理，《胡適日記全集》，第4冊，頁92-93。

[80] 江勇振，《日正當中1917-1927（舍我其誰：胡適第二部）》（臺北：聯經，2013），頁577-586。

[81] 胡適原著，曹伯言整理，《胡適日記全集》，第4冊，頁117。

[82] 胡適原著，曹伯言整理，《胡適日記全集》，第4冊，頁139。

[83] 可參考紀徵瀚，《古代「痧」及治法考》（北京：中國中醫科學院中醫醫史文獻研究所博士論文，2008）。以及祝平一，〈清代的痧：一個疾病範疇的誕生〉，《漢學研究》31卷3期（2013），頁193-238。皮國立，〈中西醫學話語與近代商業論述：以《申報》上的「痧藥水」為例〉，《上海學術月刊》1期（2013），頁149-164。

品了。[84]甚至1923年10月，胡在上海，陸仲安此時不在，胡的脖子上長了像瘰癧的東西無法解決，於是找上中醫王仲奇（1881-1945），王認為還是與胡的腎病有關，王言可以幫胡醫好，這倒是胡比較少提起的故事。[85]西醫在1924年則診斷胡適脖子上的是淋巴腺結核，恐患有肺病，檢查半天只說「可疑」，多休養即可。[86]

　　胡適還有腳腫的老問題，1922年11月15日，胡適老毛病又犯了。他寫下：「夜覺左腳酸痛，理書時竟不能久站；細看痛處在左腳踝骨裡面，面上有點腫。睡時又覺兩腿筋肉內酸痛。腳腫大像我前年起病時狀況，故頗有點怕。」隔兩天又寫下「昨夜醒時口乾，小便加多，也很像前年病中情狀。」胡適出城找陸仲安開方，胡適服後病又漸漸好了。[87]但此病一直困擾著胡適。1924年4月，胡在上海又發作，腳腫痛不能遊山。[88]1928年時，胡的腳再度腫起來了，他用「腫毒」來形容，後來黃鐘給他注射了德國出品的omnadin，胡適好多了，據說內中有蛋白質和兩種油類，但並無殺菌藥物，可以增強「血分抵抗力」。[89]至於心臟病的問題，是指在1920年9月9日，西醫謝恩增即診斷胡的心臟有「風氣」，乃積勞致病，這當然是一個中醫學的字眼，不知為何當時西醫也這樣使用？可能為了說明方便而為。後來11日時，謝認為胡得的是「僧帽瓣閉鎖不全」（日本名）、「三扁門漏隙」（中譯名），並言此病不能治，但非急性病，可二、三十年無事，須靜養、不能太勞累、不要太用功等等，[90]而陸仲安處理的應是腎臟、腳腫的問題，大家也這麼認為，但有沒有一起治心臟？還是個問題。胡一直很注意自己心跳速度、血壓等方面之數值。1946年5月時，胡在一次整理書箱中突發心痛，就當時的醫案看起來，應該是心律不整（一分鐘跳110下），有一美國醫師在旁，給了他Nitro-glycerine

---

84　胡適原著，曹伯言整理，《胡適日記全集》，第4冊，頁330、339。

85　胡適原著，曹伯言整理，《胡適日記全集》，第4冊，頁112。

86　胡適原著，曹伯言整理，《胡適日記全集》，第4冊，頁291-292。

87　胡適原著，曹伯言整理，《胡適日記全集》，第3冊，頁922-923。

88　胡適原著，曹伯言整理，《胡適日記全集》，第4冊，頁279。

89　胡適原著，曹伯言整理，《胡適日記全集》，第5冊，頁3。

90　胡適原著，曹伯言整理，《胡適日記全集》，第2冊，頁744、754。

三顆，無效，又注射pantopon半針，心痛持續十三分鐘左右，胡認為這是自
1938年以來最長的疼痛。[91]

　　胡適當初究竟罹患的是什麼病？不是本書追尋的重點，重點是中醫確實
緩解了西醫診斷出來的，可能是腎臟炎或心臟病的某某疾病，[92]其實應該說
中西醫都沒能治好胡的心臟問題。不過，胡對心臟病問題，比較不會找中醫
治，這是他一個很特殊的擇醫習慣。照理說診斷學乃西醫之長，病名都是西
醫說的，卻讓中醫給治了，而且「病現在竟好了」乃出自胡適之口，這一點
胡沒有做出解釋，迴避了中醫、西醫的療效問題。傅斯年有一段話，沒有明
確證據，但幾乎是在影射這個事件，傳言：所謂「國醫」者，每每自詡治癒
某某要人、某某名士，然後「交遊攘臂而議於世」，很像在諷刺陸的事蹟。
至於攻擊中醫「治癒」之事，傅的砲火更是猛烈，他認為：「人體是一個極
複雜的機器，而且他的機能又時時刻刻在變化中，故雖一件萬分可靠的對症
藥，其能治癒某一人的對症否，也並無百分之百的把握。」「治癒」兩個字
不是簡單容易說的，它需要精密的統計學才能確定，故言「治癒」兩個字，
在科學之下，說來甚難；在妄人（指中醫）說來卻極容易。[93]這段話怎麼看都
像是在對胡適的故事做評論。胡適本人也討厭濫用姓名來替「滑頭醫生」增
加名聲，[94]但羅爾綱則認為不管病名為何，「治好了總是事實」，胡適為什麼
說假話了？羅這樣解釋：胡自述被中醫治好的這件事情，也是在胡逝世後，
他的秘書胡頌平編《年譜》時，才在藝翁《古春風樓瑣記》裡發現的。可
見胡在開始時對陸仲安醫好他腎臟炎的事，就已有所隱瞞。羅又指出：「胡
適最恨人說假話。他為什麼自己反說假話呢？這是因為他主張『充分世界
化』，主張科學。他認為中醫不科學，他患腎臟炎，西醫束手無法，而中醫
陸仲安居然醫好他，社會盛傳，發生了不信西醫的傾向。胡適怕對科學的發

[91] 胡適原著，曹伯言整理，《胡適日記全集》，第8冊，頁229。
[92] 孟慶雲，〈《研經圖》題文頌國醫：陸仲安治癒胡適「糖尿病」公案〉，
　　《中醫百話》，頁71-72。
[93] 傅斯年，〈再論所謂國醫〉，《傅斯年全集》，第6冊，頁320-321。
[94] 胡適原著，曹伯言整理，《胡適日記全集》，第3冊，頁48。

展有害，所以才不得不這樣說的。」[95]羅
評述其老師胡適的言行，眞是持平之論。
當時與新聞界很要好的中醫陳存仁（1908-
1990），認爲胡沒有任何一篇文字好好公
開講中醫治病的過程，不然以該事件的震
撼度和說服力，以及胡將中醫導入政界的
無形力量，例如介紹陸仲安給孫中山、黨
國要人看病的影響力等，那對風雨飄搖的
中醫界而言，絕對應該是一大幫助。[96]

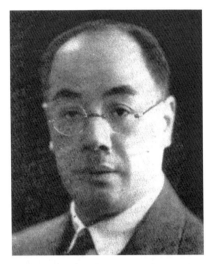

▲圖二　民國時期反中醫大
　　　　將：余巖

　　又，胡沒有完全和古典文獻一刀兩
斷，1927年，胡自己說：「平心說來，
我們這一輩人都是從古文裡滾出來的，
一二十年的死工夫或二三十年的死工夫究
竟還留下一點子鬼影，不容易完全脫胎
換骨。」[97]其實胡前面還談到要研究中國古典醫籍的事，胡自己無法擺脫古
典文化的薰陶，其矛盾情感還表現在他認爲要算清國故裡面幾千年的爛帳，
他認爲：「我十分相信『爛紙堆』裡有無數無數的老鬼，能吃人，能迷人，
害人的厲害勝過伯斯德（Pasteur）發現的種種病菌。只爲了我自己自信，雖
然不能殺菌，卻頗能『捉妖』、『打鬼』。」[98]胡適希望透過科學的方法，
將所謂的「國故」好好檢視一番，這是「重新估定一切價值」的一環。他要
將過往神聖的國故解放，自稱整理國故的工作爲「化神奇爲臭腐，化玄妙爲
平常」。[99]這也是治病，治的不是細菌病，而是更厲害的文化病。從胡對中
醫的發言可以看出，他對中醫的看法還是偏向整理，而非廢除，整理是要探
索古典文獻，跟他的整理國故是可以相通的，胡言：「若要知道什麼是國

95　羅爾綱，《師門五年記‧胡適瑣記（增補本）》，頁80。

96　何時希，《近代醫林軼事》（上海：上海中醫藥大學出版社，1997），頁151。

97　胡適，〈整理國故與「打鬼」：給浩徐先生信〉，《四十自述》，頁135。

98　胡適，〈整理國故與「打鬼」〉，《治學的方法與材料》，頁160。

99　胡適，〈整理國故與「打鬼」〉，《治學的方法與材料》，頁161。

粹，什麼是國渣，先須要用評判的態度，科學的精神，去做一番整理國故的工夫。」[100]胡適在1921年說：「國故」（National Past）是一個中立的名詞，是一國之文化，不是「國粹」或「國渣」，是應該研究的。[101]余巖（1879-1954）也曾有相同之論，要將中醫古書中的方子拿來實驗，但余曾說宋朝以下方書可以「付之一炬」，[102]在胡身上就不會出現如此激烈的言論。胡認為，紙上材料是被動的，而科學方法是主動的，可以藉新材料來逼出新結果。當然，有一次胡和余巖一起用餐，大談中醫，都認為研究中醫的驗方要由科學家來做，而非舊醫所能勝任。[103]胡舉哈維（William Harvey, 1578-1657）研究血液循環的例子來證明，哈維曾說：「我學解剖學同教授學解剖，都不是從書本子來的，是從實際解剖來的；不是從哲學家的學說上來的，是從自然界的條理上來的。」[104]用科學方法來實驗中醫是可行的。當然，胡適這番主張有其特殊性，因為他也曾說過：「現在一班少年人跟著我們向故紙堆去亂鑽，這是最可悲嘆的現狀。我們希望他們及早回頭，多學一點自然科學的知識與技術，那條路是活路，這條故紙的路是死路。三百年的第一流的聰明才智銷磨在這故紙堆裡，還沒有什麼好成績，我們應該換條路走走了。」[105]胡這種欲整理國故，又認為國故沒有價值的言論，其實是一種折衷的論述，亦即他希望能夠整理國故，但又認為科學觀非常重要，他不希望年輕人變成老派學者，但也不希望走得太過新潮激進，而去走一個廢除國故、廢除中醫的極端；胡還關心中醫發展，貼了一張「蔣主席維護本國醫藥」的剪報在他日記上，至少胡是關心中醫發展的。[106]羅志田認為，胡適傳播西化、科學觀

---

[100] 胡適，〈新思潮的意義〉，《胡適文存》1集（合肥：黃山書社，1996），頁533。

[101] 胡適，〈研究國故的方法〉，《胡適的聲音：1919-1960胡適演講集》，頁56-59。

[102] 陸淵雷，〈國醫藥學術整理大綱草案（代中央國醫館學術整理委員會）〉，《醫學革命論二集》（上海：社會醫報館，1933），頁405。

[103] 祖述憲，《哲人評中醫：中國近現代學者論中醫》，頁98-99。

[104] 胡適，〈治學的方法與材料〉，《治學的方法與材料》，頁150-152。

[105] 胡適，〈治學的方法與材料〉，《治學的方法與材料》，頁155-156。

[106] 胡適原著，曹伯言整理，《胡適日記全集》第5冊，頁944-945。

的舉措就像是傳教士一樣，可惜西方傳教士傳教完後可以回到本國，胡適卻還是在自己的中國，於是激烈的批評在胡適身上漸漸看不到了，看到的多是折衷、調合，[107]眞是持平之論。[108]至於1935年，胡適說：「妄談折衷也是適足爲頑固勢力添一種時髦的煙幕彈。」[109]這好像是在罵自己，但其實是他對當時非此即彼、非西即中的一種觀察，他不希望中國又走回頭的老路，其實他自己是不極端的：不像傅斯年所說：「凡是改良，必須可將良者改得上。蒿子可以接菊花，粗桃可以接美桃，因爲在植物種別上，它本是同科同目的。我們並不能砍一個人頭來接在木頭的頭上啊！西醫之進步，到了現在，是系統的知識，不是零碎不相干的東西。他的病理論斷與治療是一貫的。若接受，只得全接受。若隨便剽竊幾件事，事情更糟。」[110]若像傅斯年那樣地極端，中西醫當然不可能融合。

對於胡的這種兩面討好態度，不以爲然的人也相當多。對胡適作品有些批評的陳源（筆名西瀅，1896-1970）就說：

> 《文存》裡大部分是提倡革命，掃除舊思想，建設新文學的文字。在那裡適之先生引我們上了一條新路。可是在「革命尚未成功，同志還須努力」的當兒，胡先生忽然立停了腳，回過頭去編他的《哲學史》了。……一般近視眼先生，不知道胡先生是回去掃除邪孽，清算爛帳的，只道連胡先生都回去了，他們更不可不回去了。於是一個個都鑽到爛紙堆裡去，『化腐朽為神奇，化平常為玄妙，化凡庸為神聖』，弄得烏煙瘴氣，迷濛天地。」[111]

胡在學術界總是起了一個標竿的作用，討厭「國故」的人，非常害怕

---

107 羅志田，《再造文明的嘗試：胡適傳（1891-1929）》，頁322。
108 同樣的推論，見余英時，《知識人與中國文化的價值》（臺北：時報，2007），頁138-139。
109 胡適，〈試評所謂「中國文化的本位建設」〉，《四十自述》，頁381。
110 傅斯年，〈再論所謂國醫〉，《傅斯年全集》第6冊，頁323。
111 陳源，〈（附錄一）西瀅跋語〉，《治學的方法與材料》，頁161-162。

胡「整理國故」的舉動。雖然胡說要「捉妖」、「打鬼」，但談整理畢竟也還是要觸碰「國故」，這是反對國故者的最大顧忌。故陳源說：「我以為別人可以『整理國故』，適之先生卻不應當『整理國故』。這怪他自己不好，誰叫他給自己創造出來一個特殊的地位呢？」[112]胡不敢往國故「殺進去最後一刀」，[113]但相對的，尊崇國故者，也不給胡適好臉色看，廣東軍閥陳濟棠（1890-1954）在1935年就曾用「做人」必須有「本」，「本」必須要到本國古文化裡去尋求的話，來教訓胡適。[114]胡適只淡淡地回答他：「生產要用科學知識，做人也要用科學知識」。[115]

故像傅斯年、丁文江（1887-1936）等至死不請教中醫的知識分子，我們都已熟知。另一位不信中醫的知識分子，和胡適一樣把中醫當作歷史研究的，還有陳寅恪。陳曾寫就〈吾家先世中醫之學〉，曾言其先曾祖「以醫術知名於鄉村間，先祖先君遂亦通醫學，為人療病。寅恪少時亦嘗瀏覽吾國醫學古籍，知中醫之理論方藥，頗有由外域傳入者。然不信中醫，以為中醫有見效之藥，無可通之理。若格於時代及地區，不得已而用之，則可。」陳認為，歷代中醫藥也有許多「域外」的藥和知識傳入，不必全然用「國粹」思之。他甚至舉孟子所言：「君子之澤，五世而斬。」來說明他的長女學西醫而不學中醫的理由，可見傳統、國粹之力量對陳而言是沒有太多吸引力的，對玄虛之學、抽象之哲學，他更是興趣缺缺。[116]他說：「吾家漸不用中醫，蓋時勢使然也。」[117]跟陳比起來，胡後來還會看中醫，可見胡對中醫的敵意是比較輕微的了。

[112]陳源，〈（附錄一）西瀅跋語〉，《治學的方法與材料》，頁162。
[113]陳源，〈（附錄一）西瀅跋語〉，《治學的方法與材料》，頁162-163。
[114]胡適，〈南遊雜憶〉，《胡適作品精選》，頁290。
[115]胡適，〈南遊雜憶〉，《胡適作品精選》，頁290-291。
[116]俞大維等，《談陳寅恪》，（臺北：傳記文學出版社，1970），頁4。
[117]陳寅恪，《陳寅恪集・寒柳堂集》，頁188-189。

四、國故中醫、科學西醫：再探知識分子擇醫觀

影響胡適對醫藥的態度，和他信仰的科學觀有關。胡在1926年曾作詩，感性地提出：

朋友們，來罷！去尋一個更新的世界是不會太晚的。……用掉的精力固然不回來了，剩下的還不少呢。現在雖然不是從前那樣掀天動地的身手了，然而我們畢竟還是我們，光陰與命運頹唐了幾分壯志！終止不住那不老的雄心，去努力，去探尋，去發現，永不退讓，不屈伏。[118]

科學，是一種不斷向前、不斷創新，為謀求更美好生活、賦予人類無限信心與希望的一門學問。胡認為巴斯德（Louis Pasteur, 1822-1895）發現細菌是發揮了「科學救國」的奇蹟，這當然與他崇尚西方醫學的理念有關。[119]胡適還以生理學為基準來看待宗教觀，認為無論哪一方對神、靈魂、形體的爭論都是無謂的，必須以科學來立論，他說：「近世唯物派的學者也說人的靈魂並不是什麼無形體，獨立存在的物事，不過是神經作用的總名；靈魂的種種作用都即是腦部各部分的機能作用。」胡適並不是一個唯物論者，但是他認為西方醫學對人體身體的細部解剖而確立的知識，的確澄清了不少哲學思考上的空想。[120]

胡適早年主張全盤西化，和科學觀念絕對有密切關聯。1920年代以前，可以說全盤西化襲捲了整個中國思想風潮，但之後因歐戰的影響，東西文化二元對立轉趨調合，這讓一些主張西化的知識分子，更加緊張起來。[121]胡適在〈中國今日的文化衝突〉指出新文化運動以後，學術文化界有三派主張，

[118] 胡適，〈我們對於西洋近代文明的態度〉，《四十自述》，頁120-121。
[119] 胡適，〈贈與今年的大學畢業生〉，《四十自述》，頁261-262。
[120] 胡適，〈不朽：我的宗教〉，《四十自述》，頁40-42。
[121] 呂芳上，《民國史論》（臺北：臺灣商務印書館，2013）中冊，頁926-927。

一是抵抗西洋文化，二是選擇折衷，三是充分西化。他堅定的說：「我主張全盤的西化，一心一意的走上世界化的路。」[122]胡適瓦解了儒學、經典的權威之後，便是要建立充分世界化（一般稱全盤西化）的新價值體系，爲中國注入新的活力。胡還怕人誤解他「全盤」的意思，未免瑣碎的爭論，還解釋「全盤」的意義，是「儘量」、「用全力」的意思，不是百分之百要變成一個西方人。[123]胡認爲中國文化有保守性和惰性，這是正常的，[124]但是也只有面向西方才有希望，他說：「西洋人跳出了經院時代之後，努力做征服自然的事業，征服了海洋，征服了大地，征服了空氣電氣，征服了不少的原質，征服了不少的微生物，都不是什麼『保存國粹』、『發揚固有文化』的口號所能包括的工作。」[125]科學與創新的價值是一體的，胡適曾比喻說，如何能夠七老八十，白髮蒼蒼之時，繼續保持創造的精神，做個時代的「白頭的新人物」呢？他認爲必須服用一些「精神不老丹」，而其中一個目的便是「養成一種歡迎新思想的習慣，使新知識新思潮可以源源進來。」[126]若和西醫比較起來，中醫的確是一把老骨頭了。

　　陳源也認爲，當時「以科學來整理國故」根本是不可行的作法。他認爲所謂「科學方法」，如離開科學的本身，就沒有「方法」可言；所謂西方的科學，完全不是「國故」學者可以有能力假科學之名來做研究的，根本不該浪費任何時間在「國故」上面，再去研究「國」字輩的東西。[127]雖然胡並沒有完全反對國故，但他心目中的中國新文化往往具有強烈的排除「中國本位」的特質。他認爲過去清末實行之「中學爲體」還一直冤魂不散，阻礙中國文化的更新，到頭來，反而只能「西學爲用」了；最後，新思想終究不

---

[122]胡適，《胡適文存》第4集（上海：亞東圖書館，1928），頁541。

[123]胡適，〈充分世界化與全盤西化〉，《四十自述》，頁389。

[124]以上兩段參考胡適，〈試評所謂「中國文化的本位建設」〉，《四十自述》，頁379。

[125]胡適，〈再論信心與反省〉，《四十自述》，頁316。

[126]胡適，〈不老：跋梁漱溟先生致陳獨秀書〉，《四十自述》，頁64。

[127]陳源，〈（附錄一）西瀅跋語〉，《治學的方法與材料》（臺北：遠流出版，1988），頁164。

能全面在中國人心中紮根。[128]他批判薩孟武（1897-1984）與何炳松（1932-2019）等人提出「中國本位的文化建設」，當中有一段是這樣談的：「思想與內容的形式，從讀經祀孔、國術國醫，到滿街的性史、滿牆的春藥、滿紙的洋八股，何處不是『中國的特徵』？我的愚見是這樣的：中國的舊文化的惰性實在大得可怕，我們正可以不必替『中國本位』擔憂。」[129]故儘可以強力打倒舊文化，包括中醫在內，不用有所顧忌。此處之「打倒」，跟余的「廢除」還是不太一樣，實質的廢除中醫論述，胡從未提出。1934年，胡還批評國人對「科學觀」沒有胃口，淺嚐輒止，「大家都承認中國需要科學，然而科學還沒有進口，早就聽見一班妄人高唱科學破產了；不久又聽見一班妄人高唱打倒科學了。」[130]或許是胡希望中國用最快的速度走向富強，故有此比較激烈之主張，「國術國醫」顯然是不用擔憂的中國本位舊文化。胡想要的是一種與歐美文化接觸後那種科學工業造成的新文化，並指「東方文明的罪孽」終會逐漸崩潰。[131]必藉科學工藝與世界文化和其背後的精神文明，以其「朝氣銳氣來打掉一點我們的老文化的惰性與暮氣。」[132]

　　像胡這樣的知識分子，其反中醫的「擇醫」觀，也展現在中西醫控管疾病的能力上。過去許多迷信、偏方都與中醫有關，中醫與傳統文化深刻連結，當然也必須承擔傳統文化的缺失。傅斯年曾論：「以南京論，原來到了夏季、秋季傷寒、霍亂、瘧疾之多，是大可使人吃驚的。幾年以來，以衛生署及其附屬機關之努力，特別是防疫注射之努力，這些病減少得多了。這樣工作，比在南京多設幾個醫院的效力還重要。在中國的目下經濟情形論，若干公共衛生的事業是難做的，然也不是一無可做的，其中也有若干不費錢只費力的。這裡頭的緩急與程序，要靠研究公共衛生的人的聰明，絕不是在中國鄉村中無可為者。這件事要辦好了，中國要少死許多人，即是省略了很大

---

[128]胡適，〈試評所謂「中國文化的本位建設」〉，《四十自述》，頁377-381。

[129]胡適，〈試評所謂「中國文化的本位建設」〉，《四十自述》，頁381。

[130]胡適，〈教育破產的救濟方法還是教育〉，《四十自述》，頁326。

[131]胡適，〈再論信心與反省〉，《四十自述》，頁317。

[132]胡適，〈試評所謂「中國文化的本位建設」〉，《四十自述》，頁381。

的國民經濟之虛費。」[133]胡適也曾表達過他對中國衛生的擔憂，他說：

> 瘟疫的殺人，肺結核花柳病的殺人滅族，這都是看得見的，還有許多不明白殺人而勢力可以毀滅全村，可以衰弱全種的疾病，如瘧疾就是最危險又最普遍的一種。近年有科學家說希臘之亡是由於瘧疾，羅馬的衰亡也由於瘧疾。這話我們聽了也許不相信。但我們在中國內地眼見整個村莊漸漸被瘧疾毀為荊棘地，眼見害瘧疾的人家一兩代之後人丁滅絕，眼見有些地方竟認為瘧疾為與生俱來不可避免的病痛，（我們徽州人叫它做「胎瘧」，說人人都得害一次的！）我們不得不承認瘧疾的可怕甚於肺結核，甚於花柳，甚於鴉片。在別的國家，瘧疾是可以致死的，故人人知道它的可怕。中國人受瘧疾的侵害太久了，養成了一點抵抗力，可以苟延生命，不至於立死，故人都不覺其可怕。其實正因為它殺人不見血，滅族不留痕，故格外可怕。[134]

中西醫的抉擇絕非五四學人最為關切的議題，然而可以客觀地肯定，他們不會選擇中醫來擔當主要照顧中國病人的艱鉅任務，因為歷史給過中醫機會去處理疫病，但中醫顯然做得不好。

還有就是本書將談的一位主角魯迅，曾深刻地指出中醫、迷信與傳統中國文化之間的關係。這點胡適也陳述過，胡曾說廣大的中國一般社會中：「小孩若愛啼啼哭哭，睡不安寧，便寫一張字帖，貼在行人小便的處所，上寫著：『天皇皇，地皇皇，我家有個夜哭郎。過路君子念一遍，一夜睡到大天光。』文字的神力真不少。小孩跌了一跤，受了驚駭，那是駭掉了『魂』了，須得『叫魂』。魂怎麼叫呢？到那跌跤的地方，撒把米，高叫小孩子的名字，一路叫回家，叫名便是叫魂了。……他家裡人口不平安，有病的，有死的。這也有好法子。請個道士來，畫幾道符，大門上貼一張，房門上貼一

---

[133] 傅斯年，〈所謂國醫〉，《傅斯年全集》，第6冊，頁305-306。
[134] 胡適，〈我們走哪條路〉，《四十自述》，頁210-211。

張,毛廁上也貼一張,病鬼便都跑掉了,再不敢進門了。」[135]胡適還抨擊傳統的產婆與產科文化,他說:

> 從生產說起。我們到今天還把生小孩看作最污穢的事,把產婦的血污看作最不淨的穢物。血污一沖,神仙也會跌下雲頭!這大概是野蠻時代遺傳下來的迷信。但這種迷信至今還使絕大多數的人民避忌產小孩的事,所以「接生」的事至今還在絕無知識的產婆的手裡,手術不精,工具不備,消毒的方法全不講究,救急的醫藥全不知道。順利的生產有時還不免危險,稍有危難的症候便是有百死而無一生。生下來了,小孩子的衛生又從來不講究。小孩總是跟著母親睡,哭時便用乳頭塞住嘴,再哭時便搖他,再哭時便打他。飲食從沒有分量,疾病從不知隔離。有病時只會拜神許願、求仙方、叫魂、壓邪。中國小孩的長大全是靠天,只是僥倖長大,全不是人事之功。小孩出痘出花,都沒有科學的防衛。[136]

人難免生病,所以「育」的文化中本身就包含了「醫療」的要素,但當後者不能滿足前者,關乎到一國一族之興亡存續問題時,對「擇醫」的問題就顯得很尖銳;只是魯迅作品偏向黑暗、諷刺,而胡適比較積極、樂觀,還是有細部差異,但對國民性缺點之針砭卻是相似的。[137]比如說胡適雖用中藥,但類似祝由科的藥方與治法,或乞靈於宗教醫療的手段,他則完全不信。[138]胡表示:張振之在《中國社會的病態》中引用當時各地的人口統計,「無一處不是死亡率超過出生率。」而且不但城市如此,內地人口減少的速度也很可怕。胡適甚至憂心地表示,在三十年之中就親眼見到家鄉許多人家絕嗣衰滅、疾病瘟疫橫行無忌,醫藥不講究,公共衛生不講究,如此死亡率

[135] 胡適,〈名教〉,《四十自述》,頁166-167。
[136] 胡適,〈慈幼的問題〉,《四十自述》,頁184-185。
[137] 王瑞,《魯迅胡適文化心理比較:傳統與現代的徘徊》(北京:社會科學文獻出版社,2006),頁178-194。
[138] 胡適原著,曹伯言整理,《胡適日記全集》,第5冊,頁14。

當然超過出生率。[139]胡又說：「向來所謂『東方病夫國』，往往單指我們身體上的多病與軟弱，其實我們身體上的病痛固然不輕，精神上的病痛更多，又更難治。」[140]究其所言，「東方病夫國」最初正是指中國人身體病痛甚多，後來才逐漸與「亡國滅種」的危機感連結在一起，而有新的文化危機意涵。故「擇醫」不單是自己的抉擇，那太狹隘了，要為國家民族來擇良醫，這才是知識分子最高的擇醫標準。又，胡適曾舉在中國醫書中，有一本書叫《湯頭歌訣》，鄉下人把它背熟了就可以當醫生，但這類中醫只知道湯頭的寒熱溫涼，對病理學是一竅不通的。這些歌訣醫生，當然不會比看脈、檢溫、驗便、查血的西醫來得仔細，要求相同的效驗，更是不可能的事，[141]故西醫顯然比中醫更科學、更精準、更能掌握民族未來之生命。

從人口的問題切入，胡適又談到婦幼之衛生，舉的也是歐美的例子。1929年，他指出中國要提倡產科醫院和巡行產科護士（Visiting nurses）。產科醫院應該作為每個縣市的建設基礎，至於一般畏懼醫院者，則採「巡行護士」的方式，每一區域內有若干護士到家去訪問視察，可以得到孕婦的好感，解釋她們的懷疑，幫助她們解除困難，指點她們講究衛生。至於兒童衛生則更是基礎中的基礎，胡言：「兒童衛生固然重要，但兒童衛生只是公共衛生的一個部分。提倡公共衛生即是增進兒童衛生。公共衛生不完備，在蚊子蒼蠅成群的空氣裡，在臭水溝和垃圾堆的環境裡，在濃痰滿地病菌飛揚的空氣裡，而空談慈幼運動，豈不是一個大笑話？」[142]最後，胡適談到愛護下一代的衛生與健康，必須訓練女子們基本的衛生知識，他說：「受過中等教育的女子往往不知道怎樣養育孩子。上月西湖博覽會的衛生館有一間房子牆上陳列許多產科衛生的圖畫，和傳染病的圖畫。我看見一些女學生進來參觀，她們見了這種圖畫往往掩面飛跑而過。這是很可惜的。女子教育的目的固然是要養成能獨立的『人』，同時也不能不養成做妻做母的知識。從前昏

---

[139] 胡適，〈我們走哪條路〉，《四十自述》，頁211。

[140] 胡適，〈慘痛的回憶與反省〉，《四十自述》，頁271。

[141] 胡適，〈研究社會問題的方法〉，《胡適的聲音：1919-1960胡適演講集》，頁46。

[142] 胡適，〈慈幼的問題〉，《四十自述》，頁186。

謬的聖賢說：『未有學養子而後嫁者也』。現在我們正要個個女子先學養子，學教子，學怎樣保衛兒童的衛生，然後談戀愛，擇伴侶。」[143]結果，胡適還是用了「昏謬的聖賢」這樣的詞語來描述傳統之教育，這跟他向西方一面倒的心理是一樣的。胡心中的新藍圖是必須建立一個「治安的普遍繁榮的文明的現代的統一國家。」而其中正包含了「最低限度的衛生行政」。[144]

　　從胡適的堅持，可以看出這個時代擇醫的趨勢，即選擇西方醫學的治療方式是文明、進步的。我們在書中還會看到這樣的趨勢。這邊依著胡適的想法來說，就必須提一下丁文江這個人。[145]無疑地，丁是非常反對中醫的，他幼年時代也曾讀過宋明理學書，但他早年出洋以後，最得力的是達爾文（Charles Robert Darwin, 1809-1882）、赫胥黎（Sir Julian Sorell Huxley, 1887-1975）等一流科學家的實事求是精神之訓練。他曾說：「只有拿望遠鏡仰察過天空的虛漠，用顯微鏡俯視過生物的幽微的人，方能參領得透徹。」科學就是天天求真理，時時想破除成見，有愛真理的誠心。[146]胡曾評論說：「我以為在君（丁文江）確是新時代最良善最有用的中國人之代表；他是歐化中國過程中產生的最高的菁華；他是用科學知識燃料的大馬力機器。」[147]又說：「這樣的一個人，不是東方的內心修養的理學所能產生的。」[148]傳統文化的土壤無法孕育出這麼西化的人，這可能跟丁的求學背景有關，胡評丁文江時還說他是最「歐化」且「科學化」的中國人，胡適言：

　　這也許是因為他15歲就出洋，很早就受了英國人生活習慣的影響的緣故。他的生活最有規則：睡眠必須八小時，起居飲食最講究衛生，在外面飯館裡吃飯必須用開水洗杯筷；他不喝酒，常用酒來洗筷

[143] 胡適，〈慈幼的問題〉，《四十自述》，頁187。
[144] 胡適，〈我們走哪條路〉，《四十自述》，頁213。
[145] 費俠莉（Charlotte Furth），《丁文江：科學與中國新文化》（北京：新星，2006），頁57-119。
[146] 胡適，〈丁在君這個人〉，《四十自述》，頁398-399。
[147] 胡適，〈丁在君這個人〉，《四十自述》，頁395。
[148] 胡適，〈丁在君這個人〉，《四十自述》，頁400。

子；夏天家中吃無皮的水果，必須在滾水裡浸二十秒鐘。他最恨奢侈，但他最注重生活的舒適和休息的重要：差不多每年總要尋一個歇夏的地方，很費事的佈置他全家去避暑；這是大半為他的多病的夫人安排的，但自己也必須去住一個月以上；他的弟弟、侄兒、內侄女，都往往同去，有時還邀朋友去同住。他絕對服從醫生的勸告：他早年有腳癢病，醫生說赤腳最有效，他就終身穿有多孔的皮鞋，在家常赤腳，在熟朋友家中也常脫襪子，光著腳談天，所以他自稱「赤腳大仙」。他吸雪茄菸有二十年了，前年他腳趾有點發麻，醫生勸他戒菸，他立刻就戒絕了。[149]

　　胡適稱丁這種規律且講求衛生、百分百聽從西醫指導的生活態度叫做「科學化的習慣」；一旦覺得是對的事，就像宗教一樣地去信仰它。胡更是對丁不信中醫的態度大加讚揚了一番，他說：「他有一次在貴州內地旅行，到了一處地方，他和他的跟人都病倒了。本地沒有西醫，在君是絕對不信中醫的，所以他無論如何不肯請中醫診治，他打電報到貴陽去請西醫，必須等貴陽的醫生趕到了他才肯吃藥。醫生還沒得趕到，跟他的人已病死了，人都勸在君先服中藥，他終不肯破戒。我知道他終身不曾請教過中醫，正如他終身不肯拿政府乾薪，終身不肯因私事旅行借用免票坐火車一樣的堅決。」[150]可惜，丁最後也死於西方醫學的「誤治」，煤氣中毒，明明還有呼吸，硬是被人做了六個小時的人工呼吸，結果左胸肋骨折斷，生了胸膜，又為了防止病人牙關緊閉，要放置「口腔擴張器」，為此敲掉了丁的兩顆門牙。傅斯年當時說：「只是忽略。」病人就這樣死了。胡當時抨擊西醫的魯莽，是「信仰新醫學的人應該牢牢記住的教訓。」胡認為西醫不要只注意設備之完善，也要注意教育和訓練，並指「僅僅信仰西醫是不夠的」。[151]胡也說過，西醫和中醫有些缺點是一樣的，就是相信「驗方」，所以沒有經驗的西醫，如果

---

[149]胡適，〈丁在君這個人〉，《四十自述》，頁396-397。
[150]胡適，〈丁在君這個人〉，《四十自述》，頁396。
[151]胡適，《丁文江的傳記》（臺北：遠流出版，1986），頁184-187。

又不肯好好研究學術的話，一樣不是好事。[152]

五、醫療、身體與國族：醫療化下的國民性再造

　　近代知識分子和政治人物的擇醫，當然還有一層重要的意義是醫療化下的國民性再造問題。蔣介石在本書中扮演了一個極其重要的角色，他自己當然有許多疾病是在書中會介紹的。他身為一位國家領導人物，看到的大多是中國人「國民性」的缺點，1937年5月26日，蔣介石記下了：「國人大病在自私、怕死、怕苦、散漫、放肆、苟且、污穢、奢侈、自是、驕傲，為民族衰敗之因。欲矯正風氣，應以服務、犧牲、勞動、團結、紀律、認真、整潔、簡樸、虛心、謙敬之道治之。」[153]其他的不擬於此處多談，但整齊、清潔、衛生等要求，是蔣在新生活運動中的重要訴求，眾所周知，但其實蔣的新生活與胡呼籲的「新生活就是有意思的生活」，幾乎是一樣的。[154]雖然蔣也有和西方看齊之野心，但其思考卻不以「西化」的程度來作為一種國家邁向「現代化」的絕對標準，也不僅是單純的重視衛生硬體設施的建構，反而是透過國家機器，去強化了私人衛生的覺醒和灌輸傳統文化的影響力道。這些都有助我們反思中國近代史的整體性、延續性，構築另一種理解衛生的現代性在中國政治內發展的可能。另外，「公共」衛生的基礎仍在「個人」衛生，兩者並不悖反，只是近代知識分子不希望只單單強調「私人」，因為強調群性，中國人才能擺脫自私、沒有公德之國民性；但蔣反而將「個人」視為「公共」的基礎，[155]除強調衛生、身體健康外，也強調個人的精神與立志

---

152 胡適原著，曹伯言整理，《胡適日記全集》，第4冊，頁36。
153 秦孝儀主編，《總統蔣公大事長編初稿》（臺北：中正文教基金會，1978）卷四（上），頁1088。
154 胡適，〈新生活：為《新生活》雜誌第一期做的〉，《四十自述》，頁46。
155 參考畢汝剛，《公共衛生學》（臺北：臺灣商務印書館，1946初版，1967臺版），頁1。更何況新生活運動還有許多「公共」衛生的舉措與建設，並論其成敗與檢討，參考黃仁霖，《我做蔣介石特勤總管四十年：黃仁霖回憶

的重要性，還有他對傳統國醫、國術的提倡，走的也是「富強」的思維，卻不是「全盤西化」的方法，這點細微之差距，讀者可於書中慢慢體會。

相對於胡適的觀點，「衛生」與國民性改造有很密切的關係，因為不知傳染病傳染之可怕或不注重衛生而導致身體虛弱，都與負面的國民性有關。1918年，胡適指出：「衛生」與傳染是一種「群想」的概念連結，他聯繫一個打不破、辯不倒的活生生現實世界，這就是「社會」；個人的生活，無論如何不同，都脫不了社會的影響，而每一個人又都會影響到他人。[156]當人們開始重視現代衛生時，其實就是在幫他人想、在替一個群體生命著想，所以能夠不自私、好公義、守法律，這些都是傳統中國人比較欠缺的性格，因此國民性要用西方文化來矯正。當然，跟蔣相比，蔣很多現代化的想法倒是來自日本，而非歐美，所以筆者認為蔣的衛生現代性有更多的德、日式國家主義的特色，而較少英、美自由派的想法。[157]

胡適和蔣，乃至魯迅都一樣，認為中國人有懶惰、隨便，做事不求精確、不重視衛生等負面之國民性，這當然是國家還沒有邁向現代化的重要象徵。胡適曾創造「差不多先生」一鮮活之人物，這位病人「一時尋不著東街的汪大夫，卻把西街的牛醫王大夫請來了」，反正差不多，就治治看，結果一命歸西。胡此言乃暗諷中國是「懶人國」，[158]不求精確，這當然也包括了擇醫的隱喻；中國人不能再模模糊糊、不思不慮，而應該事事求精準、求科學之解釋。[159]同樣地，中國人當時喜歡將西方文明和東方文明做一對比，來說明西方文明的「不道德」或「退步」，例如一次世界大戰造成屍橫遍野、血流成河，因而藉此來說明西方人只有機器文明，卻不及中國的「精神文明」來得充實與進步。[160]林語堂（1895-1976）於1929年時說：辜鴻銘（1857-

---

錄》，頁67-77。

[156] 胡適，〈不朽—我的宗教〉，《四十自述》，頁44。

[157] 吳淑鳳編，《蔣中正總統檔案：事略稿本》第5冊(臺北：國史館，2011)，頁25-26。

[158] 胡適，〈差不多先生傳〉，《胡適作品精選》，頁318-319。

[159] 胡適，〈我們對於西洋近代文明的態度〉，《四十自述》，頁112。

[160] 林語堂，〈機器與精神〉，收入《治學的方法與材料》，頁19。

1928）有一句名言，說中國人之隨處吐痰，不講衛生，不常洗浴，就是中國人精神文明之證。換句或說，抨擊西方文化只有機器文明、物質文化的發達，也未必就可以證明中國就有什麼了不起的精神文明，故言：「痰吐得多，也未必精神就會文明起來。」[161]林認為，近代中國震懾於西方的船堅炮利，但自民國以來，人們已漸漸發現東方人在政治體制、科學方法與學術思想上，都不如西方人了。所以，不能只以「愛國同胞認為東方文明唯此一家真正老牌國貨」而自滿；況且中國有極力倡言保存國粹的人，但中國的國粹也沒見人們保存、珍惜到哪裡去，社會上缺少圖書館、博物館，也就不用談什麼「精神文明」了。[162]並言：還要一味保存東方精神文明，去利用西方的物質，遵守「中學為體西學為用」狗屁不通的怪話（體用本來不能分開，譬如以胃為體以肝為用，這成什麼話），恐怕連拾人牙慧都做不到。[163]反中醫的大將余巖也認為中國人「行事治學無不以模糊了之」，與其抨擊傳統中醫的空想與玄學是一致的。[164]此外，衛生的國民性和現代化絕對有關係，羅家倫（1897-1969）也說：中國多少年來的教訓就是「明哲保身」，結果就是人人怕管閒事，怕惹禍上身。他說：「你看見鄰居人家生了瘟疫，你如果袖手旁觀，就不免被傳染。尤其在現代的大社會裡，人與人息息相關，誰能過孤獨的生活？」[165]羅認為，社會病態的改變要在思想和生活上同時改進，自私、個人主義的病態才可能改變。這些知識分子的思想趨勢，有很高的一致性。

　　同樣的，不顧別人死活散播病菌，也是一種自私之行為，胡適說：「一個生肺病的人在路上偶然吐了一口痰。那口痰被太陽曬乾了，化為微塵，被風吹起空中，東西飄散，漸吹漸遠，至於無窮時間，至於無窮空間。偶然一

[161] 林語堂，〈機器與精神〉，收入《治學的方法與材料》，頁22。

[162] 林語堂，〈機器與精神〉，收入《治學的方法與材料》，頁23、26。

[163] 林語堂，〈機器與精神〉，收入《治學的方法與材料》，頁25。

[164] 余愼，〈近代傑出的醫學家余雲岫醫師（1879-1954）〉，收入呂嘉戈，《挽救中醫：中醫遭遇的制度陷阱和資本陰謀》（桂林：廣西師範大學出版社，2006），頁7。

[165] 羅家倫，〈俠出於偉大的同情〉《新人生觀》（臺中：曾文出版社，1981），頁42。

部分的病菌被體弱的人呼吸進去，便發生肺病，由他一身傳染一家，更由一家傳染無數人家。如此輾轉傳染，至於無窮空間，至於無窮時間。然而那先前吐痰的人的骨頭早已腐爛了，他又如何知道他所種的惡果呢？」[166]要知道社會上還有其他的人群，這就是群性、不自私的表現，如同羅家倫指出的：「國難發生以後，有些人或是從『國粹』的觀點上，或是從『經濟』的觀點上，反對近代式的運動，盡力提倡『國術』。……我不敢贊同。何則？因為中國的拳術，根本與近代運動的精神相違反，與國家要走上的近代化道路相背馳。我承認中國拳術可以鍛鍊身體，很有用處。年齡較大或身體稍弱的人不能作劇烈運動，打一套太極拳，活動活動筋骨和血脈，很可增進健康，自然無所用其反對。若是要把拳術提倡得成為國民普遍體育訓練，就有問題，因為他是缺少群性的，他是個人的運動。」[167]要提升民族體魄，著重的也是「全體」而非健康強壯的「個人」。這些國醫、國術的近代「國」字號事物，顯然都沒有群性，而大家所熟知的衛生，是「公共」的，而不是私人的。

　　至於中國人近代以來為何會有種種不衛生的舉止呢？[168]胡適於1918年認為，就是沒錢也沒時間講衛生，他說：「我在北京上海看那些小店舖裡和窮人家裡的種種不衛生，真是一種黑暗世界。至於道路的不潔淨，瘟疫的流行，更不消說了。更可怪的是無論阿貓阿狗都可掛牌醫病，醫死人了，也沒有人怨恨，也沒有人干涉。人命的不值錢，真可算得到了極端了。」這正是因為中國是窮國，掙錢都來不及了，怎麼有空講衛生、講醫藥呢？[169]胡適認為，世界的「先知先覺者」總是用樂天、安命、知足、安貧等迷幻藥給大家吃，養成「知足常樂」的文化遺毒，這不就是傳統中國文化嗎？西洋近代文

---

[166] 胡適，〈不朽：我的宗教〉，《四十自述》，頁46。

[167] 羅家倫，〈俠出於偉大的同情〉，《新人生觀》，頁53-54。

[168] 例如李尚仁，〈健康的道德經濟：德貞論中國人的生活習慣和衛生〉，《中央研究院歷史語言研究所集刊》76本3分（2005），頁467-509。胡成，〈「不衛生」的華人印象：中外之間的不同講述：以上海公共衛生事業為中心〉，《中央研究院近代史研究所集刊》56期（2007.6），頁1-44。

[169] 胡適，〈歸國雜感〉，《四十自述》（海口：海南出版社，1997），頁8。

明的特色便是充分承認這個物質享受的重要，[170]而且總是不滿足於現狀，故努力開發「注意眞理的發現與技藝器械的發明」，國家才會進步。[171]他認爲西洋近代文明是建築在三個基本觀念之上：第一，人生的目的是求幸福。第二，貧窮是一椿罪惡。第三，「衰病」是一椿罪惡，西方文明才是一種「利用厚生」的文明。正因「衰病」是一椿罪惡，所以要研究醫藥，提倡衛生，講求體育，防止傳染的疾病，改善人種的遺傳。人生的目的是求幸福，所以要經營安適的起居、便利的交通、潔淨的城市、優美的藝術、安全的社會、清明的政治；[172]在教育上，「衛生常識」是當時胡適認爲最重要的教育內涵之一，而不是傳統教科書上教人「做聖賢」一類的陳腔濫調。[173]這些一切的一切，就是西方現代文明，也是中國今後要走的道路。當然，如同上面所談「全盤」的西化問題，胡適認爲：「文化只是人民生活的方式，處處都不能不受人民的經濟狀況和歷史習慣的限制，這就是我從前說過的文化惰性。你儘管相信『西菜較合衛生』，但事實上絕不能期望人人都吃西菜，都改用刀叉。況且西洋文化確有不少歷史的因襲的成份，我們不但理智上不願採取，事實上也決不會全盤採取。」[174]所以不是要全盤採照西方，而是在飲食起居上，應該「充分注意」衛生與滋養，對中國人來說已經足夠了。[175]

　　走筆至此，首章已不宜再談下去了，過長的敘事將模糊了本書有趣且豐富的病人經歷和歷史上他們所陳述之意見。胡適等一干知識分子雖然都是反國粹、國醫的，但最後「國醫」一詞還是確立了其地位，其前因後果爲何？即使有很多人認爲1931年成立的「中央國醫館」，不過徒擁虛名，操諸西醫之手，惲鐵樵就痛罵每天喊「保存國粹」的人，都偷偷叫自己子弟跑去學西醫，爲了將來之飯碗云云。[176]就算有如是批評，國醫之於國家的合法地位性

---

[170]胡適，〈我們對於西洋近代文明的態度〉，《四十自述》，頁110。
[171]胡適，〈我們對於西洋近代文明的態度〉，《四十自述》，頁119。
[172]胡適，〈我們對於西洋近代文明的態度〉，《四十自述》，頁111。
[173]胡適，〈歸國雜感〉，《四十自述》，頁8-9。
[174]胡適，〈充分世界化與全盤西化〉，《四十自述》，頁380-391。
[175]胡適，〈充分世界化與全盤西化〉，《四十自述》，頁389-390。
[176]惲鐵樵，《論醫集》，頁25-26。

還是被確立了，時任館長的焦易堂（1880-1950）指出：國醫館之設立，在政府方面是極端的維護，極端的協助。……在政府對於醫藥界這樣重大的責任，是一貫的協助進行，不但是經費補助，而且決定盡力協助，凡是政府能夠做得到的，沒有不贊助的。[177]它的成立，甚至與過去被研究者認為是反對中醫的蔣介石都有一定的關係，讀者儘可於國醫和蔣介石兩章找尋答案。

六、小結

我們即將揭開國族、國醫與私人的近代史，用近代醫療與病人身體的幾個實例，來看知識分子和政治人物如何擇醫的問題。本書所選的人，都可做為一個特定階層的代表人物，他們患病時的擇醫，大方向有許多是為了國族發展的考量，但當面對自己疾病時，有時又回去找尋那個他們論述中落伍的國醫。而在爭奪促進國族健康發展的知識話語權時，中西醫的論爭是一個顯而易見的態勢，而中醫也抓住國族發展和科學化的這兩個時代趨勢，努力打造中醫蛻變成「國醫」，力拼救亡圖存。

本書之首章，只在彰顯一個時代之精神與擇醫之問題，但論述若過於虛無縹緲、沒有主軸，怕也難呼應本書之主題，故選擇當時學術界領袖胡適來做為討論中心。當然，這個論述還是很不全面，胡適的資料還有很多，本章僅就與本書有關之面向，略陳背景與潮流之所趨。書中各章，各有千秋，因為大的擇醫態度或許一致，但面對不同情況的疾病與環境（醫院、家庭、親人），還是有個別之差異的，這也是歷史有趣之處：人的選擇，不能只以一種標準來看，在擇醫態度中的常與變，讀者可細細玩味。

根據張灝（1937-2022）的研究，在中國近代存在一個轉型時代（從1895年到1920年初），當時出現新的思想論域，其中存在一個歷史理想主義的三段架構：一方面是對當前現實狀況的悲觀；另一方面是對未來理想社會的樂觀期待，兩者之間是由悲觀的現實走向理想的未來的途徑，一種歷史的理想

---

[177] 中央國醫館秘書處，〈中央國醫館籌備大會行開會式速記錄〉，《國醫公報》（南京）2期（1932.11），頁10。

主義心態。在這種心態籠罩之下，當時知識分子的關懷，自然集中在如何由悲觀的現實走向理想的未來。[178]知識分子都在忙著替中國「開藥方」，診斷中國的國民性，以胡適為主的近代知識分子擇醫觀，應該分大的國族問題和小的私人問題來看。胡要充分的世界化，他當然認為用近代西方醫療衛生的概念來改造中國是最好的方向，要倡導西醫，則先否定中醫，這應是理所當然的，先否定舊的東西，才會有新的東西誕生。[179]只是，胡適看得更廣，至少筆者認為他看到了傳統文化的生機，還是不能「一刀兩斷」的；有人批評他矛盾、搖擺，但現在看來，或許胡適的折衷是對的，那也是近代中醫生存的唯一希望。當時中醫也非常清楚未來的方向：「中醫須說出舊醫之價值，值得保存，使西醫無可反駁，然後可以關西醫之口，若囫囵圇圇只有保存國粹四個字，是未能證明國醫確是國粹，亦何能禁人之蹂躪？」[180]大概就是這個意思，只有改良與進步，是中醫唯一的希望。事實上，當時所謂的「中醫」，實際上不只是指陳所謂的「正典醫學」，[181]近代被五四學人所攻擊的「中醫」，有許多是屬於迷信、不切實際的偏方、宗教醫療與各式各樣奇特的民俗療法，加上地域資源分佈不均，故所謂的正典醫學不見得能夠深入中國內陸地區各處。可以說中醫文化的多元性與知識水準不均之狀態，此時成了攻擊中國人「不衛生」的標靶，實為近代中醫難以擺脫之文化包袱。

　　胡適雖喊儘量西化，但他又認為他國的道路不一定完全適合中國的國情，他以開藥方做為比喻，認為社會國家是處在時刻變遷的，所以不能指定哪一種方法一定就是救世的良藥，「十年前用補藥，十年後或者需用熱藥了。況且各地的社會國家都不相同，適用於日本的藥，未必完全適用於中國；適用於德國的藥，未必適用於美國。」故世上沒有「包醫百病」的仙方，也沒有「施諸四海而皆準，推之百世而不悖」的真理，胡真正的要

---

[178] 張灝，《張灝自選集》（上海：上海教育出版社，2002），頁296。

[179] 李威熊，〈胡適的經學觀〉，《逢甲人文社會學報》第4期（2002.05），頁1-14。

[180] 惲鐵樵，《論醫集》，頁25。

[181] 李建民，〈追尋中國醫學的激情〉，《思想4：臺灣的七十年代》（臺北：聯經出版，2007），頁254-255。

求，只是希望中國人都有一種懷抱進步、不滿現狀的改革思想，持續不斷的奮鬥，國家未來才有希望。[182]正如羅志田指出：胡適身上有「中國的我」和「西洋二十世紀的我」兩個新舊中西的我，常給人一種具有反差的印象。其實是胡的個性，「一向注意隨時調整自己與所處時代社會的位置，不願給人已落伍的印象。」[183]羅爾綱則指出：「胡先生畢生服膺科學，但是他對於中醫問題的看法並不趨於極端，和傅斯年先生一遇到孔庚先生便臉紅脖子粗的情形不大相同。（傅斯年先生反對中醫，有一次和提倡中醫的孔庚（1873-1950）在國民參政會席上相對大罵，幾乎要揮老拳。）胡先生篤信西醫，但也接受中醫治療。」[184]胡適這樣的心態，在本書中還會見到。本書的每一位主角，大多「偷偷」請教過中醫，但有時又因各種原因，而離開了中醫的治療，但心態大概都不脫這類模式。並且，民國知識分子常會對自己的身體或疾病做出鉅細靡遺的描述，這是一個「對自我，或軀體的暴露不甚禁忌的時代」，[185]探索學者的疾病與身體因而變得可能；加上近代身體已非私領域之事，更擴大為公領域的討論範疇，這也使得國族、醫療與私人身體，產生了很強的連結性。

就近代知識分子而言，他們的擇醫觀念乃至對中西醫的看法不盡相同。大概可分成三類：第一類是不看中醫、也不看中醫書者，稱為「西醫派」，例如傅斯年或丁文江之流；第二類為「典籍派」，就是儘量不看中醫，[186]但研究中醫書籍的，例如陳寅恪、余巖等人，魯迅也算一個，但他是自學過中醫，看中醫書多為罵中醫，本書中可見分曉；最後一種為道地的「折衷派」，也就是會看中醫、吃中藥，對傳統文化持一種較溫和的態度，或對

---

[182] 胡適，〈易卜生主義〉，《四十自述》，頁27-28。

[183] 羅志田，《再造文明的嘗試：胡適傳（1891-1929）》，頁320-321。

[184] 羅爾綱，《師門五年記‧胡適瑣記（增補本）》，頁272。

[185] 江勇振，《日正當中1917-1927（舍我其誰：胡適第二部）》，頁579。

[186] 因為余巖、魯迅還是有看中醫，只是都在晚年了，而這兩人都懂中醫，也對中醫責罵最深，批判最嚴厲。詳見本書論述與皮國立，〈民國時期的醫學革命與醫史研究：余巖（1879-1954）「現代醫學史」的概念及其實踐〉，《中醫藥雜誌》24期（2013），頁159-185。

中醫持部分正面研究之看法者，本章中的胡適，本書中的梁啓超，或可視爲這樣的人。當然礙於新知識分子的身分，看中醫的行爲還是屬於隱性的，不敢昭告天下。其實，受到西方影響，民國時期也沒有什麼是純國粹、純國故了，打倒傳統之口號，有時是在邁向中西融合的一種折衷說詞，也是一種孕育新文化發展蛻變之前的「陣痛」。余英時早就指出，清末的「國粹學派」或民國之後的「學衡派」，其實也都處在西潮的影響之下。當時「國粹」的意義，其實是以中國文化史內與西方現代文化價值較爲符合的部分，所組成的概念。[187]「國醫」發展如是，近代國族的走向，亦復如是。只是病者私人的經歷，還需要史家將其挖掘出來，增添這種文化模式論述中的「人味」吧。

---

[187] 余英時，〈中國知識分子的邊緣化〉，《二十一世紀》6期（1991），頁23。

民初醫療、醫生與病人之一隅：
孫中山之死與中西醫論爭

一、前言

　　「盡信醫不如無醫」，也可以算是一句不移的定論。可是一般人對於醫生都有絕對的信仰：在他們發現了他們的謬誤的先前。等到他們發現了謬誤，也許已經太晚了。有了一次經驗，我們總以為他們應當有些覺悟了，誰知道不然。他們單單把對於甲醫生的信仰，移在乙醫生的身上。近年來，不信中醫的人漸漸地多了，可是他們又把對於中醫的信仰，移在西醫的身上。他們好像覺得外國醫生都是活神仙，他們的話斷不會錯的。去年孫中山先生病危，西醫說不能有救了，中醫說也許有萬一的希望，左右的人就決計改請了中醫，當時就有些人很不贊成；他們說這種態度太不科學了，這種迷信實在應當打破的。我們聽了都不免覺得他們自己倒有些不科學，因為他們不願意得到那萬一的希望的試驗；他們自己脫不了迷信，因為他們以為西洋醫學已經是發達沒有錯誤的可能。我疑心就是西洋醫學也還在幼稚的時期，同中醫相比，也許只有百步和五十步的差異。[1]

　　2003年開始，在我碩士班畢業之前後，臺灣社會爆發一連串中藥馬兜鈴酸事件，重創中藥過往給人較無副作用的形象，一時間中西醫論爭的態勢彷彿又要風雲再起。[2]其實這只是冰山的一角，因為中藥含有各種毒素、重金屬的新聞，近年來不時被拿出來報導，對中醫藥事業造成嚴重的打擊。西醫批

---

[1] 陳西瀅，《西瀅閒話》（石家莊：河北教育出版社，1994），頁279-280。

[2] 可參考最早的中西醫論爭代表作：趙洪鈞，《近代中西醫論爭史》（石家莊：中西醫結合研究會河北分會，1983）。近代中醫史的核心問題之一是中西醫的比較與選擇，在由生存危機意識而產生一連串抗爭的同時，中醫界也圍繞著中西醫選擇的問題，展開了激烈的論爭，這些論爭構成了近代中醫史的主旋律。可參考鄧鐵濤主編，《中醫近代史》（廣州：廣東高等教育出版社，1999），第4章「中西醫論爭與維護中醫藥的抗爭運動」；以及鄧鐵濤、程之范主編的《中國醫學通史：近代史》（北京：人民衛生出版社，2001）。

評中醫藥不科學，中醫則認為西醫長期掌控醫療、衛生體系之霸權，將中藥打成毒物的代名詞。[3]在互相爭奪醫療市場的同時，卻也有令人意想不到的另一面和諧場景出現：2005年11月21日，《中國時報》刊載二度中風的前清大校長沈君山（1932-2018）接受中西醫合併治療的消息。在這個故事中，臺大醫院副院長楊泮池表示：要以病人福祉為優先，願意主動提供病人的病歷給中醫；當時中國醫藥大學副校長張永賢樂觀的表示：「中西醫合璧治療已是世界趨勢。」[4]如今，去醫院看病已可自由選擇中醫或西醫的治療方式，許多大醫院也提供中西醫結合的治療，不少醫生更兼具中西醫資格，可以給予病患全方位的服務；雖然我們仍必須說，「結合」的實質還不理想，一個西醫主控的病程，何時中醫應該介入？怎麼協助？就如本篇主角的遭遇和他所說的，一切都仍是「革命尚未成功」。而且在民國初年，這種中西醫合作更難達成，中西醫衝突之程度超乎讀者想像。史家可以做的，是回過頭來思考反省，處在現今中西醫融合這個大框架內，回眸過往歷史裡的中西醫或各自擁有的病人們，他們曾經碰到什麼問題？在民初這個學術思想驟變、「傳統」與「西化」不斷對話的時代，舊式與新式醫療行為的轉換之間，有什麼值得探討的醫史課題？透過本章，試著以不同角度來重省民初中西醫論戰的可能。

　　孫中山是中國近代史上一位家喻戶曉的歷史人物，並不需要筆者來撰寫太多介紹文字。然而，他於生命最後病危時的遭遇，正好可以幫助我們瞭解當時中西醫之間的隔閡，而病人在這種歷史情境中所遭遇的困境，也將透過史家之筆而重現。在故事中，摻雜了病人本身對醫療模式的選擇、在信任與不信任間的遊移，那種心理交戰的苦衷，以及圍繞在旁人的觀點下，將如何影響醫生治療與病人之抉擇。醫病關係的歷史論述，是醫界與醫史學界共同關心的課題，[5]有關孫中山與中西醫論戰的歷史，趙洪鈞在《近代中西醫論爭

---

[3]　〈中西醫就不能合作，造福病患嗎？〉，《中國時報》，2003年11月12日。

[4]　陳洛薇，〈沈君山治中風，求助中醫大〉，《中國時報》，2005年11月21日。

[5]　關於醫病關係，N.D. Jewson的研究被認為相當經典。可參考氏著 "The Disappearance of the Sick-man from Medical Cosmology, 1770-1870," *Sociology* 10（1976），pp.225-244。其他例如：Dorothy Porter & Roy Porter, *Patient's*

progress : doctors and doctoring in eighteenth-century England.（Cambridge：
Polity Press, 1989）。則以病人的經歷與聲音為主進行研究。臺灣學者探討
醫病關係的研究也同樣豐富，以歷史學而論，張哲嘉的博士論文相當具有開
創性意義，文中探討了包括宮廷的醫病關係、太醫的醫療文化、中醫脈診與
脈案的實用性與文化意涵等層面。可參考Chang, Che-chia（張哲嘉）. *"The
Therapeutic Tug of War: The Imperial Physician-patient Relationship in the Era of
Empress Dowager Cixi*（*1874-1908*）*,"* Ph.D. Dissertation, University of Penn-
sylvania, January 1998。陸續的相關著作，也對史料與醫病關係之分析、病人
（病史）在醫療文化中的領域有所著墨，參考氏著，〈清宮醫藥檔案的價值
與限制〉，《新史學》10卷2期（1999.06），頁173-191；〈婦女醫案的性別
論述：以慈禧太后的醫案（1880-1881）為例〉，《中國史研究》（釜山），
第20輯別冊（2002.10），頁169-180。還有：〈為龍體把脈：名醫力鈞與光緒
帝〉，收入黃東蘭主編，《身體‧心性‧權力：新社會史》集2（杭州：浙江
人民出版社，2005），頁211-235。這篇文章的主人翁之一：力鈞，曾在南洋
學習西醫並執業一段時日，這段過往塑造了他個人獨特的醫學話語，在與光
緒帝溝通時，力鈞總是運用中西醫混合的理論來解釋，其實這正是醫病在溝
通時的一大考驗，這個考驗，來自於病人（光緒）本身的信仰和醫生診療話
語之間的歧異，這篇文章展現了傳統醫療行為中醫病關係的一個重要側面。
其次，雷祥麟則對民國時期中醫衝突下的醫病關係與醫療文化、國家社會權
力的角色有深入的研究，最具代表性的醫病關係著作，可參考雷祥麟，〈負
責任的醫生與有信仰的病人：中西醫論爭與醫病關係在民國時期的轉變〉，
出自《新史學》14卷1期（2003），頁45-96。雷的博士論文，也對上述問
題有清楚的論述，可一併延伸參考：Sean Hsiang-lin Lei（雷祥麟）, *"When
Chinese Medicine Encountered the State:1910-1949."* Ph D. University of Chi-
cago. 1999。（*Neither Donkey nor horse: Medicine in the struggle over China's
Modernity*（Chicago: University of Chicago Press, 2014）. 其他著名的例子，還
可參考李尚仁，〈從病人的故事到個案病歷：西洋醫學在十八世紀中到十九
世紀末的轉折〉，《古今論衡》第5期（2000），頁139-146。另外，祝平一
和邱仲麟也對明清的醫病關係有初步的探討，像是邱仲麟，〈醫生與病人：
明代醫病關係與醫療風習〉，收入李建民，《從醫療看中國史》（臺北：聯
經，2008），頁253-296。以及祝平一〈藥醫不死病，伸度有緣人：明清的
醫療市場、醫學知識與醫病關係〉，《中央研究院近代史研究所集刊》68期
（2010），頁1-50。

史》一書中有簡單的描述。[6]本章試圖以更詳細的史料，結合時代背景，來建構這段精彩的過程，並突顯一些醫生、病人（包括病人的親友）與醫療模式三方面可能出現的對話與其背後衝突之意義。

二、病人的經歷

　　讓我們的思緒先來到1924年，當時孫中山雖未滿60歲，卻已是一個步履蹣跚的老者，歲月的磨難，在他憔悴的神情中刻下了一道道的皺紋。此時他努力想要廢除中外不平等條約，並希望中國能達到真正的統一，擺脫軍閥混戰的大局勢。孫於11月12日發表「北上宣言」後，當日即乘坐永豐艦（後改名「中山艦」）赴香港，然後再轉乘「春陽丸」繼續他離粵北上的行程。此次北上雖抱有救國的理想，然路途奔波，加以海相變化多端而導致船身不穩，例如在春陽丸上，「舟行既慢又不平穩，且時有風浪，故同行者多暈船。」孫自14日以後「均未到餐廳進膳，終日在臥室中閱書。」[7]據隨行者所言，孫雖未暈船，然其面色已顯「黑暗蒼老之象」。[8]17日早晨，抵達上海吳淞口，孫忙於接待各國記者與歡迎群眾，卻已經在「精神上似現疲勞，形容亦極現蒼老之象。」[9]因為孫心繫於儘速召開國民會議，遂不事休息，馬不停蹄的於21日再乘「上海丸」往日本出發、再轉往天津。當時因上海往天津的火車受軍事影響而不通達，而且兩星期內也無輪船直航天津，故孫選擇繼續

6　趙洪鈞，《近代中西醫論爭史》，頁118-120。

7　孫此次北行的目的即為：「開一國民會議，集全國之實業團體、商會、教育會、大學、各省學生聯合會、工會、農會，反對曹、吳各軍及各政黨等九團體，以解決國內人民生計問題，以廢除中外不平等條約，作全國根本上和平統一之圖。」詳見黃昌穀，〈由粵往津記事〉，收入孫中山先生國葬紀念委員會編，《哀思錄》（臺北：文海出版社，1970），頁78-79。

8　黃宗漢、王燦熾編，《孫中山與北京》（北京：人民出版社，1996），頁281。

9　孫中山先生國葬紀念委員會編，〈由粵往津記事〉，《哀思錄》，頁80。

搭上搖晃的輪船，繞道至日本，順便於日本進行一些政治活動，隨後再折往
天津，因此這趟旅程可說是山高水遠。30日，孫再次轉乘「北嶺丸」離開日
本神戶往天津出發。然孫在船內的專屬臥室過於狹小，不方便休息，所以他
每日均在餐廳閱讀，或遇「終日顛簸於狂風巨浪之中」，[10]他就在臥室中休
息，並未出來走動，但隨行者仍言孫「精神似不見疲勞」。[11]

　　12月4日黎明，輪船終抵天津大沽口外。只是，此時孫已感分外疲憊，加
以「北地嚴寒」，待孫回行轅後，突然「寒熱遽作，而肝胃病相繼暴發，蓋
本係宿恙，至是復劇也。」[12]由此可見，孫以往就有肝胃方面的毛病，只是一
直沒有被重視與精確診斷。這一段旅程下來，至少有兩件事對孫身體有極大
的影響。第一，從日本出來以後，孫都沒有帶特定的廚師，所以每天只吃日
式食物，隨行者坦言：「味道既不適口、滋養成份又不多」。其二，也就是
前述的「北地嚴寒」，孫是南方人，廣州與天津之緯度不同、氣候也不同，
加以又碰上冬天，會使水土差異性增大；資料顯示，孫在這些年裡都非常怕
冷，即使在廣東過冬天，房內也要升火取暖。[13]故北方的冬天，對孫的身體而
言是另一個雪上加霜的隱憂，現在只是一起發作而已。

　　既有病況，隨行一千人等當下急延德國醫生施密特進行診治，一開始就
診斷錯誤，認為只是臨時感冒，略事休養即可。直到6日中午，孫突然肝痛強
烈到「幾不能發言」，德醫眼見無計可施，再邀日本醫生共同診治，結果又
診斷錯誤，這次說孫是患了膽囊炎。在19日以前，醫生們推測孫之病情是樂
觀的，在這段時間孫除了會客與閱報外，還會喝了一些能使胃腸通達的「德
國瓦雪鑛泉」和水果；除此之外，醫生們複診了一個半小時，也並未對病情
有任何新的發現。總之，到目前看來，孫的宿疾似乎並無大礙，[14]只有一次
吃了白飯魚粥後嘔吐大作，「徧體大汗，（李）榮以毛巾代拭，竟透濕兩

---

[10] 孫中山先生國葬紀念委員會編，〈駐津養病時代〉，《哀思錄》，頁89。

[11] 孫中山先生國葬紀念委員會編，〈由粵往津記事〉，《哀思錄》，頁85。

[12] 孫中山先生國葬紀念委員會編，〈駐津養病時代〉，《哀思錄》，頁90。

[13] 黃宗漢、王燦熾編，《孫中山與北京》，頁285-286。

[14] 孫中山先生國葬紀念委員會編，〈駐津養病時代〉，《哀思錄》，頁90-91。

巾。」[15]然而，孫此時仍發電於各界：「刻以胃病，醫勸休養數日」，希望大家能放心。[16]當時他認為應是自己的胃病在作祟，還說：「余極望入京，病中無奈，但據醫生確息，更一星期，可望痊癒矣。」可見醫生與孫本人對此時的病況都還抱持樂觀的態度。

18日當天，孫接見段祺瑞（1865-1936）所派來的代表（許世英，1872-1964），商討北京政局。北京當局表明要繼續尊重外國不平等條約的立場，這個堅持立刻使孫勃然大怒，隨後孫即感到肝臟痛腫交至，脈搏跳至每分鐘120下以上，幾經施密特診治皆無效果，[17]這多少可能也應驗了中醫「怒氣傷肝」的道理。從19日到12月底，是孫病情開始逐漸加重的時期，體溫與脈搏的遽增，顯示他的生理狀況相當不穩定。孫開始遵照醫生指示，不閱覽報刊且多事休養。25日，日本醫生小菅博士加入診視行列，他斷定孫患的疾病是肝臟疾病，此論推翻了前面醫生的診斷，但小菅也只知道是肝疾，至於是何種肝疾，他一時也無法斷定，也可見當時診斷技術之限制。[18]

基於病情的混沌不明，積極的治療無法展開，孫的身體一天比一天衰弱，據其夫人（宋慶齡，1893-1981）言：孫當時正在修養中，還無法坐起來，相當虛弱。[19]在1924年的最後一天，孫選擇了以北京飯店作為他養病的地方，當時的北京飯店，是西人所開設的新式旅社，各房間都有新式的暖氣設備以取代傳統煤爐，可以調節溫度，這對身為南方人又不習慣北方寒冷天氣的孫，無疑是個養病的好場所。[20]而孫的隨扈則暫居行館（即鐵獅子胡同，顧

---

[15] 李榮，〈總理病逝前後〉，收入王雲五等著，《我怎樣認識國父孫先生》（臺北：傳記文學，1965），頁97。

[16] 陳錫祺主編，《孫中山年譜長編》（北京：中華書局，1991）第3卷，頁2090。

[17] 羅家倫，《國父年譜》（臺北：中國國民黨黨史史料編纂委員會，1969）下冊，頁1169。

[18] 孫中山先生國葬紀念委員會編，〈駐津養病時代〉，《哀思錄》，頁91。

[19] 宋慶齡基金會、中國福利會編，《宋慶齡書信集》（北京：人民出版社，1999）上冊，頁48。

[20] 吳相湘，《孫逸仙先生傳》（臺北：遠東圖書公司，1982），頁1744-1745。

維鈞（1888-1985）宅，一方面孫希望由他自己負擔醫療費用；另一方面，他的隨行人員也可以幫助他代見絡繹不絕的重要賓客。[21]根據旁人的回憶，孫當時躺在床上，枕邊堆著書籍，病中仍手不釋卷，只是憔悴的面容，反映了病情的每下愈況。[22]

孫一入北京飯店，就延請德醫施密特與協和醫院的狄博爾、克禮醫生共同會診，斷定孫患的是「最烈肝病」。施密特雖一改前診斷孫得了臨時感冒與膽囊炎，但此「三個臭皮匠」卻仍無法診斷出孫的肝臟出了什麼問題，遂決定用外科手術來確定病灶究竟為何，結果當下被孫拒絕，醫生們只好用內科的方式，改用服藥來調養這個莫名怪病。

1925年，孫中山將涖花甲之年。1月4日這天，孫除了睡眠不安外，在精神與體力各方面都逐漸好轉當中；克禮與眾醫生會診的結果，再次斷定孫的疾病為「肝臟癰瘍」，[23]即肝臟潰瘍，[24]並有肝部慢性發炎與腫脹之情形。群醫曾試圖加以注射，使孫的睡眠品質轉佳，但克禮醫生試過各種治療肝病之藥方，仍無法對孫的疾病做出正面貢獻。[25]直到孫接受施以外科手術診斷之前，眾西醫仍推論「此病並非絕症」云云，雖然已有某醫生指出孫的病狀可能是肝癌，[26]但醫療團隊以及孫本人都不願作如是悲觀的推論。3日，美國醫生首先提出用「愛克司光」（X光）來檢視肝臟，[27]若真有膿瘍，則須開割。

---

21 孫中山先生國葬紀念委員會編，〈北京飯店養病時代〉，《哀思錄》，頁92。

22 鹿鍾麟，〈孫中山先生北上與逝世前後〉，收入民革中央宣傳部編，《回憶與懷念：紀念孫中山先生文章選輯》（北京：華夏出版社，1986），頁300。

23 孫中山先生國葬紀念委員會編，〈北京飯店養病時代〉，《哀思錄》，頁92-94。

24 孫中山先生國葬紀念委員會編，〈協和醫院之報告〉，《哀思錄》，頁103。

25 羅家倫，《國父年譜》，頁1175。

26 陳錫祺主編，《孫中山年譜長編》，頁2107。

27 即使在1930年代初期，X光也是即昂貴且稀少之檢查器具，據陳存仁（1899-1976）言，30年代初全上海也只有顏福慶（1882-1970）所主持的紅十字會醫院有一臺而已，私人醫生的診所絕不可能擁有此設備。見陳存仁，《銀元時代生活史》（上海：上海人民出版社，2000），頁268。其他有關近代X光傳入中國的實況，可參考杜鵬，〈最早接受X射線診視的中國人〉，《中國科技史料》16卷2期（1995），頁81-83。以及王民、鄧紹根，〈《萬國公報》

孫之左右皆不敢妄下決定，商量後決定請孫夫人（宋慶齡，1893-1981）代爲詢問，孫回答：「余曾習醫，深知此症難治，然余料余病不深，尚無須開割也。」孫夫人亦覺孫年事已高，恐不能承受開割手術，遂作罷。[28]5日，醫療團隊決定共推克禮爲主治大夫，當時此團隊共有四個德國醫生與三個美國醫生，大家開會討論的結果，還是決定開刀治療，但大家皆面有難色，原因是孫此時並不想用外科手術來治療；但僅用X光檢查肝臟後，並沒有什麼新發現，無如預期般的肝臟生膿，故只能繼續維持藥物注射，減少孫的痛苦，並囑咐孫少見賓客、不要吃硬性的食物。[29]在超音波、CT（電腦斷層掃描）、MRI（核磁共振）等影像醫學技術問世前，探知身體內部之病癥，可謂困難重重。

到了21至23日間，克禮觀察到孫的眼球已經出現黃暈、無法進食。體溫高至攝氏41度，又時降至27度，相差甚大。[30]據此斷言，孫的肝臟開始出膿，而且已擴散至身體其他部位，已到了非施行手術不可的地步了。當時由中、美、德、英、俄、日各國醫生共同開會討論開刀之事，[31]但都沒有定論；在此危急之時，可以看到任何一個國家的醫生都不敢妄下決定，因爲責任實在太重，病情又捉摸不定。後來經由協和醫院之法國醫生施以皮下注射先後達十一次，孫才脫離險境，但卻產生一食即吐的後遺症，只好先暫時停止進食；連續的注射，竟引起孫的前臂部靜脈栓塞性硬化病變。[32]現下單靠注射治療，也顯得勢單力薄，難以回天。

文獻記載，1月24日是孫第一次沒有聽從隨侍人員的建議，而將自己的病情告訴了一位中醫，尋求幫助。這位中醫叫葛廉夫，在與他對話的一開始，孫就表明出自己選擇醫療的立場。孫言：「余平生有癖，不服中藥，常喜聆

與X射線知識的傳播〉，《中國科技史料》22卷3期（2001），頁234-237。

[28] 黃宗漢、王燦熾編，《孫中山與北京》，頁329。

[29] 孫中山先生國葬紀念委員會編，〈協和醫院之報告〉，《哀思錄》，頁103。

[30] 羅家倫，《國父年譜》，頁1177。

[31] 民革中央宣傳部編，〈孫中山病危的日子〉，《回憶與懷念：紀念孫中山先生文章選輯》，頁314。

[32] 王逸慧之回憶，引自黃宗漢、王燦熾編，《孫中山與北京》，頁348。

中醫妙論。」孫接著說：「余請君以中（醫）理測我病機。夜不成寐，每晚則面熱耳鳴，心悸頭眩，嘈雜躁急或胸中作痛，乾嘔，甚則上氣面浮，有時而消。此何故？」當下葛即對孫開出了「三甲復脈湯」加減方，[33]並判斷孫的病情是「肝鬱日久，氣火風化，上干肺胃」，氣血與真水皆耗散不少，然而仍可補救，並非無計可施。平日必須注意「戒之在怒，不再耗精，不過作勞，破除煩惱」等養生法，才能恢復健康。孫之前既已表明他選擇醫療方式的立場是不服中藥的，那麼他當然也對葛醫的藥方抱持「姑且聽之」的態度，回了一句：「我平生未服過中藥，恐不能受。欲以君之藥方，轉示西醫，使師君之法，改用西藥，以為何如？」[34]葛醫一聽到此言，也不知該如何作答，只好說：「鄙人不知西醫，西藥能代與否，不敢妄答。」[35]所以，這次孫與中醫的晤談，對孫的病情並沒有幫助。而現代西醫幾乎不瞭解中醫理論，也使得一般以西醫為主的療程中，中醫的力量難以介入，這個情況一直到現在都存在。

三、早年為學與發現罹患肝癌始末

　　孫中山早年對中西醫學都有一些瞭解，但是相對於他學習西醫的經歷，使他更有著對西方醫學一分割捨不下的感情。1886年孫入廣州博濟醫局（Canton Hospital）的附設學校就讀西醫，受教於嘉約翰（Dr. John L. Kerr, 1824-1901）等著名的醫療傳教者，1887年，孫入香港西醫書院學習，其第二任教務長康德黎（James Cantlie, 1851-1926）是孫的良師，康於1892年在倫敦的一次演講中公開指稱：「在中國尚流行吾人中世紀時代之蒙昧：星卜甚行，人民信之為醫生，而外科手術絕不採用。」而中藥之採集與服用也「未被科學分

33　秦孝儀主編，〈中醫診斷〉，《國父全集》（臺北：近代中國出版社，1989年）第2冊，頁646。

34　以上對話，參照陳錫祺主編，《孫中山年譜長編》，頁2111-2112。以及秦孝儀主編，《國父全集》第2冊。

35　黃宗漢、王燦熾編，《孫中山與北京》，頁340。

類，其性質只為流俗所信仰，其效亦多涉怪誕。」雖然，孫只是「藉醫術為入世之媒」，[36]然而西醫的技術與恩師的醫學進步觀，卻深刻烙印在孫的心中。孫是一位對「內外婦嬰諸科，俱皆通曉」的道地西醫，[37]又認為「真知識必自科學研究而來」，[38]故其對中醫的印象顯然不會太好。[39]孫曾於澳門的鏡湖醫院行醫，此醫院原以中醫中藥為主，孫來院任職後，才開啟西醫的診療，孫還稱讚當地官紳提倡西醫之功。[40]後來因為受到當地葡萄牙法令之限制，孫只好離開，並於1894年在廣州開設「東西藥局」，除了一般診病外，也進行「贈診」、「急診」等慈善醫療。[41]當時廣東《中西日報》上還刊出

36 嘉約翰在中國除進行醫療傳教外，也與中國人翻譯了不少西醫書籍；而經過其外科手術治療的國人共計48,918人次，其影響力可見一斑。參考吳相湘，《孫逸仙先生：中華民國國父》（臺北：文星，1965）第1冊，頁49、61-62、80。有關傳教士與近代西醫傳入的過程，論者已多。與此論有關者，初步可參考王治心，《中國基督教史綱》（臺北：文海出版社重刊，1940），頁323-338。李素楨、田育誠，〈論明清科技文獻的輸入〉，《中國科技史料》14卷3期（1993），頁12-20。陳永生、張蘇萌，〈晚清西學文獻翻譯的特點及出版機構〉，《中華醫史雜誌》27卷2期（1997），頁76-81。李尚仁，〈健康的道德經濟：德貞論中國人的生活習慣和衛生〉，《中央研究院歷史語言研究所集刊》76本3分（2005），頁467-509。高晞，《德貞傳：一個英國傳教士與晚清醫學近代化》(上海：復旦大學出版社，2009)，頁27-44。

37 秦孝儀主編，〈香港西醫書院頒發之行醫執照〉，《國父全集》第9冊，頁545。

38 張其昀，〈國父的大學時代〉，收入王雲五等著，《我怎樣認識國父孫先生》，頁203。

39 關於孫學醫事蹟，還可參考劉澤生，〈晚清廣州博濟醫院的傑出學生（1855-1900）〉，《中華醫史雜誌》29卷3期（1999），頁162-165。

40 吳相湘，《孫逸仙先生：中華民國國父》，頁82。另外，可參考馮自由，《革命逸史》（臺北：臺灣商務印書館，1971），頁15；以及高良佐，〈總理業醫生活史之一頁〉，《民國日報》（廣州），1935年10月14日。

41 此言慈善之「急診」，是指「若有意外與夫難產服毒等症，報明危急，無論貧富，俱可立時邀致，設法施救……。」而言。見秦孝儀主編，〈東西藥局

一則牙病病人的道謝啓事：「幸遇先生略施小技，刀圭調和，著手成春；數月病源，一夕頓失。」[42]可見孫的醫術應有一定的水準。[43]只可惜當時西醫並不完全爲國人所信任，醫療市場仍以中醫爲主，西醫只能在外科一展長才而已，此狀況即使在西化的都市上海或香港亦然。[44]而且礙於當時體制，孫的行醫執照並不能保障他行醫的權利，他只能享有和不需任何文憑的中、草藥醫生一樣的保障而已；[45]再加上英國的醫生地位與藥師相差過大，故醫校師長皆反對孫只以藥師爲業。[46]綜合而論，在行醫生涯中的孫並不順遂，中國的法律和中醫根深蒂固的文化，多少讓他感到挫折，難以盡其專才；加上孫自己還曾說：「曾服高麗蔘精，竟至心臟停止。是以堅持不允。」過去中醫藥曾予其挫折與不信任之治療經驗，造成孫鮮明且主觀的擇醫觀，是此刻中醫無法介入肝病治療的主因。[47]

廣告〉，《國父全集》，第9冊，頁546。

[42] 吳相湘，《孫逸仙先生：中華民國國父》，頁83-84。有關孫行醫之事跡與歷程，已有很好的綜合論述，可直接參考莊政，《孫中山的大學生涯：擁抱祖國、愛情和書的偉人》（臺北：中央日報社，1995），頁57-78；以及羅香林，〈國父在西醫書院研讀之景況與日常生活〉，收入王雲五等著，《我怎樣認識國父孫先生》，頁417-423。

[43] 例如孫之革命夥伴陳英士及余建光等患病時，孫就曾經親自診療開方。出自邵元沖，〈總理學記〉，收入王雲五等著，《我怎樣認識國父孫先生》，頁145。

[44] 史扶鄰（Harold Z. Schiffrin）原著，邱權政、符致興譯，《孫中山與中國革命的起源》（臺北：谷風出版社，1986），頁27。

[45] 莊政，《孫中山的大學生涯：擁抱祖國、愛情和書的偉人》，頁61。

[46] 陳少白口述，許師慎筆記，《興中會革命史要》（臺北：中央文物供應社，1956），頁6-7。

[47] 黃宗漢，王燦熾編，《孫中山與北京》，頁363。

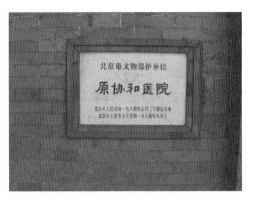

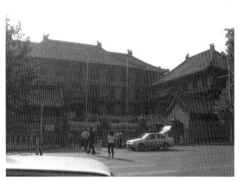

▲圖一　協和醫院原址標示　　　　▲圖二　協和醫院今貌之一

　　1925年1月26日，協和醫院眾外科醫生皆知孫的病況已相當險惡，一定要動手術。但孫夫人與左右皆無法代作決定，再三詢問與勸導之下，孫才「憽然允之」，於當日下午由飯店遷入協和醫院E樓，接受治療；對孫而言，他不願意一試中醫的藥方，現下反而願意屈身於西醫的刀下了。當時北京的協和醫院是由美國人所主辦，是亞洲設備最完全的新式西醫院之一，醫院中的醫生多爲協和醫學院的教授來兼任。[48]當時去參觀的人稱讚：「規模宏麗，建築猶勝，各科設備皆極完整。」[49]孫之友人張人傑（靜江，1877-1950）來探視孫時，孫還稱讚協和醫院設備先進，勸張不妨趁機檢查身體。[50]而孫做出接受手術的決定是倉促的，孫入醫院後，只休息不到一小時，就由當時擔任協和醫科大學外科主任的邰樂爾操刀，孫之友人：協和醫院院長劉瑞恆（1891-1961）也隨侍在側，另有助理、看護婦一干人等，加上汪精衛（1883-

---

[48] 吳相湘，《孫逸仙先生傳》，頁1744。有關協和醫院名稱的歷史演變，可參考王治心，《中國基督教史綱》，頁326。另外可參考I. T.赫德蘭著，吳自選、李欣譯，《一個美國人眼中的晚清宮廷》（天津：百花文藝出版社，2002），頁96-97。

[49] 王仰清、許映湖標注，《邵元沖日記》（上海：上海人民出版社，1990），頁102。

[50] 李石曾，〈中山先生胸襟浩瀚〉，收入王雲五等著，《我怎樣認識國父孫先生》，頁103。

1944）、宋慶齡等人則在遠處及隔壁房作陪。[51]

　　西醫手術過程相當順利，只經過了二十五分鐘左右，醫生們一致認為手術成功，而且使用了當時最新的技術，包括局部麻醉加上禁止血管流血等技術，所以孫並沒有出什麼血，也不覺得痛、傷口癒合得很快。可惜，過程雖是順利的，結果卻是令人失望的：邰醫將孫之腹壁切開後，只見到整個肝臟的表面長滿大大小小硬梆梆的黃色結節，其形就好比拳頭上的關節一般，[52]將腹部器官全黏連在一塊兒，膿血遍佈甚多。[53]醫生們用唧筒吸出肝部的膿

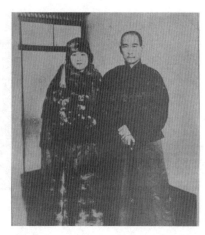

▲圖三　孫中山死前一個月和夫人宋慶齡在北京的最後合影

後，以脫脂棉沾上一部分，立刻送出室外交由專家化驗；隨後，將孫肝部的膿吸光，再施行洗滌後，發現整塊肝臟已經堅硬的像塊石頭，旁人形容「肝硬如石，敲之有聲。」[54]眾醫也著實見到惡瘤，隨後取肝臟外皮以顯微鏡化驗後，證實了孫已經走到肝癌的末期了。[55]

[51] 孫中山先生國葬紀念委員會編，〈北京飯店養病時代〉、〈協和醫院養病時代〉，《哀思錄》，頁94-95。

[52] 黃宗漢、王燦熾編，《孫中山與北京》，頁349。

[53] 陳錫祺編，《孫中山年譜長編》，頁2112。

[54] 黃宗漢、王燦熾編，《孫中山與北京》，頁439。

[55] 孫中山先生國葬紀念委員會編，〈協和醫院養病時代〉，《哀思錄》，頁95。

四、中西醫對肝癌的認識

　　肝癌又稱作「癌中之王」，[56]大多數的肝癌被發現時已屬末期，所以定期作檢查是較爲積極的防護措施。本病若發病時，大多產生肝區間歇或持續性疼痛、上腹腫塊、脹滿、食欲減退、消瘦、腹瀉、發熱、黃疸、消化道出血、肝昏迷、肝臟結節破裂出血、感染等等。[57]國人在民初時就已經知道，「癌爲天下最難治之症，惟胃癌用割治方法，尚可苟活一兩年，肝癌則割無從割，癌之外膜，何時全體變成硬性，即何時致命，與婦人之乳癌，同屬不治之症。」[58]這是當時大家對肝癌的瞭解，關於其致命性的描述，實與今日無異。

　　在中醫方面，關於肝癌的命名，在文獻中並沒有相同的名稱。根據其臨床表現和症狀，中醫們多將之歸類於「肝積」、「癥積」、「痞氣」、「臌脹」、「黃疸」的範疇內討論。[59]而古代「瘤」與「癌」是不同的，殷墟甲古文上即有「瘤」字之記載，《靈樞》中也有記載「筋瘤」、「腸瘤」等病名；[60]不過，「瘤」字大多代表良性的積聚。現代中醫認爲它的生成與一個人精神緊張、情緒憂鬱、內臟功能混亂等導致體內「氣血」鬱結淤滯有關。故東漢劉熙《釋名》解釋說：「瘤者，流也，血流聚所生腫瘤也。」說明瘤的生成與血液流動很有關係。至於《諸病源候論》則描述瘤是「逐漸長大」、「不痛不癢」、「不能自行消失」、「不會致人於死」四項特徵，也包括了「良性」的病理發展。[61]相對的，「癌」即屬於惡性，就其代表一個疾病的詳細描述，要到宋代才出現。如南宋醫家楊士瀛（號仁齋）著成的《仁齋直指

---

56 劉嘉湘主編，《現代中醫藥應用與研究大系：第十四卷：腫瘤科》（上海：上海中醫藥大學出版社，1996），頁180。

57 劉嘉湘主編，《現代中醫藥應用與研究大系：第十四卷：腫瘤科》，頁162。

58 〈孫文日益衰弱：體溫脈搏時有增減，肝癌終屬不治之症〉，《晨報》（北京：人民出版社，1981），1925年2月3日，第2版。

59 劉嘉湘主編，《現代中醫藥應用與研究大系：第十四卷：腫瘤科》，頁163。

60 單書健、陳子華，《古今名醫臨症金鑒·腫瘤卷》（北京：中國中醫藥出版社，1999），「述要」，頁1。

61 傅維康，《醫藥文化隨筆》（上海：上海古籍出版社，2001），頁69。

方論》中就有確切之描述：「癌者，上高下深，岩穴之狀，顆顆壘垂。」而
其特性就是「毒根深藏，穿孔透裡。男則多發於腹，女則多發於乳，或頸或
肩或背，外症令人昏迷。」[62]南宋醫家嚴用和（1199-1267）認為：「夫積有
五積，聚有六聚。積者生於五臟之陰氣也；聚者生於六腑之陽氣也。此由陰
陽不合，臟腑虛弱，風邪搏之，所以為積為聚也。」明代醫家李中梓（1588-
1655）則云：「積之成也，正氣不足，而後邪氣踞之，如小人在朝，由君子
之衰也。正氣與邪氣，勢不兩立，若低昂然，一勝則一負，邪氣日昌，正氣
日削，不攻去之，喪亡從及矣。」[63]綜合而論，中醫多將本病的發生歸為自體
臟腑虛弱，受外在邪氣所攻而成。

　　莫說現在的醫術，在民初，肝癌肯定是不治之症。當時參與治療的俄國
醫生認為，孫的病早在十年以前即埋下病因，應該是「至微之寄生，由腸胃
而傳播肺部以及於肝，遂成為癌」，其病因乃「久居熱帶，於飲食呼吸之際
而生，殆無疑也。」[64]當時國民黨人士皆回憶，孫在1916年時就患有胃病，報
載：「中山先生夙稱強健，七八年前曾患痢疾，十餘年來早有胃病，每一食
肉，胃中輒覺疼痛。」[65]醫生當時推斷孫的胃痛症狀即是肝癌肇始；也有醫學
研究人員根據德國醫生的發現指出，據孫的狀況來看，也有可能是胃癌細胞
轉移至肝而導致肝癌，雖然克禮在檢查時未發現，但若胃癌極小，一時也無
法察覺。[66]這當然只是一種說法，但孫的病灶根結最終仍出現在肝臟上面。

　　推論孫最早的病灶是顯現在胃部之說法並不是沒有資料可循的。他在
1923年時曾於《民國日報》上刊載文章，大意是推崇一位日本醫生，叫做高
野太吉。孫認為高野自創之「抵抗療法」，可治好中外名醫皆為之束手的胃
腸病。孫自言：

62　傅維康，《醫藥文化隨筆》，頁71。

63　單書健、陳子華，《古今名醫臨症金鑒·腫瘤卷》，「述要」，頁3、7。

64　孫中山先生國葬紀念委員會編，〈協和醫院養病時代〉，《哀思錄》，頁96。

65　上海民國日報館編，〈關於孫中山病狀之周君常談話〉，《民國日報》（上
　　海）（北京：人民出版社，1981），1925年2月14日，第3版。

66　上海民國日報館編，〈關於孫中山病狀之周君常談話〉，《民國日報》，
　　1925年2月14日，第3版。

余當時亦患胃病，延翁（高野）診治，猶疑信參半；蓋以翁主張，胃病之人忌食滋養品，宜食堅物，所說全與西醫相反也。不期受療未幾，著效非常。據翁所說，力避肉類油脂，而取堅甲蔬菜及能排流動物之硬質食物。余依其法而行，軀身漸次康健；一旦復食原物，宿病又再叢生，至此知翁所說，全非臆造。其後七八年以迄今日，廢止肉油等物，得保逾恆之健康，皆翁所賜也。[67]

孫曾言：「生理衛生之學，自謂頗有心得。乃反於一己之飲食養生，則忽於微漸，遂生胃病，幾於不治。」[68]可能當時孫之肝已有異狀，只是反應在胃部而已，而且症狀還不輕；孫也認為那完全是胃病作祟，而非肝病，[69]所以孫於病榻中自述：以往醫者診斷都認為那是胃病，加之操勞、不注意飲食，所以病情終至每況愈下。[70]

當時的西醫界認為，「原發性肝臟癌」（一開始就直接生長在肝臟的）極少，大多屬於續發性，或由膽囊癌轉位於肝臟；或者是胃和腹腔之癌轉移至肝臟的情形較多。[71]而肝癌的成因在於一種寄生型的微生物，生長在腸中，傳於肺，再傳於肝。此微生物來源有二：其一為花柳病而生，不過經過血液檢驗，孫是絕對沒有患此病的。那麼，就是第二種可能，即居住在熱帶地方，受飲食、呼吸等影響而生，這是眾醫生認為孫患肝癌的原因，與今天我們所知的肝癌發生原因有極大的出入。而當時也有醫學教授認為癌與遺傳、體質和細胞惡性病變有關，這個理論就比較類似我們今天的認知；並認為孫

---

67 趙志鈞，〈孫文介紹名醫：孫中山先生刊登的一則廣告〉，收入民革中央宣傳部編，《回憶與懷念：紀念孫中山先生文章選輯》，頁288。

68 任卓宣，《國父科學思想》（臺北：幼獅書店，1965），頁61。

69 孫以調理胃病為考量，常會習慣在晚間吃一小碗燕窩湯。見吳鐵城，〈憶述總理言行二三事〉，收入王雲五等著，《我怎樣認識國父孫先生》，頁94。

70 〈中山病狀已漸入佳境〉，《大公報》（天津）（北京：人民出版社，1983），1925年2月10日。

71 〈孫文病況仍無變化：中日醫生各發表意見，拒絕來賓入視之原因〉，《晨報》，1925年2月17日，第2版。

的肝癌細胞已經經由血管與淋巴道轉移了，所以身體其他地方也可能會有癌產生，[72]故沒有治療的方法，即便是最新的外國科學和治療技術也無力回天。所以眾醫生的檢驗報告一出，孫的左右、朋友與同志，無不悲戚哀傷。[73]

在孫遷出醫院之前，日本醫生對孫的病情發表看法，指出：「如果在肝臟生主癌，是很難治的病，所以肝臟癌不能割治的緣故，因為一施手術便有血出不止的危險。但是對於肝臟癌如果用鐳錠施治，或能就癒，亦不可知。」[74]當時西醫既已宣告束手，中醫界遂紛紛站出來發表意見，一時形成百家爭鳴之勢。中醫此時雖沒有參與治療，但仍不斷發表對病情之看法，一般民眾可透過報紙瞭解。如上海《民國日報》報導，孫在早上脈搏均如常人，但晚上卻跳得很快，這個症狀「在中國醫生論，為極惡之徵。」[75]中醫的想法，開始成為討論的話題。又如「存粹中醫社」開始著手研究孫的病況，陸晉笙、吳霞赤、陸成一則言孫不是「肝癥」即是「肝疽」，只要「辨明施治，有藥可救，並非百無一生之病。」張耕龍、江雋侯、楊涵莊則以「肝燥」、「肝脹」來論病，說明「一宜斂、一宜滋，又宜分別」之理。劉農伯、葉蔭棠則論孫之疾病「揆諸中國醫書，皆有治療之方劑」，而且「皆有治療之成效」。[76]有趣的是，中醫當時多不以「肝癌」、「肝瘤」來定義孫的疾病，也沒有中醫在當時特意去梳理關於中醫看待、治療癌症的歷史，即使西醫此時已經宣告孫患了絕症，中醫們仍對孫的病情抱持著樂觀的態度，頗有較勁之意味。此間有兩點是值得觀察的：首先，近代西方商業資本發達，業醫成了一種激烈的市場競爭，並引起國家和社會的注意，試著去尋找新的

---

[72] 〈孫中山病勢更加沈重：體氣更弱，眠食亦減，胸部膨脹〉，《大公報》，1925年3月4日。

[73] 黃宗漢、王燦熾編，《孫中山與北京》，頁350。

[74] 〈孫文病況仍無變化：中日醫生各發表意見，拒絕來賓入視之原因〉，《晨報》，1925年2月17日，第2版。

[75] 〈孫先生脈搏降至九十六：惟腳腫未消〉，《民國日報》，1925年2月13日，第2版。

[76] 〈孫文病況仍無變化：中日醫生各發表意見，拒絕來賓入視之原因〉，《晨報》，1925年2月17日，第2版。

道德標準。[77]西醫學社群發展出所謂的「醫療極限」，[78]若病人因愛滋病或癌症死亡，則不會受到醫療失當的譴責；而傳統中醫論述中的死證，通常是以脈象來決定的，[79]一般醫生認為，只要能將脈象調整至有生氣，則可避免死亡。雖言傳統中國之醫療主體是病人，醫生是被動的提供醫學服務，[80]但在民初中西兩種醫療模式的激烈競爭下，中醫不得不改變自身的診療策略，逐步開始透過廣告或報紙來宣傳醫術，[81]可以解讀為中醫希望在西醫的醫療極限內找尋生存之地的舉措。再者，民初醫生負責的對象由病人轉向了疾病本身，[82]

---

[77] 馬堪溫，〈歷史上的醫生〉，《中華醫史雜誌》16卷1期（1986），頁7。最新研究可參考：皮國立，〈民國時期上海中醫的開業與營生技術〉，《科技、醫療與社會》30期（2020），頁113-161。

[78] 雷祥麟，〈負責任的醫生與有信仰的病人：中西醫論爭與醫病關係在民國時期的轉變〉，頁50-52。

[79] 《內經・脈要精微論》載：「黃帝問曰：診法何如？岐伯對曰：診法常以平旦，陰氣未動，陽氣未散，飲食未進，經脈未盛，絡脈調勻，氣血未亂，故乃可診有過之脈。切脈動靜而視精明，察五色，觀五臟有餘不足，六腑強弱，形之盛衰，以此參伍，決死生之分。」《內經・三部九候論》載：「故人有三部，部有三候，以決死生，以處百病，以調虛實，而除邪疾。」等等，都是藉診脈以探察精與氣，來對人的死或生做一個判斷之標準。詳見傅貞亮、高光震等人主編，《黃帝內經素問析義》（銀川：寧夏人民出版社，1997），頁247、318-319。另外可以參照吳國定，《內經診斷學》（臺中：昭人出版社，1998），頁433-442的系統歸納。

[80] Nathan Sivin, "Ailment and Cure Traditional China," 引自雷祥麟，〈負責任的醫生與有信仰的病人：中西醫論爭與醫病關係在民國時期的轉變〉，頁63。

[81] 可參考黃克武，〈從申報醫藥廣告看民初上海的醫療文化與社會生活〉，收入《中央研究院近代史研究所集刊》17期下（1988），頁141-194。

[82] 即西方醫學宇宙論（medical cosmology）中由「個體」到「物」之研究轉變。詳參N.D. Jewson, "The Disappearance of the Sick-man from Medical Cosmology, 1770-1870," *Sociology 10*（1976）, pp. 225-244。以及李尚仁，〈從病人的故事到個案病歷：西洋醫學在十八世紀中到十九世紀末的轉折〉，頁139-146的討論。

中醫們也必須逐漸認可並追尋單一致病原因的新趨勢。[83]中醫們百家爭鳴的結果，呈現的肝癌論述卻仍是固有的病名與治療方法，這是值得注意的動向，中醫們仍希望藉著舊名與舊方，在有方可據、話說有憑的前提下，找尋病人的生機。

五、更換中醫治療始末

　　一直到2月前，孫的狀況都還算良好，每日吃些營養品如燕窩湯、熱的蜜柑汁、雞湯、麥麩粥等，惟睡眠品質不佳，體溫、脈搏皆不甚穩定。此時報紙上的謠言已經傳得滿天飛，孫病倒的消息，很快地就傳遍全國。《晨報》刊載：「孫文病狀究竟如何，新聞記載每多歧異。而孫之病室除特定人外，絕對不許探視，故欲得真相，舍詢諸主治之醫生外，別無方法。」[84]當時一些醫生的發言是大眾瞭解孫疾病的一個重要管道。在開刀之前，竟有東方社烏龍報導孫已經病重過世的假消息；[85]在孫開刀後，《大公報》刊出某位匿名外國醫生的言論，大意是說孫沒有用手術積極治療的原因，是因為此病症案例極少，不過美國有人得了此病，不用手術，只靠吃大蒜和大蔥就治癒了，故孫的醫療小組沒有施行手術將瘤割去，而是用大蒜和大蔥來治療。[86]事實證明，不用手術並不是因為另有妙法足以癒病，而是手術已無法治療孫之肝癌。後來的資料顯示，孫也沒有服用任何大蒜及大蔥來治療肝癌。證實這些消息都是輿論界關心孫的病情而放的話。

　　孫在病榻中仍安慰夫人說，他認為醫生亦弄不清楚此病的真實概況，以前自己生病時就不完全依靠醫生治療，現在也一樣，他會靠自己的意志力來

---

[83] Bridie Andrews, "Tuberculosis and the Assimilation of Germ Theory in China," in *Journal of the History of Medicine and Allied Sciences 52*（1997）, pp. 114-155.

[84] 〈孫文日益衰弱：體溫脈搏時有增減，肝癌終屬不治之症〉，《晨報》，1925年2月3日，第2版。

[85] 〈孫中山先生病體無恙〉，《民國日報》，1925年1月28日，第2版。

[86] 出自〈孫中山入醫院後之經過詳情〉，《大公報》，1925年2月5日。

與病魔周旋。[87]後來西醫決議用鐳錠治療，以減少孫之痛苦，當時肝癌的治療是以鐳錠照射爲主，但效果卻不被醫界人士肯定。當時對鐳錠的認識是：「鐳錠爲一種礦物，能發極強度之光與熱，應用於療治癌疾，爲時尚不甚久。當癌初發之時，用鐳錠照之，可以使其不至發展，若癌已蔓延，則並無效力可言」、「鐳錠價格極昂，爲天下罕有之物，唯用之治療，並不消耗，故所費尚不至甚鉅。北京各醫院中，惟協和備有此物。」[88]而鐳錠也不能治胃癌，因爲胃中有「酸質」等，[89]其認識大致如此。

當治療開始時，輿論界仍一度對鐳錠的療效充滿期望，言孫經照射二十分鐘後，呈現「入院後未有之好現象」。[90]又不知根據何醫者所言，報導孫疾仍有救治之方法，只要經過若干時日，必能痊癒。[91]這顯然全是揣測之詞，因爲經鐳錠治療後幾天，孫的雙腳就開始腫脹了。中醫在報上發表評論說，依據診治經驗，所謂「男怕穿靴，女怕戴帽，戴帽爲頭痛，穿靴爲足腫，皆病人臨危之特徵。今孫之足腫既不見消減，前途如何，稍具常識者自能判之。」[92]此時中醫仍不斷對病情表示看法。後來劉瑞恆曾致一信給孫之家人與同黨人士，謂鐳錠照射已逾四十小時，卻無任何效果，病勢已趨向絕望云云；[93]並言孫「精神目前雖好，但內部實劇損甚重」，何況孫除了肝病，亦有腦炎病狀，身上之寄生蟲「已由血管傳佈遍體，日內當有變象，恐病者無再

87　陳錫祺編，《孫中山年譜長編》，頁2114。

88　〈孫文不服中藥：西醫用鐳錠療法止痛，要試中藥即須出院〉，《晨報》，1925年2月5日，第2版。

89　〈孫文病況仍無變化：中日醫生各發表意見，拒絕來賓入視之原因〉，《晨報》，1925年2月17日，第2版。

90　〈孫中山已試用鐳錠母治療：映照後結果甚佳〉，《大公報》，1925年2月12日。

91　〈孫中山病狀已有起色〉，《大公報》，1925年2月7日。

92　〈孫文浮腫尚未消：昨招其幼孫至病榻自慰〉，《晨報》，1925年2月12日，第2版。

93　孫中山先生國葬紀念委員會編，〈協和醫院養病時代〉，《哀思錄》，頁97。

起之望。」故有孫氏感染寄生蟲病之一說。[94]所以即使在2月9日時，孫的情況是「精神佳，眼色清，面紅，黃氣除」[95]的一副康健面容，但在醫者眼中，孫卻已經危在旦夕了。

2月12日，侍疾諸人中以對於「中西醫藥均曾細心研究識別」[96]的張靜江為首，開始主張積極服用中藥來治療肝癌。其實，早在2日時張就與李石曾（1881-1973）、吳稚暉（1865-1953）等人商議，力勸孫服用中藥，但孫仍秉持他的理念：不服中藥；最多喝喝「黃芪肉湯」這樣的補品。不過單就此論，邵元沖（1890-1936）就回憶到：孫的脈搏平穩不少，而且肝部較舒服，呼吸也和緩了。看護孫的護士說：「先生之鼻覺漸寬，為疾有轉機之兆。」[97]但孫總是擔心中西藥衝突的問題，所以只同意用西醫的利尿強心劑來消除他下肢水腫的問題，[98]而暫不考慮中藥治療。當下孫的左右侍疾諸人還想請西醫瞞著孫，私下用中藥來治療，騙孫說這是西醫之方法；奈何西醫不懂中醫的醫學理論，何況當時也容不下西醫用中藥這樣的情形，即使孫的身分特殊也不能例外，所以此法也就斷難施行。[99]

李石曾與張靜江在2日後力邀北京知名中醫陸仲安與蕭方駿來診。蕭醫認為如果孫能撐過「立春」，再行開方，顯然是語帶保留，多所推辭。蕭第一次為孫診脈，孫在睡覺不便打擾，第二次再邀其診治，蕭則堅持迴避，不肯出面；[100]而陸醫則言尚有三成希望，[101]這可能是日後陸醫成了治療孫疾病的

---

94 以上見孫中山先生國葬紀念委員會編，〈協和醫院之報告〉，《哀思錄》，頁107。

95 羅家倫，《國父年譜》，頁1184。

96 〈孫中山病況尚無甚變化：中藥亦不過減少痛苦而已〉，《大公報》，1925年2月27日。

97 王仰清、許映湖標註，《邵元沖日記》，頁115。

98 黃宗漢、王燦熾編，《孫中山與北京》，頁365。

99 〈見人流淚之孫文：二夜人忽煩躁，三晨神又清晰，醫生禁止見客〉，《晨報》1925年2月4日，第2版。

100 〈全日睡眠中之孫文：中醫慮立春節不能過，西醫注射嗎啡針維持〉，《晨報》1925年2月2日，第2版。

101 黃宗漢、王燦熾編，《孫中山與北京》，頁362。

首位中醫的原因。這時，張只先請陸仲安開出人參湯試試而已，[102]此離孫態度軟化並正式服用中藥仍有一段時日，並且中醫也認為此時介入治療是「責任不專」之行為，故作罷。[103]有趣的是，張偷偷將參湯參入飲食中不讓孫知道，怕他有排斥感而不吃，後來還是被孫知道，孫還繞個彎說：「（參湯）勿再和入食物，待余自飲可耳。參湯我人本代茶飲，非中藥治病也。」結果孫只服了三日就停止了，[104]雖然那的確曾使孫的「脈象轉佳」。[105]

當時陸仲安認為這種綁手綁腳的治療方式，只可以讓孫之舌胎較潤，脈象卻無法穩定進步，必須服用黃芪、黨參等大補劑才能見效。雖說如此，孫還是不願服中藥，所以最後只好又端出「黃芪羊肉湯」、「黃芪冰糖湯」等「類食物」的中藥，孫才勉強服用。[106]由此可知，孫不肯服中藥的意念可謂堅若磐石。當然，中醫本就主張「藥食同源」，[107]孫肯服用部分摻雜有中藥的食品，至少證明他可能不完全排斥中藥，但礙於有一股受過西方科學訓練的主觀意識存在，[108]所以仍不認為「服用中藥」和「相信中醫」兩者可以輕易劃上等號，故只把此中藥解釋為食物而已。馬伯英對孫的主觀有所推測，他認為孫對「傳統的中醫自然也是知道有其療效的，但他畢竟是西醫師，所以首先決定先試行放射治療。」[109]即使知道放射線治療效果可能不佳，他仍選擇信仰西醫。當時路透社還盛讚孫堅定選擇西醫治療的精神：「孫為曾受

---

[102] 陳錫祺編，《孫中山年譜長編》，頁2115-2116。

[103] 何時希，〈陸仲安與孫中山之死〉，《近代醫林軼事》（上海：上海中醫藥大學出版社，1997），頁154。

[104] 陳錫祺編，《孫中山年譜長編》，頁2117。

[105] 黃宗漢、王燦熾編，《孫中山與北京》，頁363。

[106] 引自黃宗漢、王燦熾編，《孫中山與北京》，頁363。

[107] 可直接參考明・姚可成匯輯，達美君、樓紹來點校，《食物本草》（北京：人民衛生出版社，1994）。

[108] 不可否認的，孫本身就是一位「熟練的外科醫生」。引自陳錫祺，〈關於孫中山的大學時代〉，收入中山大學學報編輯部編，《孫中山研究論叢》第1集（廣州：中山大學學報編輯部，1983），頁6、7。

[109] 馬伯英、高晞等著，《中外醫學文化交流史：中外醫學跨文化傳通》（上海：文匯出版社，1993），頁546。

新時代醫學者，當然信賴新時代之醫學。孫一生數瀕死境，今仍具堅毅之精神，視死如歸。」[110]新時代醫學是指西醫，與「舊醫」一詞代表的中醫或「中藥」治療所代表的舊法等名詞，[111]形成鮮明對比；「新時代」一詞顯然具有進步的意味。

此時，在邀請中醫或西醫為主治的不同意見上，也開始爆發衝突與論辯。2月7日，曾任當時反中醫色彩鮮明的「中華民國醫學會」會長湯爾和（1878-1940），[112]對於汪精衛[113]在孫病危時所做的決策表達質疑。湯的第一個疑問，就是中國人當時太迷信外國的西醫，導致今日孫身邊的主治醫生全是外國人；他嚴厲批評：「外國人到了中國，反正欺你不懂，膽大妄為。」可見當時國人迷信外國和尚比較會唸經的狀況相當明顯。近代西方傳教士幾乎主導了整個西醫學的發展，中國本土的西醫們，在20年代之後逐漸取得主導權；但直至30年代初，本國西醫士之比例仍只占所有西醫的67％，[114]從孫身邊清一色的外國醫生就可以看出，莫說中醫了，連西醫界那塊大餅也叫西方人給分去了，當時就有人以〈領事裁判權與中國新醫界〉來批評：「中國新醫界當前之障礙，除『非科學醫』外，厥為來華開業之外籍醫師。」[115]故

[110]〈孫先生割治處已平復〉，《民國日報》（上海），1925年1月31日，第3版。

[111]〈中山先生病狀之濟聞〉，《民國日報》（上海），1925年2月9日，第6版。

[112]湯爾和，原名䎖，字調鼎，又字爾和，浙江杭州人。曾於1907年留學日本，入金澤醫科專門學校，畢業後復入德國柏林大學學醫。1910年回國後擔任諮議局諮議。曾任浙江病院副院長與內科醫生，並兼任浙江高等學堂校醫。另外曾任北京醫學專門學校校長、協和醫院幹事會學術部主任、中華民國醫藥學會會長等職，著作有《組織學》、《生物學精義》、《精神病學》、《寄生蟲病學》等，西醫資歷豐富。詳見徐有春主編，《民國人物大辭典》（石家莊：河北人民出版社，1991），頁1188。

[113]汪精衛，名兆銘，字季新。原籍浙江山陰（今紹興），生於廣東番禺，曾任國民政府多項要職，也是孫中山早年的得力助手之一。詳見李盛平主編，《中國近現代人名大辭典》（北京：中國國際廣播出版社，1989），頁330。

[114]王治心，《中國基督教史綱》，頁332。

[115]宋國賓，〈領事裁判權與中國新醫界〉，《醫藥評論》9卷5期（總149期，1937），頁1。

中西醫論爭的問題，有時還有更深一層的牽扯，不如表面那樣單純。[116]

　　第二個質疑就是他認為汪精衛贊同請中醫來治療孫中山的決定是錯誤的。湯在報紙上公開如下的批評：「我敢放肆說一句，中醫要講醫理那是完全站不住的。退十步說，現在中醫的先生們實無『論病』之可能，不要說是『治病』。……中醫所必須知道的事情，如同心肝脾肺腎的位置，相火是什麼東西，中醫有幾種解釋法？」這些模糊的理論與定義，[117]叫人「如何可以把生命交給他制裁！」[118]並批評中醫能治癌，還能揚名世界的期望「全是空想」；中醫的陰陽五行，全是「江湖上的談頭」，沒有科學實驗根據。而消息鬧得沸沸揚揚，說胡適的蛋白尿被中醫治癒，那也只是「胡先生運氣好」，他諷刺汪的決定是不講科學、不走大路（尋求科學道理）的作法，乾脆去效法「求仙方」或「割股」治療好了，因為中醫的治療就像是打「啞謎」和玩「彩票」，充滿投機性質。[119]

　　面對如此尖銳且排山倒海的抨擊言論，汪精衛也不甘示弱，在北京各大報做出回覆。第一個問題，汪簡單帶過，他說他曾詢問過「中國西醫」，並非只迷信外國西醫。汪堅持自己的立場，批評湯為「頑固派」，意思是指：也許治癌症的特效藥是由一般人（指中醫）偶然發現，並不一定要由打著科學名號的科學家來發現，不一定治癌之特效藥必定要由西醫研發，也許經由中醫實際治療時無意中被挖掘、發現，其實也不無可能。汪在另一段回覆中

---

[116] 從此時的客觀情況來看，不難體會研究中國近現代醫學史學者們的民族主義情緒，或多或少的將展現在研究之中的狀態。例如：「西方帝國主義者，出於殖民主義的需要，造就服從於他們的知識幹部和愚弄中國人民。」等主觀言論。見楊醫業主編，《中國醫學史》（石家莊：河北科學技術出版社，1996），頁165-166。可參考拙著，《近代中醫的身體與思想轉型：唐宗海與中西醫匯通時代》（北京：三聯書店，2008），緒論部分。

[117] 可參看《近代中醫的身體與思想轉型：唐宗海與中西醫匯通時代》，特別是3、4章。

[118] 引自趙洪鈞，《近代中西醫論爭史》，第3章第6節「孫中山和中西醫之爭」，頁118-120。

[119] 以上看法見湯爾和，〈關於孫中山病狀的疑問〉，刊載於《晨報》，1925年2月7日，第2版。

還能看出當時中西醫在醫院體系內水火不容的實況。他說：「先生既然是醫生，應該知道醫院裡的規矩，如今孫先生還在協和醫院受治療，試問協和醫院能容我們請中醫嗎？人病到這樣重了，湯先生至少也不必推波助瀾，使協和醫生懷疑我們，趕我們出醫院去。」[120] 由此可見，當時中醫是萬萬不能來到西醫院治病的，若非孫身分特殊，被趕出醫院也不無可能。這個情況也為孫後來的轉院埋下伏筆。

促使孫轉變不服中藥的意志，可能是2月14日的一個事件。當時西醫已經用鐳錠治療了許久都沒有效果，數次宣布孫之病況沒有希望，生命至多不出七日。死亡預告的發出，孫在聽聞後勃然大怒，遂萌生遷出協和醫院之意念。[121] 早在商量用中醫法治孫時，張靜江就已經考慮到：孫最終的意思就是要等到西醫真的束手無策時，再找中醫、吃中藥。但是主張用中醫的人都認為，孫若一下子知道西醫束手，一定會失望而對病情不利，故大夥也沒有再力勸孫服中藥，[122] 才發生了前段所言「摻蔘湯進食物」一事。不料現在竟是西醫先提出了最讓孫不想聽到的「束手無策」死亡預告，所以孫的態度才有可能丕變，轉向尋求中醫治療。孫後來解釋：在他罹患肝癌這段時間，西醫的治療以催眠劑與鐳錠照射為主，又極力維持自身混亂的脈搏與體溫，但都僅能止痛一時，無法根本祛病，孫表示現在可以讓中醫一試之時已經到了。[123]

當時美國醫界已早有告知重症或末期病人，囑咐其能在有意識之下寫好遺囑的慣例，以方便日後處理身後事務。但孫與汪精衛等人的反應卻表現出中國人不欲別人（醫者）告訴其死期的態度，好像有觸霉頭的感覺，當時汪就曾後悔將孫轉入協和醫院，也因此確立了汪力主中醫治療的想法，與孫態度之轉變互相呼應。[124] 在接收了孫（病人）本身所信賴的醫療模式宣告失敗

[120] 汪精衛，〈汪精衛為孫先生病答湯爾和〉，收入上海民國日報館編，《民國日報》，1925年2月12日，第6版。

[121] 陳錫祺編，《孫中山年譜長編》，頁2119。

[122] 黃宗漢、王燦熾編，《孫中山與北京》，頁362。

[123] 黃宗漢、王燦熾編，《孫中山與北京》，頁382。

[124] 〈北京通信：中山經過鐳錠治療後將改就中醫〉，《申報》（上海：上海書

後，病患終於迅速轉變思考觀點，並接受另一種療法痊癒自身疾病的可能。丁中江在寫這段記載時說到：「中藥有時對於很多奇怪的病狀發生不可思議的效果，人們在絕望時便想寄希望於萬一。」[125]也有可能是這種心態的轉變，使孫開始接受中藥的治療。但必須強調，孫仍覺得改延中醫治療後，其病源能否有袪除之希望則「仍成為疑問」。[126]這是存在孫心中複雜而又矛盾的心理；而輿論界也認為請中醫治療不過是「姑盡人事而已」，[127]充滿絕望無奈之意。

　　孫的考量與擔心還顯現在幾個地方。首先，孫說：「在醫院受西醫診視而陰服中藥，是不以誠待人也。」孫的第一個顧忌是來自中西醫各自醫療體系的不相容，[128]故他仍堅持出院後再服中藥。[129]雖然孫本身並不信賴中醫，[130]但當時孫的態度已轉向同意服用中藥，[131]只是在當時，醫院內是不准病人吃中藥的；[132]當然，就如同前論，中醫來到醫院、中藥製食品則可過關，都顯示出雖然中西醫雖壁壘分明，然而病人的想法、身分或選擇，卻可能使這種界線趨於模糊。[133]

店，1982-1987），1925年2月12日，第2張。

[125] 〈國父抱病北上及逝世經過〉，《春秋雜誌》14卷3期（1971.03），頁3。

[126] 〈北京通信：中山經過鐳錠治療後將改就中醫〉，《申報》，1925年2月15日，第2版。

[127] 〈危在旦夕之孫文：段祺瑞特贈醫費兩萬元〉，《晨報》，1925年2月27日，第2版。

[128] Ralph C. Croizier, *Traditional medicine in modern China : science, nationalism, and the tensions of cultural change.* （Cambridge : Harvard University Press, 1968），pp. 118-120.

[129] 孫中山先生國葬紀念委員會編，〈協和醫院養病時代〉，《哀思錄》，頁97。

[130] 吳相湘，《孫逸仙先生傳》，頁1746。

[131] 《年譜》內記載孫「為安慰家屬計」而態度有所軟化。見羅家倫，《國父年譜》，頁1177。

[132] 田桓，〈孫中山病危的日子〉，收入民革中央宣傳部編，《回憶與懷念：紀念孫中山先生文章選輯》，頁316。

[133] 當然，我們必須考慮孫的特殊身分問題，他不是一般病人。然而一般民眾

　　另一件事是早在2月4日時，孫就與醫院的主治醫師邰樂爾談過話。邰醫認為西醫對肝癌的治療方法太少，且沒有把握，既然孫的親屬都漸漸主張改用中醫，那也不妨一試。當然，西醫也可能存有希望藉由中醫之手來分擔部分治療責任的心態，[134]故雖然醫院規定不能同時服中西藥，但邰醫表明孫是一位「特殊人物」，醫院是可以通融的；只是醫院仍有消息對外宣稱：「如請中醫，即須出院。」[135]規矩講明白了，但當時孫仍認為用鐳治療尚未試過，不必改用中醫。[136]從這件事對照來看，孫除了堅持不服中藥外，也不願意破壞醫院先訂下的規矩：即中西醫不能共治這一項規定。如此一來，前段孫的說辭不只有他體諒劉瑞恆和西醫立場的一面，還有為服中藥將不得不遷院的考量。故孫曾言：「醫院規矩不可由我而破。若密不令院中人知之，則我平生從未作此暗昧不可告人之事，斷乎不可。」[137]故而要接受中醫治療，遷院是一種必要之行動；而汪精衛當時成為中醫治療的說服者，希望醫院方面不要為難孫請中醫治療的決定。[138]

　　既然孫已決定出院服用中藥，克禮醫生與劉瑞恆也無異議，孫即於18日正午遷入鐵獅子胡同行館養病，當時移動孫尚須使用升降機，孫已經無力再單獨作任何活動，除了顯露出孫已經虛弱至極，也可能告訴我們：若是醫院內可以直接服用中藥（甚至中西醫結合治療），就不需要大費周章的去移動

呢？他們可能連住院的錢都沒有，單是看中醫或西醫倒還可以承受，有些人甚至一直處於更換醫生的狀態。例如近代一位女性西醫說到：「毫無疑問，中國人對西醫並不排斥，但有時也很有意思，他們往往要回到自己那種傳統的中醫治療上去。」所以不論中西醫如何分別彼此，病人仍會依據自己的需求來擇醫。詳見I.T.赫德蘭著，吳自選、李欣譯，《一個美國人眼中的晚清宮廷》，頁158。

[134] 何時希，〈陸仲安與孫中山之死〉，《近代醫林軼事》，頁153。

[135] 〈孫文不服中藥：西醫用鐳錠療法止痛，要試中藥即須出院〉，《晨報》，1925年2月5日，第2版。

[136] 黃宗漢、王燦熾編，《孫中山與北京》，頁366。

[137] 陳錫祺編，《孫中山年譜長編》，頁2117。

[138] 〈北京通信：中山經過鐳錠治療後將改就中醫〉，《申報》，1925年2月15日，第2版。

一個重症病患。足堪告慰的是，協和醫院至少肯將病床與病房用具借給孫以作為養病之用，[139]其關係不至於轉到更換醫療方式即形同水火的地步，說穿了，仍是基於孫的身分而有的「優待」吧。孫還有第二個考量與擔心，表現在他仍不能完全信賴中醫，所以西醫的醫療團隊仍跟著孫移動，並沒有脫離治療的行列，而這也成了日後中醫放手治療的一大障礙。

六、中醫治療的轉機與困境

孫抵行館後，立刻邀請由張靜江與胡適共同推薦的北京名醫陸仲安進行診療。[140]當時孫面有難色的對胡適說：「適之！你知道我是學西醫的人。」胡適則說：「不妨一試，服藥與否由先生決定。」[141]陸醫曾治癒胡適的蛋白尿與心臟病，[142]又治好張靜江的腳疾，使其能自立移步，所以當時聲譽極旺。[143]可能就是胡適「不妨一試」的勸進與孫本身態度的轉變，才促使孫服用中藥。可以推論的是，陸醫的妙手不會是孫注意的焦點，孫此時僅能將希望放在能帶給他痊癒的治療上面；至於陸仲安怎麼想呢？他因治癒了胡適的舊疾，而聲名大噪，在幫孫中山治療的短暫歲月中，又讓他的名聲有增無減，並在日後廢除中醫風潮中扮演中醫界與政界溝通的主要角色之一。[144]所以此時他雖然知道肝癌治療的困難，所擔的責任可能很重，但他仍勉力治

---

[139] 〈孫中山遷出協和醫院之情形：孫夫人主延中醫診治〉，《大公報》，1925年2月24日。

[140] 陸仲安（1882-1949）是於孫最終時日為其診治最著名的中醫。有關其生平與治癒胡適宿疾的經過與歷程，可參考何時希，〈「陸黃芪」治癒胡適〉，《近代醫林軼事》，頁148-152。

[141] 黃宗漢、王燦熾編，《孫中山與北京》，頁379。

[142] 有關這段史事，祖述憲有另外完全不同的看法。可直接參看氏著，〈胡適對中醫究竟持什麼態度〉，《中國科技史料》22卷1期（2001），頁11-25。

[143] 陳錫祺編，《孫中山年譜長編》，頁2120-2121。

[144] 何時希，《近代醫林軼事》，頁150-151、159-160。

之，可能其心中多少仍有「打響名號」之一層盤算。

2月18日下午，陸醫正式為孫診療。陸認為孫的脈象極差，就現狀來看，說有一成希望，都有些勉強，語多悲觀。所以他認為先不必急著開方，先以黃耆（芪）六兩、黨參二兩服之，如有進步再行開方；反之，則告束手。旁人皆認為藥實在下得太重了，陸醫則堅稱：「非此不可，時不待人，稍縱即逝也。」[145]可見病況緊急。後來進服黃耆（芪）、黨參一、二劑後，被鐳錠照射以來腫脹的雙腳盡消，孫也自言其精神較前爽適，晚上亦可安睡至五小時。[146]

據克禮醫生的報告所載，19日時，孫在食欲、睡眠、體溫、脈搏等都比在醫院時有所進步；[147]而孫本人也覺得頗為舒適。再據張靜江所載，孫服中藥後對大小便排泄的順暢、腳腫的消除等都有所幫助。陸醫見此，立即「面有喜色」，言藥已經發揮功效，可以思索開新的藥方；而報紙也刊出中醫方面認為孫「若能在一星期內，逐漸良好，病可痊癒」這樣樂觀的消息。[148]但此時德國醫生認為孫的情況轉佳，可能是因為注射樟腦、嗎啡之效，倒不見得是中藥之功。不論如何，這一天孫在中西醫帶有競爭意味的結合下，情況好轉，睡眠也可達八小時。[149]

20日，陸仲安複診時開立方案，煎藥予孫服用，此時用黃耆（芪）已達十兩之多，而孫身上的水腫也全部消除了。[150]克禮醫生報告言：病人「血液循環漸有進步」，[151]午餐進食「幾與無病時等」，晚上也可安睡至八小時，其病況顯然大有改善。[152]不過克禮仍然對中醫療法提出質疑：「雖病狀

---

[145] 黃宗漢、王燦熾編，《孫中山與北京》，頁378。

[146] 田桓，〈孫中山病危的日子〉，收入民革中央宣傳部編，《回憶與懷念：紀念孫中山先生文章選輯》，頁316。

[147] 〈孫先生改延中醫診治〉，《民國日報》，1925年2月20日，第2版。

[148] 〈孫中山出院改服中藥以後：胃口較前增健〉，《大公報》，1925年2月25日，第2版。

[149] 黃宗漢、王燦熾編，《孫中山與北京》，頁380。

[150] 黃宗漢、王燦熾編，《孫中山與北京》，頁381。

[151] 孫中山先生國葬紀念委員會編，〈克禮醫生之報告〉，《哀思錄》，頁109。

[152] 孫中山先生國葬紀念委員會編，〈鐵獅子胡同養病時代〉，《哀思錄》，頁98。

轉佳，然勿以小癒遽抱樂觀。中醫果能消腫再治？若觀此法，西醫亦能。但本我料，其必不能治，且肝部腫大，終成絕望。」克禮的負面說法令對中醫療法有信心的張靜江感到不悅，他事後回憶到：「德醫每日來診，然每驗肝臟，但似驗其脹大幾，何日死，非驗其何日癒及何時生。」[153]而21日克禮的報告繼續其悲觀的陳述：「現服中藥亦不過令病人減少痛苦，於癌病本根治療仍未敢望，因癌之進行並不因而停止。中藥只可有益睡眠，減輕痛苦。肝腫日大，家屬等勿存奢望。」[154]雖然克禮醫生是這麼堅定的認為中藥無效，中醫方面仍堅持發表言論表示：「須診治一星期方奏效，現仍服中藥，參以西醫治法」，而且「據醫生云，並無衝突。」[155]此時看來，至少中醫還保有短暫的治療權，反觀西醫仍未放手，並且持續質疑中醫療效。

不過，孫自19日服用大量黃耆（芪）後，慢慢開始出現腹瀉的症狀。自此以後，孫所服的中藥就一直減少，從一次服半劑，到半劑分六次服，仍繼續腹瀉。[156]陸醫在23日繼續為孫複診，也開出了方子和解釋病情，[157]陸醫仍不認為孫無藥可救，只是腹瀉一症狀代表著病人無法承受藥力的警訊，使陸頗感棘手；西醫克禮於24日報告孫的病況並無變動，體力衰弱，現正由其每日為孫進行嗎啡注射，以減輕痛苦。[158]而根據報紙所載，孫並沒有積極服用陸所開的正式藥方，只服用一些黨蔘、黃耆（芪）、鹿茸作為輔助治療而

---

153 黃宗漢、王燦熾編，《孫中山與北京》，頁382。

154 孫中山先生國葬紀念委員會編，〈克禮醫生之報告〉，《哀思錄》，頁110。以及黃宗漢、王燦熾編，《孫中山與北京》，頁383。

155 〈孫先生參用中西醫〉，《民國日報》，1925年2月22日，第2版。

156 引自黃宗漢、王燦熾編，《孫中山與北京》，頁383。

157 陸所開之脈案與方藥如下：「驚惶忿怒，都傷肝經，血沸氣滯，淤濁閉阻，轉為肝硬，由硬而疸，日久成膿，日降之機失度，氣血因之大耗，是以神倦食少，足腫消瘦，舌乾苔脫，脈象洪數，按之無根。《內經》以肝為將軍之官，相火內寄，得真水以涵濡，真氣以制伏，庶可奏效。僅擬方於後，候酌：（藥方）略。」詳見包世杰記載，馬長林編選，〈孫中山逝世前病情史料選〉，《歷史檔案》第2期（1986），頁12。

158 包世杰記載，馬長林編選，〈孫中山逝世前病情史料選〉，頁12。

已。[159]

　　24日，黨中同志又再介紹唐堯欽、周樹芬兩位中醫來診視，診斷孫乃
「頭身發熱，脈象洪大，舌乏津液，其色鮮紅，決為肝血大虧之證。」[160]
周、唐兩醫於診後立刻施以養血補肝，佐以行氣療法，開出「三物湯」一
方。沒想到孫服用後不但不能止瀉，反而導致小便短赤，排泄困難。所以從
26日起，克禮開始給孫服用健胃、強心、通利大小便三種西藥，才使孫的情
況稍稍穩定，[161]孫身邊的親友並於此時決定停服中藥，而且對外宣稱各地名
醫所捐贈之驗方均不採用，[162]連章太炎（1869-1936）聞訊都焦急萬分，特親
疏醫方，囑人送至北京，希望孫能康復。[163]可惜，現在這樣的聲明，代表了
中醫失去治病的權力。不過《國父年譜》中轉載，一直到3月2日前，孫可能
都在斷斷續續服用中藥；而陸的藥方，應該是服至2月27日為止。[164]事實上，
陸仲安自3月1日起就沒有再為孫診治了，行館方面雖數次邀請，陸醫也不受
命。不過，在唐、周兩醫診療同時，陸醫仍陪同診脈，被指「其態度不失為
大方。」[165]其次，2月27日時，有一位另類療法的醫者，名叫葛辛慈，畢業於
德國精神醫學，善用精神療法，他為孫施行了一些按摩之術，孫的狀況也有
好轉一些，睡眠品質比較好。

　　事情總是不如表面那麼單純。據田桓（1893-1982，湖北蘄春人，早年加
入同盟會參加辛亥革命，跟隨孫中山並擔任秘書）所言：當時汪主張由唐、
周兩位中醫來會診孫之疾病，[166]田就很不以為然。他的考量一是唐雖然對中

---

[159] 〈孫中山病況尚無甚變化：中藥亦不過減少痛苦而已〉，《大公報》，1925
　　年2月27日。

[160.161] 孫中山先生國葬紀念委員會編，〈鐵獅子胡同養病時代〉，《哀思錄》，
　　頁99。

[162] 陳錫祺編，《孫中山年譜長編》，頁2125。

[163] 章念馳著，《我的祖父章太炎》（上海：上海人民出版社，2011），頁298。

[164] 羅家倫，《國父年譜》，頁1193、1194。

[165] 〈孫文停服中藥〉，《晨報》，1925年3月1日，第3版。

[166] 據馬永楨回憶，當時治療國父之名中醫尚有施今墨（1881-1969）一人。詳見
　　氏著，〈中山先生逝世前後的片段回憶〉，收入民革中央宣傳部編，《回憶

西醫都有一定之瞭解，但爲人浮誇，不切實際；二來，陸醫治孫既然已顯成效，臨陣換將對病人之康復並無幫助。但汪當時在黨中的地位極高，他擅作決定換醫生，又請西醫來幫孫按摩（指葛醫），田當時極力反對：「癌症怎麼用按摩呢？」事後田回憶這段歷史，認爲汪首先主導醫師更換事宜，繼又擅作主張停服一切中藥，這顯示汪只相信西醫。事出無奈，田只好與之大吵起來，田大聲喝叱：「你對先生（孫）的病不能自作主張。陸仲安的處方吃了以後，病情有好轉，你爲什麼擅自停服中藥？」汪一聽惱羞成怒，立刻破口大罵：「你們胡鬧，你們盲從，不管先生死活！」田反擊說：「我們一點也不胡鬧！你要先生死，我們是要先生活。」汪聽後暴跳如雷，一拳擊來打中田，田不但挨了一記老拳，後來連探視孫的行轅出入證也被汪取消了，到孫死之日都無緣再見一面。[167]可看出病患之擇醫，決定權未必全然操之在己，還有身邊的親友部屬，皆會影響醫療的進行。

　　其實當時力邀胡適去勸孫服中藥的人就是汪精衛，這顯示他至少在當時並不排斥中醫。[168]汪曾表明：

　　　現西醫對於癌病，正苦於未求得其源；而中醫對於癌病並癌之性質形狀，亦盲乎不知。中國之醫，有經驗而無學理。今之所望於中醫者，亦爲其經驗與方劑，有萬一得當而已。中山先生病勢沈重如此，吾人何敢反對中醫；且西醫既以屢言不治，中醫若效，則病可治，不效亦不過不治，故絕無反對中醫之理由。[169]

　　與懷念：紀念孫中山先生文章選輯》，頁322。

[167] 以上諸事見田桓，〈孫中山病危的日子〉，收入民革中央宣傳部編，《回憶與懷念：紀念孫中山先生文章選輯》，頁316-317。

[168] 陳錫祺編，《孫中山年譜長編》，頁2121。有關汪精衛在此時的表現以及對日後行事之影響，可參考李國祁，《民國史論集》（臺北：南天，1990），頁413-458。

[169] 〈孫中山病況尚無甚變化：中藥亦不過減少痛苦而已〉，《大公報》，1925年2月27日。

　　話雖如此，但後來他在被記者訪問時，又表現出他真實的立場。汪說：「中醫學理，不如西醫，人所公認。」[170]也就是說，汪不排斥中醫的立場，可能是在西醫治療無效的前提下才成立的。到了1928年時，汪已經完全轉變了他的態度；1929年2月，汪更公開發表宣言：「中國衛生行政最大的障礙就是中醫中藥，如果不能把中醫中藥取消，不能算是革命。」後來曾參與中醫請願運動的陳存仁說：「汪精衛想作一個維新人物」，並以「廢除中醫來作為第一炮。」[171]不過，汪主導換醫的舉動是否絕對不智呢？據上海中醫何時希（1915-1997）的論述，當時中醫們對陸重用黃芪的治療主軸頗有微詞，甚至譏諷陸為「蒙古醫生」，[172]此時若不換醫，汪將承受來自輿論極大的壓力，故其主導換醫一事也屬情有可原。另外，汪曾致滬電云：「陸為治癒胡適之等病，皆西醫亦束手者，最近治張靜江病，亦著效。總理初服陸藥，腳腫盡消，甚有希望，至第三劑，患腹瀉，陸謂藥重則不能受，輕則復不能濟事，亦告棘手。近由滬同志延周、唐兩醫，另施他劑，據稱事尚可為，並與陸醫和衷商榷。」[173]故汪之決定並無不妥，他也沒有刻意驅逐陸仲安，汪可能只是希望孫（病人）能擁有多一點治療上的選擇而已。

七、孫的最後時日

　　總計孫的治療團隊，曾有中、西醫，也有按摩、精神療法的醫者。這麼多的醫療方式，著實讓病人或其左右、家屬感到選擇的困難。各類醫療方式

---

[170] 〈汪精衛先生答客問：總理服中藥之原因與經過〉，《民國日報》，1925年3月3日，第3版。

[171] 陳存仁，《抗戰時代生活史》，頁60-61。

[172] 北京俗稱喜歡用猛藥的醫生為「蒙古醫生」。而何時希說：「陸氏對黃芪自有其經驗，補氣可以幫助膀胱氣化，氣以化水消腫。但大量黃芪之濃度，胃能接受而消化乎？」見氏著，〈「陸黃芪」治癒胡適〉，《近代醫林軼事》，頁156、159。

[173] 包世杰記載，馬長林編選，〈孫中山逝世前病情史料選〉，頁13。

的代表，竭盡所能的展現其特色療法，彼此之間又有所衝突與融合。其實葛醫在為孫診治時，仍有唐、周和另一位王姓中醫為孫開藥服用，這幾個人還組成了醫療小組，在飯店內開討論會，一方面為孫行精神療法，一方面又讓孫服中藥；[174]一切看起來都是合作無間，但其實底下卻是暗潮洶湧。

陸仲安當時跟旁人說，孫的疾病難治還不在話下，「反對派」又加以攻訐，所以讓他覺得心灰意冷。[175]就陸的話來看以及種種資料的排比對照，陸口中的「反對派」，可能是指孫身邊的西醫醫療集團，不斷帶給他「中醫無效」的訊息，這對醫者本身就是一種壓力；一方面也可能是來自以汪精衛為主飄移不定的意見，認為更換陸醫以外的醫療方式或人員比較好，這對主治者帶來極大的困擾，也對病人的病情沒有幫助。這是一種病急亂投醫的舉動，而最大的問題在於：我們看不到孫（病患）的主體意見，至少根據報紙所言，孫是比較相信陸醫的，但孫的左右，以汪為首的集團，在聽取了唐、周兩中醫的意見，認為陸醫在黃耆（芪）、黨蔘的使用量上過多，[176]故冷落陸醫，改由其他兩位中醫進行施治。[177]

基於陸的立場，他曾在2月26日發表聲明，說明孫文的病很難治，經過前幾日的治療，孫的睡眠、腿腫和精神方面都已好轉，但肝硬如前，所以陸正式向大家宣告束手，並強調他用黃耆（芪）、黨蔘並沒有錯，他也沒有阻礙其他中醫治療，一切都不像外界所傳言的那樣。[178]可見陸所面對的謠言、質疑、攻擊是來自各方面的，此時作為孫的主治醫生並不是一件好差事，全國的人都眼巴巴的望著你，看你能搞出什麼名堂。

---

174 〈中西藥雜投之孫文病勢：又用精神治療法〉，《晨報》，1925年2月28日，第4版。

175 王仰清、許映湖標注，《邵元沖日記》，頁122。

176 〈孫中山又停服中藥改服西藥：醫院遷出後診治之經過〉，《大公報》，1925年3月6日。

177 〈孫中山病勢更加沈重：體氣更弱，眠食亦減，胸部膨脹〉，《大公報》，1925年3月4日。

178 〈孫文病中醫亦束手矣：唐周合方已服，胸部腫脹益甚〉，《晨報》，1925年2月26日，第2版。

　　3月5日，孫以睡眠尚適而命葛氏停止按摩，但此時孫已是「腹部水分漸增，四肢日呈浮腫之狀」，[179]事屬危殆。有一山東來的醫生王綸，極力推薦一種由日本醫界新發明的驅癌藥劑名「卡而門」，是用「沃度」與「海萵苣」合成。王認為此藥應屬有效，遂替孫注射之。一開始孫的脈搏與呼吸均較注射前有所進步，但克禮則認為不樂觀，因為孫的腹水反而漸次增加，並無消退跡象；8日時更出現四肢浮腫、排泄困難的情況，腹部更是「隆起可驚」。[180]後來王亦認為腹水為肝癌末期之兆，藥液本身是有效的，但此時已是「藥力不敵病勢，對症亦無效」。至10日時，已經注射達七次，而水腫仍未消除，反而更加嚴重，脈搏也增至每分鐘125下，王綸只好謝去，而克禮醫生也宣告孫病危的消息。[181]

　　3月11日，孫中山於短暫的清醒中交代了最後的遺囑，在家人朋友的掩面哭泣下，孫一時氣逆，喘息甚急，克禮醫生只能以強心劑注射，暫時維持孫的神智；並實施消極的手術治療，將孫的腹水放出，減輕痛苦。3月12日凌晨，孫已無法將看護婦餵食他喝的麥秔湯和牛乳嚥入口中，多流入牙床之外；僅僅在嘴裡叨念的，是每一個國人都知悉的「和平、奮鬥、救中國」，其實尚有「同志奮鬥」與「國民會議」[182]兩句：孫仍放不下他的夥伴與革命事業。9點20分，他最後呼喚的人是汪精衛，但已不能清楚發聲，於30分時放下了他曾經歷的烽火革命，離開人世，也走入歷史。[183]

[179] 孫中山先生國葬紀念委員會編，〈鐵獅子胡同養病時代〉，《哀思錄》，頁99。

[180] 包世杰記載，馬長林編選，〈孫中山逝世前病情史料選〉，《歷史檔案》第2期，頁14。

[181] 孫中山先生國葬紀念委員會編，〈鐵獅子胡同養病時代〉，《哀思錄》，頁99-100。

[182] 事出陳錫祺編，《孫中山年譜長編》，頁2133。

[183] 包世杰記載，馬長林編選，〈孫中山逝世前病情史料選〉，頁14。

八、小結

　　1949年之後，協和醫院已經逐步建立了中西醫會診的制度。[184]然而，1960年代後的協和醫院仍保有許多老式規矩，例如中醫一旦介入病人的治療，院方未必協助，而且最後病人若身亡，「死亡證」可是要由中醫負全責的。[185]馬伯英等人雖然曾提到：「孫中山在病危時，中西醫並用的態度，是中國人普遍、典型的對待中西醫的態度。中西醫要在肚子裡結合，倒是不用別人來提倡的，尤其是那些慢性病、疑難病、不治之症，西醫為之束手，中醫尚給一線生機，不作中西醫並治，夫復何求？」[186]現今的問題卻是，中西醫融合共治的時代，真的來臨了嗎？為何非等到疾病無法收拾時，才去構築一個中西醫共治的美景呢？即使選擇了中西醫共治，治療責任又將歸誰呢？恐怕一般人心中僅能想到和這段歷史相同的地方是：雖延中醫診治，但本來就沒有把希望放在絕對「治癒」疾病之上，而是存著既然醫院已經宣告絕望，何不抱著「不惜採取任何方法，以延長先生壽命」[187]這樣的想法來選擇中醫，如此則中西醫和睦共處的願景，就無法深入去協商而達到良好合作的模式了。

　　這段歷史只是在中西醫融合這條崎嶇道路上之一景，但它所呈現出的圖像，卻值得我們再三反省！醫德反映了國家、社會及時代的道德觀和醫術活動的總和，其核心就是醫病關係。[188]像是世界醫學會於1981年公布之〈Lisbon宣言〉（病人的權利）就敘述到：「除了由法律特別准許，且符合醫學倫理原則的特定個案外，不得違反病人的意願進行診斷措施或治療。」還有，病

---

[184] 〈中西醫就不能合作，造福病患嗎？〉，《中國時報》，2003年11月12日。

[185] 何時希，〈陸仲安與孫中山之死〉，《近代醫林軼事》，頁153-155。

[186] 馬伯英、高晞等著，《中外醫學文化交流史：中外醫學跨文化傳通》，頁546。

[187] 羅家倫，《國父年譜》，頁1188。

[188] 馬堪溫，〈歷史上的醫生〉，《中華醫史雜誌》16卷1期（1986），頁7。

人的「文化和價值觀都要被尊重」等原則。[189]每個人都會生病，每個人也都有一個病患的觀點。孫的特殊身分我們尚且不談，但是從中西醫的隔閡、侍疾諸人意見不合、醫生間意見不同而又不斷更換醫療方式、醫院體系下病人權利受損等，都讓我們思考今日大型醫院財團化、拼業績，病人受到的服務在表面上好像更多元化，但醫療品質實際上卻下滑了，病人的主體性好像也少有人發出關懷。

關於醫療模式的抉擇，親友的遊說絕對是擇醫方向的一個推動要素，像是汪精衛的作為即一顯著之例子。陸仲安委屈的陳說和孫身邊人士的角力，都一再顯示中西兩大醫療集團的角力是如此的嚴重。雷祥麟對所謂民國時期「夠資格的病人」之定義下了很好的註腳：要能「信仰」、「服從」醫生，並要能接受醫院作為醫療的主要場地。[190]然而，醫生與病人親友勢力的互相交鋒，恐怕是破壞此一規則的最大變數。只要病人可以有另類選擇，仍存在一絲希望，這種拉鋸就會一直存在下去。所以，中西醫論爭絕對不只是存在於知識分子對國民性的討論中，也存在於中西醫者之間對學理上的討論，還牽涉到病人與親友間意見的交換與角力，這當是研究中西醫論爭史時，必須注意的多方視角。

歷史討論能突顯中西醫結合上可能發生的哪些問題？起初有人推薦陸醫為孫治病，孫自言其為學醫者，他知道中醫靠著經驗也能把病治好；西醫根據科學，有時還會醫不好。但西醫之於科學，如船之有羅盤；中醫根據經驗，如船之不用羅盤。用羅盤有時會到不了岸，不用羅盤有時也會到岸，但孫言他仍是相信羅盤的。[191]孫謂中醫雖有數千年之歷史，加上也有許多中藥是外國所未發現者，不過「西醫於探明病之原委及其所出之療治方法」，則

---

[189]王國裕，《醫療問題面面觀：風雲對話》（臺北：健康世界雜誌社，1998），頁170-171。

[190]雷祥麟，〈負責任的醫生與有信仰的病人：中西醫論爭與醫病關係在民國時期的轉變〉，頁80-81。

[191]蔣夢麟，〈追憶孫中山先生〉，收入尚明軒、王學庄、陳崧編，《孫中山生平事業追憶錄》（北京：人民出版社，1986），頁819。

比中醫要高明許多，[192]這可能是中西醫無法整合下的某部分病人之觀感。也許大家要思考的是中西醫應該如何融合至最佳狀態，而非強迫病人一定要選邊站，除非病人是自願的。事實上，侍疾諸人對於中西醫診病的結果，也有一些見解，例如：「蓋西醫對於此病，診斷一致」，至於「中醫診斷，則言人人殊，欲求其得一決議，實爲至不易之事。」[193]可見當時中西醫要求一適當之融合仍屬困難。至少孫所言不虛：「醫學當與其姊妹科學之化學，同予注重」、「蓋不如此，不足使其與診斷病症及準備醫療上，臻於更大之精確性也。」[194]中西醫各有自己看待疾病的一套方式，這是可以討論的；但如果一味要求中西醫結合，卻不去重視診斷與辨別疾病的一致、精確性問題，那麼中醫說一套、西醫說一套，各持己見，可能最後莫衷一是的反而是病人，更不用考慮在用藥上面互相衝突，或可以結合中西藥物的可行性了。

特別的是，除了深宮內院外，傳統中醫向無會診制度。明末一位傳教士對中醫傳統的診療文化作出細膩的觀察。中國人以請醫生至病人居處看診的模式來進行診療，當一位醫生所開的藥方無效，則去請另一位更有名望醫生，即所謂「另請高明」，直到病程結束爲止；不論哪一位醫生，看過一次以後必當再請，不然那位醫生就不再過問病情了。[195]但也許是孫身分特殊的緣故，加上多少有些中醫不願意落後於西醫診療功效的競爭心態，而讓此次中醫們的會診變爲可能。然而，中醫開藥憑藉的是自身的經驗，而不是科學那套規範，故每個中醫所開的藥、所說的病因，都不見得相同。孫中山的經歷，讓我們看到了中醫將病案大剌剌的刊載於報紙上，讓關心的人品評一番的景象，但實際上後一個醫生推翻前一個醫生的診斷和用藥，恐怕對病人也非好事，又容易招人非議；而且此時中醫雖初具會診雛形，然陸仲安曾交

---

192 〈中山病狀已漸入佳境〉，《大公報》，1925年2月10日。

193 〈孫文病中醫亦束手矣：唐周合方已服，胸部腫脹益甚〉，《晨報》，1925年2月26日，第2版。

194 引自中山大學學報編輯部編，〈關於孫中山的大學時代〉，《孫中山研究論叢》，頁15。

195 （葡）曾德昭著，何高濟譯，《大中國志》（上海：上海古籍出版社，1998），頁68-70。

代周樹芬，希望他擬一方即可走人；換句話說，陸仍堅持他的醫療主導權，希望「從一而終」云云，[196]這些都是當時中醫共同會診制度無法建立的一大原因。在中醫負責治療的同時，卻從未獨當一面，孫之病狀一有退步，即刻撤換中醫；然而，從孫發病到死亡，西醫診斷錯誤何止一次，孫與左右侍疾諸人，卻仍相信西醫，此間微妙之處，著實發人深省！除了西醫有醫院、設備、科學、醫護制度等現代化產物外，恐怕也和孫（病人）堅信西醫科學有關，信仰（中醫或西醫）將主導著病人對醫療的整體看法，有效時如是，無效時亦若是。

孫在醫院中的經歷，還能給予吾人何種啟示呢？古代中醫之收費，並不像現代如此規範。醫病關係的初結合是基於醫者本身的醫療技術與名望，而病人買單主要是依據療效或與醫生的關係來酌量施予，甚至敬送匾額、結綵相送；醫生兼開藥局，病患拿藥材才須按劑量付費，所以售藥越多則收入越高，診所、藥局和醫生的關係基本上是緊密結合的；故一位俄國人在1907年觀察到：中國人看中的是大夫的醫術，而不是他們的科學。[197]然而，近代大型西醫院的架構與體制相當龐大，醫療器材所費不貲，故醫生必須和財團或基金會組織結合，才能維持正常營運。[198]然而，在公醫制度尚未建立的民國初年，X光的昂貴、西醫的會診制度，普通人是沒得享受的，[199]大型醫院之創立完全違背了最初中國官員稱讚協和醫院的建立可以「讓中國的窮人能看得起病」[200]之初衷，這也是一項孫中山在患病中的經歷、在那中西醫論爭之初的絮語所透露出的新醫療缺失吧！

---

[196] 何時希，〈陸仲安與孫中山之死〉，《近代醫林軼事》，頁157。

[197] 米・瓦・阿列克謝耶夫（Alekseev, Vasilii Mikhailovich, 1881-1951）著，閻國棟譯，《1907年中國紀行》（昆明：雲南人民出版社，2001），頁159。

[198] 以上見解出自王爾敏，〈上海仁濟醫院史略〉，收入林治平主編，《基督教與中國現代化國際學術研討會》（臺北：宇宙光出版社，1994），頁419。

[199] 陳邦賢（1889-1976）說：「一般的醫生很難請教，因為醫生大半是敲竹槓的」、「一般醫生為利是尚」，抗戰以後，情況更是顯著。詳見陳邦賢，〈模範的醫生〉，《自勉齋隨筆》（上海：上海書店出版社，1997），頁137。

[200] 出自I.T.赫德蘭著，吳自選、李欣譯，《一個美國人眼中的晚清宮廷》，頁97。

參

「國醫」的誕生：
中國醫學之近代轉型與再造

一、前言

　　孫中山、汪精衛或湯爾和等人所認為「不科學」的中醫，其實在近代已經歷不少變革和挑戰，它所遭受的衝擊與自身的轉型，有必要在這章略作梳理。為了不使這樣的分析流於泛泛之論，本章藉由探討「國醫」一詞的誕生史，以期更深入的思索近代中醫的「變」與「常」。1876年《格致彙編》中的一篇文章，說明了醫學發展的時代動向。其記載到：「中西之學無不可通。前人之所已通者，為算學而已。異日者傅（蘭雅）、趙（元益）兩君將西醫諸書譯成，而會通之，則中國醫學必有突過前人者，余將拭目視之。」[1]這已經預言「中西醫融合會通」將會是新醫學的時代思潮，[2]而且經過融合後的中國醫學將會精進不已。在將近六十年之後，謝觀（1880-1950）在1935年出版了《中國醫學源流論》，他說：「中西匯通自為今後醫家之大業。然其人必深通西洋醫術而又真能讀中國之醫書。」[3]謝同樣也對「中西醫匯通」充滿了樂觀的心理，不過，如果從中國中心觀來思考這樣的轉變，從前期的「譯書」到後來必須「深通西洋醫術」，這中間對西醫知識掌握之要求，顯然是日益加深。

　　如果我們一路往下看，就會很自然的將毛澤東（1893-1976）在1958年所揭示的原則：「中國醫藥學是一個偉大的寶庫，應當努力發掘，加以提高。」[4]中醫界視為是這整個「中西醫匯通史」潮流的高點，歷史發展的必然

---

[1] 徐雪村來稿，〈醫學論〉，《格致彙編》（上海圖書館影印本，1992）第1冊（光緒2年3月），頁70。

[2] 梁啟超言：「凡文化發展之國，其國民於一時期中，因環境變遷，與夫心理之感召，不期而思想之進路，同趨於一方向。」，又言：「凡『思』非皆能成『潮』者，能成『潮』者，則其『思』必有相當之價值；而又能適合於其時代之要求者。」參考梁啟超，《清代學術概論》（臺北：水牛出版社，1971），頁1-3。

[3] 謝利恆、尤在涇，〈中西匯通〉，《中國醫學源流論‧校正醫學讀書記》（臺北：新文豐，1997），頁137。

[4] 1954年，毛澤東談到：「我們對中醫常常片面的強調他們的缺點，沒有看到

結果。然而，中醫學在近代的轉型可謂跌跌撞撞、篳路藍縷，絕不僅是「中西匯通」、放開心胸接納近代科學等幾語所能簡略帶過的。個人曾於《醫通中西：唐宗海與近代中醫危機》的結論中，指出中醫在近代的轉型過程中碰上了「中與西」與「古與今」歷史文化之間的對向衝突而產生之「二重現代性難題」，[5]當初思索到這個難題，今日頗覺粗疏，應該有必要就專門的領域再進一步梳理。

由於近代醫史所牽涉的範圍很廣、資料也比較複雜，所以吾人必須訂出一有效之合理的分析主軸與時代斷限。和廣州中山大學的桑兵先生聊到這個問題時，他談到一個有趣的現象：

清季民初，變化即進化的觀念逐漸流行，並影響後來研究者的思維。同時，也出現了反彈，重新思考西方衝擊下本位的價值與走向，國學、國畫、國語、國醫、國術（技）、國樂、國服、國劇、國儀（禮）等一系列國字型大小概念的產生，以及圍繞這些概念及其事物的爭議，突顯了世界一體化進程中，東亞文明在那一時期的掙扎與尷尬，也預示了文化多樣性存在的價值與意義。[6]

中醫是我國寶貴民族文化遺產之一。」這個談話，已開始修正中國過去重西輕中（醫）的局面。至1955年更確立「系統學習，全面繼承，整理提高」的方針，積極培養出既懂西醫又懂中醫，掌握兩套技術的「中西醫結合」新式醫務工作者；直到1960年代，「中西醫結合」之基礎遂告穩定。詳見王振瑞，《中國中西醫結合史論》（石家莊：河北教育出版社，2002），頁50-51。

5　此一概念原來自中央研究院史語所李建民教授的提示，可參考皮國立，《醫通中西：唐宗海與近代中醫危機》（臺北：三民書局，2006），頁272-273。另外，古、今中醫與中、西醫學相互比較的議題，本就是中醫們關切的議題，如此二重性的交鋒，是歷史的對話，也是文化交流議題內學者關切的焦點。可參考的一般性著作：張大釗主編，《中醫文化對談錄》（香港：三聯書店，2000）；以及區結成，《當中醫遇上西醫：歷史與省思》（香港：三聯書店，2004）。

6　此為桑兵教授和筆者通信時所告知的想法。

　　故「國醫」一詞實帶有一種中醫在當時的文化多樣性與各種綜合價值的集合體。若談到「國醫」，已有不少學者注意到其形成的要素與變化的歷史，例如早期Croizier 偏重於文化的解讀，[7]魏嘉宏則透過從中醫團體之抗爭與國民政府確立法案的過程來梳理中醫的「國醫化」歷程，[8]雷祥麟則補充中醫團體致力於獲得國家所賦予的權力，最終逃過了被廢的命運之觀點。[9]其他還有不少著作都談到「國醫」這段歷史，都給予吾人一個堅實的研究基礎。[10]比較可惜的是，純粹從傳統中醫界內部所發出的各種言論與思想，卻常被「西化」力量所掩蓋，使我們聽不到來自中醫內部的聲音。本章即希望挖掘這些史料，以增添既有研究的多元性。基本上，「國醫」一詞可能生成於1920年代後期，而正式在1929年起被抗爭的醫藥團體納入「正名」運動的一環，漸漸成為被認同的一個名詞。[11]不過，僅作這樣的解讀是不夠的，因為「國醫」一詞所包含的面向很廣，何況「國醫」一詞本身就牽涉到中醫學自身的改革，它促使我們去思考民國醫史的發展，在科學化、西醫化的歷程中，中醫自身進行了一些什麼樣的改變？遭受這麼大的衝擊，為何中醫能夠生存下

7　Ralph C. Croizier, *Traditional medicine in modern China : science, nationalism, and the tensions of cultural change*（Cambridge : Harvard University Press, 1968）, pp. 81-104.

8　魏嘉弘，《國民政府與中醫國醫化》（臺灣中壢：中央大學歷史所碩士論文，1998）。

9　Sean Hsiang-lin Lei, *Neither Donkey nor horse: Medicine in the struggle over China's Modernity*（Chicago: University of Chicago Press. 2014）, pp. 97-120.

10　Bridie Andrews, "The Making Of Modern Chinese Medicine,1895-1937."（PhD. Dissertation, History and philosophy of Science,University of Cambridge, London, 1996）, p. 247.依出版順序還可參考較有開創性的：趙洪鈞，《近代中西醫論爭史》（合肥：安徽科技出版社，1989），頁108-127。鄧鐵濤主編，《中醫近代史》（廣州：廣東高等教育出版社，1999），頁280-331。楊念群，《再造「病人」：中西醫衝突下的空間政治（1832-1985）》（北京：中國人民大學出版社，2006），特別是第7章。

11　Ralph C. Croizier, *Traditional medicine in modern China : science, nationalism, and the tensions of cultural change*, pp.89-90.

來，這是一個要回答的問題。而不是在探討中醫學了西醫多少，反而應該倒過來問，中醫保存多少，而能生存下來。

　　另外，醫學不但是學理上的爭論，更是國家、社會與群體必須重視的大事。故焦易堂指出：「醫藥問題，不單是醫藥之本身的問題。醫藥的對象是民眾的疾病，所以他亦是全國的社會問題，希望全國民眾更給予深切的注意。」[12]故本章也將著重探究國醫在新國家中所扮演的角色與他們為何必須轉變的因素。當國醫進行一連串的努力與改良時，是否能藉由這些歷程以及針對國醫改革這件事之正、反兩方的言論來相互比較，檢討「國醫」概念形成之過程內，中國醫學轉型的得失和成敗呢？這些集中在1926至1936年的中國醫界運動，不管是科學化、匯通中西醫還是向國家權力靠攏等方針，真的是可行的改革方向嗎？對這些問題有必要再進行整理與解釋，並對一些既有研究成果之看法略做補充、提出新解釋。本章希望能達到這個目的。

二、重省中西醫匯通史：正視中西差異

　　如何可能較清晰地理解近代中醫史呢？自唐宗海（1851-1897）率先提出「中西醫匯通」後，中醫界就從未表現出全然排拒西醫的本位思想，像是張錫純（1860-1933）更以中西醫藥並用著稱，[13]可見中醫積極採用西醫學理，甚至治療方式的企圖。但是，西醫並不滿足於「和平共存」，而且，南京國民政府內確實有一批人反對中醫，這才讓中醫界不得不做一些改變。[14]根據李經緯的研究，他認為1920年之後，醫界思潮主要以「廢止中醫」、「中醫科

---

[12] 焦易堂，〈為擬訂國醫條例敬告國人書〉，《國醫公報》（南京：中央國醫館秘書處）1卷5期（1933.05），頁8。
[13] 這部分收錄於張錫純，《醫學衷中參西錄》（石家莊：河北科學技術出版社，1999）中冊，頁141-165。
[14] 有關南京國民政府（國民黨）內部對中國醫學的爭論與角力，可參考Ralph C. Croizier, *Traditional medicine in modern China : science, nationalism, and the tensions of cultural change*, pp.131-148.

學化」、「保存中醫」最爲盛行，言「匯通」者已不多見。匯通主要還是見於清末至1920年這段期間。[15]由此可知，1920年代之後是關鍵的年代，開門見山地說，這個時期可說是中醫「轉向內在」，思考自身學術定位與範疇之本位主義興起的時刻。

　　僅憑這樣概括的假設是不夠的，而且中醫爲什麼開始轉型？它出現了哪些變化？必須還要加以說明。在中西醫匯通史之外，今後也必須注意中醫界看到了哪些中西匯通的「不利因素」，或是中醫的特殊性，無法和西醫「匯通」的條件等等。首先，中西醫學屬於不同的思想、哲學體系，[16]這是許多醫家或知識分子都注意到的地方。例如張錫純在1928年指出：「近閱醫學志報，多有謂哲學可累醫學之進步者，其人蓋不知哲學作何用，並不知醫學所由昉也。……此《內經》既爲黃帝講明醫學之書，而必以哲學開其端，誠以哲學者保生之學也。人必先能自保其身，而後能代人保其身。」[17]中國醫學本身就是一種保身哲學，這種學問依賴的正是古典的哲學思想。而近代著名哲學家梁漱溟（1893-1988）更指出：西方喜「新」，而東方「好古」；西方文化以「向前爲根本精神」，而中國則以「意欲自爲調和折衷爲其根本精神。」[18]也就是說，調和外來文化在中國是可行的，但中國與西方文化發展的

---

[15] 李經緯、鄢良，《西學東漸與中國近代醫學思潮》（武漢：湖北科技出版社，1992），頁141。

[16] 中醫是不是有「哲學」思想的問題，還有很大的商榷空間。文中醫家的思想，或可稱作看法，至於有無呈現一種有體系的哲學思想，必須另當別論。此點意見爲桑兵教授所提醒，特此致謝。就後來的研究而言，中醫當然是有哲學的，參考程雅君，《中醫哲學史（第三卷）明清時期》（成都：巴蜀書社，2015）。

[17] 張錫純，〈論哲學與醫學的關係〉，《醫學衷中參西錄》中冊，頁216-217。

[18] 出自梁漱溟，《東西文化及其哲學》（北京：商務印書館，1999），頁47-56。另外一個有趣的側寫：魯迅帶著諷刺的口吻說：「中國人的性情是總喜歡調和、折中的。譬如你說這屋子太暗須在這裡開一個窗，大家一定不允許的。但如果你主張拆掉屋頂，他們就會來調和，願意開窗了。沒有更激烈的主張，他們總連平和的改革也不肯行。」如果魯迅的觀察夠犀利，至少我們就可以看出近代以來中醫在「融合西醫」舉措背後所面對、來自於西醫的壓

方向畢竟不完全相同，這是以思想文化特殊性來立論。而中國的哲學與西方的科學，恰好對比出中西兩文化各自不同的特色，張錫純就指出：

> 當時西人雖重科學，而其一二明哲之士，亦間悟欲求科學之登峰造極，亦必須輔以哲學。是以先總理有言謂：「諸君都知道世界上學問最好是德國，但是德國現在研究學問的人，還要研究中國的哲學，去補救他們科學之偏。」先總理之言如此，豈猶不足憑信乎。由斯觀之，吾中華哲學之文明，數世後將遍行於群國，則全球受哲學之陶融，世界已登於大同矣。[19]

此處相當特別，張強調中華民族思維的特質，並援引孫中山的言論來說明自身文化的價值，顯然是在突顯中西不同之處。但孫中山不信中醫，所以張氏此言所引據，不過僅得一偏，必須全盤關照，才知民初中醫之困境。這只是一種想法，更明顯的中西區隔還在於種族與天性的差異，例如李壽芝於《醫界春秋》上發表一篇文章，指出：

> 據我的觀察，是他們（指中西醫）入手的途徑不同。這個途徑，或是本於東西兩方民族天性的。東方民族，一曩嗜好善戒殺，專講什麼因果陰德，就是懸壺行道，也說是「半積陰功半養生」。他胸中慈悲為本，道德為懷，心是細的、膽是小的，不涉怪誕，專務清高，所以得的學問，是天天在明窗靜几中理想出來的。這種醫學的結晶，是精神的、是自然的。西方的民族，殺伐好奇，是他的特性，無論什麼，總要追個實質來，就如一個爐子蒸汽響了，瓦特要左思右想；一

力，是相當大的。引文出自陳漱渝主編，〈無聲的中國：二月十六日在香港青年會講〉，《魯迅論爭集》（北京：中國社會科學出版，1998），頁21。魯迅的話顯示，中醫在轉型過程中所選擇的「折衷」，民國知識分子也大感疑慮且不甚認同，此為處在中西文化夾縫中，代表傳統文化之中醫，所要面臨的時代挑戰，讀者可一併參考下一章的論述。

[19] 張錫純，〈論哲學與醫學的關係〉，《醫學衷中參西錄》中冊，頁218-219。

個蘋果落在地上，牛頓要揣摩推測。總算他們是天之驕子，結果被他們宣洩了不少神奇的天秘。所以醫學一道，（西醫）就也不惜以宰割屍體為能事。[20]

中、西民族之天性淬煉出各個民族思考事物的方式，而生長孕育於其中的醫學發展，當然也是不同的體系。除了思考外，身體的歸納也是中西有別，基於中西民族、體格所發展出來的兩套醫療體系，也不能硬套在一個框架中。例如陳階雲指出：「中醫與西醫，名既不同，自當各用各法、各用各藥，以求名副其實。竊又以爲不然，夫信如斯言，以中西名稱有區別，而必須中是中、西是西，各清界限，不許假借，則我中國人學醫，只可學中醫矣；我中國人服藥，只可服中藥矣。何以不禁中人不得學西醫服西藥，而獨禁中醫不得參西法而用西藥耶？」[21]雖然張錫純善於併用中西藥，但此處陳氏反倒提出中國人較適用中藥，顯然開始重視中醫對國人的價值在何處。

以上所舉，不過是較明顯的言論，舉其犖犖之大者而已。但是儘管中西文化在「文明」、「思維」、「種族」還是「身體」等方面皆有不同之處，[22]在1929年廢中醫風潮以前，仍有不少學者主張匯通中西醫；不過，隨著「中西不同」的比較漸漸多起來，原來建構在自身傳統文化上之國粹內的醫學，也漸漸開始畫出界線，和西醫慢慢地進行切割。但，這種狀態並沒有維持多久。

三、國醫建構之初：國學與國粹之形象

中醫不僅是實用的醫學科目而已，在近代中國，它更代表一種傳統學術與身體文化的集體認同。當西風東漸日益加深，中醫所依存的東西也從醫學

---

[20] 李壽芝，〈新舊調融之管見〉，《醫界春秋》22期（1928.04），頁3。

[21] 陳階雲，〈對中醫不得用西法西藥，西醫不得用中藥再進一辨〉，《醫界春秋》22期（1928.04），頁1。

[22] Frank Dikötter, *The discourse of race in modern China*（Stanford, Calif.：Stanford University Press, 1992）, especially chapter 4.

的本體轉移到了文化上的訴求，希望能和「國粹」放在一起，以傳統之基石力抗新潮之西風。

中醫與國粹放在一起論述的起源相當早，李經緯早期已指出，清末民初醫界就已有「國粹保存論」了，例如1909年朱嘯雲在〈論太醫院不宜改用西醫〉中談到：「今日中醫知識漸開，各處醫會醫報之發達，勢力磅礴，凡所以奔走呼號，舌敝唇焦者，無非為發明醫學，慎重生命，保存國粹而已。故採取西法以表彰中學則可，盡棄中學而惟學西學則不可，而況於用西醫乎？」此段話即非常明確地表述了國粹保存論者對待西醫學的態度。[23]當時氛圍是將中國傳統的學術都視為國粹，而醫學也歸納在內。另外，蔡小香（1862-1912）於1910年為《醫學報》所作的「發刊詞」中，表述得更為明白，他說：

> 天演之源，導於物競，物競之極，終於天演。東西之士皆守積極的主義，事事欲今勝於古，故有古人有今人，此進化之機轉也。中國之士，皆守消極的主義，事事謂今不如古，故有古人無今人，此退化之現象也。以進化與退化相競，退化者不得為天演所淘汰？……由是以往，下逮於今，為西醫全盛，漢醫式微時代，一盛一衰，天淵相判。緬彼扶桑，可為殷鑑。今吾國當新舊交哄之際，誠宜淬礪精神，冒險進取，納西方之鴻寶，保東國之粹言。[24]

當時由於「今勝於古」的普遍認知，衍生了中醫可能滅亡的擔憂。而此時「納西方之鴻寶」，是拯救中醫的一種好方式。另外，1914年張讖孫在〈中醫救亡芻言〉中指出：「自泰西醫學輸入中華，其初國人昧於世界之觀念，龐然自大，用夷變夏，懸為厲禁，故教會醫院雖遍佈各行省，而問津者寥若星辰焉。自戊戌新政，新學漸露萌芽，迄至近世，民智勃起，科學昌明，而中西醫學之優劣，判若天淵，昭然若揭，於是謀改良者有人，謀會通

---

23 轉引自李經緯、鄢良，《西學東漸與中國近代醫學思潮》，頁110-111。
24 轉引自李經緯、鄢良，《西學東漸與中國近代醫學思潮》，頁111。

者有人，興醫報立醫會者又有人，惶惶汲汲，不可終日。要其宗旨，不外保存國粹，提倡宗風。」[25]此時「謀改良」還是「謀會通」，這些人基本的心態與動機都在保存國粹。可以看出，此時所謂的「國粹」之內涵，並不排拒學習西醫（西學），此時正是民初中西匯通風潮的當下，丁福保（1874-1952）也曾用「醫界國粹」這樣的名詞來呼籲醫者必須面朝西方之長。[26]這時「國醫」一詞連用並沒有出現，但中國醫學和國粹概念的結合，顯然可以視為「國醫」成形的初期雛形；而這時學習西醫的方向雖已被提出，但有時看來像是口號，談論多於實際。

　　探索醫者思想或醫學之發展，不能忽略當時的文化思潮。五四運動展開後，舊文化、舊思想被貼上落後的標籤，中醫過往與「國粹」、「國故」連結的形象，在這個時候開始成為箭靶子。像是胡適就從國粹本身的價值開始質疑起，而魯迅（1881-1936）更加犀利，因為他要根本地將國粹連根刨起，讀者可參閱本書之論。「西化派」知識分子已使中醫沒有任何「折衷」的餘地存在，這時中醫界已經漸漸感到「被廢」的壓力了。大體經過這樣的時代衝擊後，原本中醫與國粹的結合，開始漸漸與西學畫出明確界線，中醫界也對西醫的防衛心更加強烈。約在20年代中後期，「國醫」論述從早期單純的、可以中西兼容並包的概念中緩緩脫出，這種結合文化的國粹論而出現的「國醫」論述，顯然開始區分中西醫，與前述一切民族、身體、思想等等要素，皆成為中西醫分界的標準，新的「國醫」一詞，於焉出現。例如張贊臣（1904-1993）提到「國醫的責任」，就是要「保存國脈」，不受外力欺負。[27]或是指出：「少數留日等回國西醫受帝國主義之薰陶，不能體察國民醫藥上之需要。又不知斟酌國人之體格而有所變通。」[28]可視為此轉向的顯例。

25　出自《中西醫學報》8期（1914）。轉引自李經緯、鄢良，《西學東漸與中國近代醫學思潮》，頁141-142。

26　丁福保，《歷代醫學書目序》（1902）。引自陳邦賢，《中國醫學史》（臺北：臺灣商務印書館，1992），頁257。

27　張贊臣，〈國醫的責任〉，《醫界春秋》13期（1927.07），頁6。

28　〈全國醫藥團體總聯合會為中國醫藥問題敬告國人〉，《申報》1929年4月25日，2版「廣告」。

這時以國家與民族的界線來劃分中西醫的想法，可能和孫中山的死（1925）至蔣北伐統一全中國的幾個事件，所造成的國內政治氣氛有所關聯。[29]以孫中山之民族、民生主義內之元素作爲號召，來喚醒中國民眾，是1925年後中國政治思想的一個特殊現象。[30]其實，在思想、文化界，這種政治神話圖騰的操作，也無所不在。至於蔣以孫中山的繼承人自居，使得三民主義與孫中山思想迅速成爲國民黨爲主導的政府所奉行的中心思想；其中，「國醫」即緊緊地抓住民族主義這一要目加以發揮，例如王一仁發表〈三民主義與中國醫藥〉，痛陳中國受到侵略，民族意志消沉，而今日則有中醫受西醫之政治、經濟壓迫，必須「恢復民族自信之精神」，確實重視中醫發展，如是齊頭並進，則三民主義完成之日，也就是中醫蒸蒸日上之時。」[31]祝味菊（1884-1951）則言：「你想現在國民政府執政的人，哪個不是三民主義的信徒？」接者說：「社會信仰中醫的理由，實在是中山先生說的，中國有一種極好道德是愛和平，中醫治法和平，癒病的成績又不亞於西醫。」[32]這也是「國醫」抓住國家思想方略的一種展現，孫中山一躍而成爲中醫文化的代言人。

---

[29] 有關孫中山之死的醫史意義，可參考上一章論述。孫雖不信中醫，但他所提民族主義和最後服用中藥的決定，使得孫的角色變得模糊，而給了中醫另一種「復興傳統文化」之希望。

[30] 有關中華民族的喚醒與過程、政策之塑造，可參考費約翰（John Fitzgerald）著，李恭忠等譯，《喚醒中國：國民革命中的政治、文化與階級》（北京：生活‧讀書‧新知三聯書店，2004），特別是第1章。還可參考黃東蘭主編，《身體‧心性‧權力》（杭州：浙江人民出版社，2005），「中山陵：政治精神的表達與實踐」部分。關於孫中山的死與其政治意涵之形塑，尚可參考：Liping Wang, "Creating a National Symbol: The Sun Yatsen Memorial in Nanjing," *Republican China 21*, no. 1（1996.04），pp.23-63. 以及李恭忠，《喪葬政治與民國再造：孫中山奉安大典研究》（南京：南京大學歷史系博士論文，2002），與陸續發表的專書與論文等等。例如：李恭忠，《中山陵：一個現代政治符號的誕生》（北京：社會科學文獻，2009）。又有陳蘊茜，《崇拜與記憶：孫中山符號的建構與傳播》（南京：南京大學出版社，2009）等著作。

[31] 王一仁，〈三民主義與中國醫藥〉，《醫界春秋》13期（1927.07），頁1。

[32] 祝味菊，〈讀紹君醫政統醫論的談話〉，《醫界春秋》14期（1927.08），頁2。

　　而在這樣的轉變中，尤爲重要的就是國醫對自身學術的肯定，陳階雲談到：「今日西藥中調經之Cumenol，即中藥中之當歸也；驅蟲之Macnin，即中藥之鷓鴣菜也；止咳袪痰之Aqua-Laurocer, Cxtract platycodon Grandiflorus Fluidus即中藥之杏仁、桔梗也。諸如此類，中藥之被西國採用者，不勝枚舉。禁此而不禁彼，豈得謂之乎乎。」[33]此語即彰顯中醫藥主體之價值，恰可呼應上述思想變遷之動態。而中醫許半龍（1898-1939）更加明確指出「國學」與「中國之學術」中「醫學」的看法。緣於1927年第四中山大學〈行政周報〉公布所謂大學教員資格條例，助教和講師必須符合「於國學上有研究者」；副教授更必須符合「於國學上有特殊之研究者」。據此，許談到這是「中國學術界之曙光也」。他回憶到章炳麟（1869-1936）在滬演講時解釋說：「『國學』則標『經學、文學、哲學』三者爲綱。其義不相出入；談『國學』者每引之以相告，特不知章氏之所舉，實有不能盡之耳！蓋所謂『國學』者，『中國之學術』也。所有『中醫』、『中藥』之學，亦在其範圍之內，界說既廣，而收納之資料始見我國學術之博矣。然考全國之醫大，及醫學院，其能略知中醫者，已不多見。何云研究！何云貢獻！更何云特殊之貢獻！」[34]這樣的例子，明確將國醫與國學結合在一起，這樣的傾向一直延續到後來，都沒有消失。

　　傅斯年（1896-1950）則對中醫抱著「悠久傳統」的心態大不以爲然。這位新學大師，本著對「國故」的厭惡，[35]在30年代初期對中醫的批評是相當著名的。在他心中，「整理國故」和「輸入新知」是對立的。他說：「中醫病理，只是引些書名，乞靈於中世紀的權威，而曰『考國醫歷代研究病理診斷

33　陳階雲，〈對中醫不得用西法西藥西醫不得用中藥再進一辨〉，《醫界春秋》22期（1928.04），頁1。

34　以上出自許半龍，〈現行大學教員資格條例與醫科〉，《醫界春秋》19期（1928.01），頁1。

35　參考杜正勝，〈無中生有的志業：傅斯年的史學革命與史語所的創立〉，《古今論衡》1期（1998.10），頁4-29。或者較完整的論述：氏著，〈傅斯年的史學革命（上）與（下）〉，《新史學之路》（臺北：三民書局，2004），頁93-156。

藥物的書，真是汗牛充棟』。其實西洋的醫書若自埃及、希臘算起，更是汗牛充棟。不過這些都在近代醫學的光天化日之下，退位讓賢，只保持『歷史的興趣』耳。」[36]大抵國醫與歷史文化的意涵結合，決非反中醫者所樂見，故謂：「西醫的維新派，未曾研究國粹的究竟，只知道說中醫不是科學的，反對它虛無縹緲、信口胡言。」[37]可見國粹與科學是不相容的，這時「國醫」還未急於要採用科學，只是保持某種程度之開放心胸而已，實際上，此時國醫僅為永續經營而匯通西醫，故言：「法既有短長，不善者自應改革。藥無分彼此，有效者皆當備用。採取新智識，保存舊國粹，參而合之，媾而通之，以期中國醫學，早達上乘，而為全世界冠，上以增國家無限之榮，下以應人民無窮之疾。」[38]可見當時中醫界學習西醫理論之皮毛，僅是為了保存中國醫學著想，仍看不出「國醫」想方設法在「上以增國家無限之榮，下以應人民無窮之疾」這樣單獨存在於新國家的價值上，將採取科學化的積極態度與擘畫。

四、國醫轉型的關鍵年代

　　1929年余巖（1879-1954）提出的「廢止中醫案」（以下稱廢醫案），是一次中國醫界的重大革命，而這一事件對中醫本身轉型力量之蓄積，顯然具有重大意義。大抵在經歷抗爭運動後，中醫界開始改變過去的競爭態度，轉而採用聯合的作法，並透過團體、學會的力量，爭取在國家政策中發言的權力與法律的保障。過去已有許多人研究過，不過，本文必須指出新的看法，即過往許多人認為國民黨、甚至是國民政府的立場是反中醫，「有計畫的消

36 傅斯年，〈再論所謂國醫〉，《傅斯年全集》（臺北：聯經出版社，1980）第6冊，頁318-319。
37 李壽芝，〈新舊調融之管見〉，《醫界春秋》22期（1928.04），頁3。
38 陳階雲，〈對中醫不得用西法西藥西醫不得用中藥再進一辨〉，《醫界春秋》22期（1928.04），頁1。

滅中醫」，甚至將蔣介石與汪精衛等放在一起並論，皆非史實。[39]目前已有研究指出，蔣介石在廢醫案中是扮演反對者的角色。[40]實際上，這次廢醫案的來龍去脈，其實並非國民政府有計畫、有目標的欲廢除中醫，反而應該是少數留學外國的西醫，一次突發性、沒有配套措施的蠻幹，更非中央部會授意之政策。

起初，1929年國民政府衛生部成立，旗下設立「中央衛生委員會」，以做為衛生決策的議決機關。第一屆委員會議時以「中醫妨礙全國醫事衛生」為由，決議採取漸進手段限制中醫。第一任衛生部長薛篤弼（1890-1973）指示中央衛生委員會致力於解決重大衛生問題，但褚民誼（1884-1946）卻解釋成：「衛生委員會等於立法機關，衛生部等於執行機關。」此語等於將衛生委員會之權力凌駕於衛生部之上，已屬越權。其中，特別是褚民誼，根據魏嘉弘的研究，在開會期間，舉凡影響深遠的議案，皆由褚提出並通過，交付執行；他還積極串連國外學成歸國之西醫，捐棄歧見，共同攜手廢止中醫。當時褚為國民黨中常委，1928年任國民黨中央執行委員等等，權傾一時；而且，當時余巖只是提出辦法與見解，但褚才是真正的執行者，影響甚巨。[41]褚是留學法國的醫學博士，汪精衛當行政院長時，褚就是行政院秘書長。而汪擔任中央黨部主席之時，褚則是中央黨部秘書長。汪重返政壇，在上海舉行改組派全國會議，褚則擔任籌備主任。[42]推測褚賣力的推銷廢醫政策，應該與汪的授意不無關係。

1929年中醫藥界第一次請願時，正值國民黨召開三全大會期間，當時由葉楚傖（1887-1946）接見，當下即表示「中國醫藥有悠久之歷史，為全國民眾所託命，斷無廢止之可能，余當盡力援助，並望醫藥兩界共同努力。」還包括國民黨中常委張靜江（1877-1950）、李石曾（1881-1973）等人，都曾允

[39] 參考趙洪鈞，《近代中西醫論爭史》，頁111-127。
[40] 文庫，〈蔣介石與中醫醫政〉，《淮陰師範學院學報（哲學社會科學版）》29卷4期（2007.07），頁502-506。更詳細的論述，可參考文庫，《移植與超越：民國中醫醫政》（北京：中國中醫藥出版社，2007），頁78-83。
[41] 魏嘉弘，《國民政府與中醫國醫化》，頁52-61。
[42] 陳存仁，《抗戰時代生活史》（上海：上海人民出版社，2001），頁56-59。

諾支持中醫界之行動。[43]行政院長譚延闓（1880-1930），接見第一次請願代表時更進一步表示：「中央衛生委員會決議案，斷無實行之可能。」何況中國許多地方只有大都市有西醫，若此案真的通過，那麼「病者將坐以待斃，且藥材農工商人全體失業，影響國計民生，不堪設想。」[44]同年10月，國民政府明確宣示：「奉主席（筆者按：蔣介石）交下來呈為請願撤銷禁錮中國醫藥之法令，摒絕消滅中國醫藥之策略，以維民族而保民生一案，奉諭：『據呈教育部將中醫學校改為傳習所，衛生部將中醫院改為醫室，又禁止中醫參用西械西藥，使中國醫藥事業，無由進展，殊違總理保持固有智能，發揚光大之遺訓。應交行政院分飭各部將前項佈告與命令撤銷；並交立法院參考。』」[45]等同於徹底反對所有「廢醫案」之建議。這些歷史都已為治近代醫史的學者所熟知；那麼，如果在抗爭之初就已受到行政院長，甚至五院院長加上蔣介石的輪流接見、支持，那麼這無疑是個極大的鼓舞，更可見此案是突然提出，並無經過嚴密的部會協商所達成的粗率決策。

　　衛生部政務次長胡毓威曾表示，中央衛生委員會只能「建議」而已，如要施行，必須經過衛生部核可，再報請立法院、行政院通過之後，才具有行政上的施行效力，而衛生部長更是認為，中央衛生委員會的決議「不妥」。[46]衛生部雖由薛主導，但他本身未具醫學背景，本次廢醫政策，一般相信不是由他主導，但因廢醫案所造成的風潮太大，故他向行政院長提出辭呈，[47]後由劉瑞恆（1890-1961）接任。實際情況是，廢醫案只對首都附近各省之醫藥衛生行政有所影響，其他各省仍各行其事，維持傳統中醫為主的局面，顯見中央政府法令草率、貫徹不易，中醫界遂可藉由抗爭行動挽回頹勢。而且在兩次會議期間，其實中醫界所受影響並不如想像中的大，他們仍繼續創辦中醫

43　〈中西醫界聯合之先聲〉，《申報》，1929年6月28日，16版「本埠新聞」。

44　〈中醫藥存廢問題〉，《申報》，1929年3月21日，15版「本埠新聞」。

45　鄭曼青、林品石編著，《中華醫藥學史》（臺北：臺灣商務印書館，2000），頁388。

46　〈中醫藥存廢問題〉，《申報》，1929年3月21日，15版「本埠新聞」。

47　〈薛篤弼辭衛生部長〉，《申報》，1929年4月11日，9版「國內要聞」。

醫校與醫藥團體，完全無視中央法令可能的束縛。[48]足見「廢醫案」是個軟弱的共識，未達實際政策之面。更顯見這只是一次魯莽、沒有配套措施、全盤規劃的行動。

　　在中醫藥界方面，除了延續前期中西醫差異的論調外，更抓緊了「國家與民族的生存與尊嚴」這個命題，大肆宣傳中醫藥的價值。1929年12月19日，張梅菴至立法院、裘吉生（1873-1947）等人則至行政院再次請願，提出：「懇請維護中國醫藥業之地位，以保國粹事。竊爲總理以保全固有文化，發展社會經濟，爲構成民族民生主義之要點……仰乞確定中國醫藥業之地位，明令提倡，以保國粹，實深感戴，謹呈。」並由「屬會以整理固有學說，改良現在藥物爲職志，期於文化經濟作壞流之助。」[49]從這份聲明中已經看到，除了延續前期的國粹與文化之方針，最大的改變在於當時中醫已經在思考：「古典醫學體系能夠爲國家做什麼？新中醫必須承擔什麼樣的責任？」這個基調，成爲中醫藥界爭取權力的最大改革與論述方向。[50]

　　隨著中醫藥抗爭日漸擴大，褚民誼等人也開始漸漸感到輿論之壓力，轉而提倡「貫通中西」了，希望能使「中醫學理進而科學化」，還要擴建中西療養院，並留給中醫診療之空間，可見褚的態度已有些微軟化。[51]其實，就褚個人而言，陳存仁（1908-1990）指出，他會踢毽子、打太極拳，寫了一手「顏體而有柳骨」的好字，還曾寫過《孝經》一版刊行，平時愛好古典戲劇，特別是崑曲。待人很客氣，沒有官架子，胸中無城府。雖然留學法國，

48　魏嘉弘，《國民政府與中醫國醫化》，頁88、92。

49　〈全國醫藥請願團出發〉，《申報》，1929年12月19日，13版「本埠新聞」。

50　可參考筆者近期對於中醫和現代戰爭史的研究。皮國立，〈戰爭的啓示：中國醫學外傷學科的知識轉型（1937-1949）〉，《國史館館刊》63期（2020），頁91-126。以及皮國立，〈中國近代醫療史新論：中醫救護隊與西醫知識的傳輸（1931-1937）〉，《中國社會歷史評論》第24卷（2020），頁158-173。

51　〈中西醫界聯合之先聲〉，《申報》，1929年6月28日，16版「國內要聞」。

但還能保持中國士人的風範。[52]這樣具有「傳統氣息」的人，很難和「廢中
醫」這樣的反國粹心態結合在一起。而且褚頗有玩世不恭之態，也不具嚴謹
的學者風範，[53]這樣的人實在看不出有任何堅定的信念來支持「廢除中醫」這
樣的決策；他提出的政策，顯然不是經過深思熟慮之結果。褚曾公開談到：
「因中國科學幼稚，百無進步，中醫師本身，知其然而不知其所以然，由於
缺乏研究所致」、「如果中西醫合作，用科學方法診斷，用中西藥治療，各
視其治癒之疾病而研究其學理，然後導入於科學之途徑，則必有新的醫學發
明。」[54]由此可見，在學理方面，「不科學」是中醫為西醫所質疑的致命傷，
講得更明白、直接些，反過來推論，「科學」也是中醫的保命符、西醫的最
後底線。

陳存仁回憶當褚民誼見到他時，立刻想起他就是在廢醫案中和他進行
筆戰的其中一位中醫，不過褚表現得絲毫沒有芥蒂，還坦承他的父親也是中
醫，開設了一間中藥材店，他自己非但不反對中醫，而且有病時還常服中
藥，他更是「中西療養院」的董事之一，還囑咐陳努力改進中醫。[55]陳回憶
說，他認識褚甚久，雖然褚是醫學博士，但卻是個研究兔子交配與生殖器
官的「兔陰博士」，況且法國的醫學院太過自由，學生不太用功，褚就是個
顯例。陳從未在任何場合聽過褚談論有關醫藥方面的話，褚也從未診療過病
人。倒是有一次向陳問起鹿茸、肉蓯蓉等壯陽中藥的吃法，褚聽得入神，想
必與他的性好魚色的需求有關。[56]綜合看來，只要能夠與「科學」和「西醫」

---

[52] 陳存仁，《抗戰時代生活史》，頁56-57。

[53] 褚民誼喜愛交朋友，大而化之至沒有規矩。在上海熱中交朋友，特別是跟
「女性」的朋友交際，還喜歡逛妓院、舞廳等等，倒是頗損中央委員的名
聲；身邊的「女伴」還常常更換，還帶著妓女一同遊杭州，去和「月下老人
祠」求籤問卦，真是政界奇聞。凡此糊塗花邊軼事，都已記載在陳存仁的書
中，有興趣者再行參看：陳存仁，《抗戰時代生活史》，頁56-76。

[54] 〈《醫藥評論》社員參觀中西療養院〉，《申報》，1929年9月23日，16版
「本埠新聞」。

[55] 陳存仁，《抗戰時代生活史》，頁67。

[56] 陳存仁，《抗戰時代生活史》，頁71-72。

沾上邊，就足以杜反中醫者悠悠之口；而反中醫政策的規劃與執行之「不得其人」，早在一開始就已埋下失敗的種子，又不見得是中醫做了多少努力的問題。

綜合來看，如果中醫能繼續打著國粹，並適度表現科學進步之一面，復再加上接受國家權力管轄、能為國家、民族的健康把關、負責，則中醫即可立於不敗之地。而後來「中央國醫館」的創立與努力，某方面來說正是這些理念的縮影。1930年5月7日，譚延闓、胡漢民（1879-1936）、陳肇英、朱培德、邵元沖、陳立夫（1900-2001）、焦易堂等人在中央政治會議中提議設立中央國醫館，經費由國府核定，一共獲得十三位國民黨中常委的支持，並決定以科學方法整理、研究、改良中醫學術，[57]至此已確立科學化的國醫改革方向。1931年3月17日，中央國醫館正式成立，然西醫或反中醫論者並沒有因為中醫採用科學的方法，就予以肯定。同樣地，反對者也同樣以「科學」為武器，持續抨擊國醫不屬於科學的醫學，「國」醫之名無存在之必要。若言國醫為國粹，有研究保存之必要，則應請中央研究院或科學專家來加以研究，中醫們本身並不具備可供研究所需的科學知識，[58]可見反對「科學國醫」的聲

---

[57] 1931年3月17日「中央國醫館籌備大會」上，主席團公推會員陳郁為主席，根據《國醫公報》記載當時開會記錄：「在近年有許多醫家都感覺到中醫有整理之必要，同時中央政治會議有幾位委員就是譚故院長、胡院長、陳委員立夫、邵委員元沖、焦委員易堂、陳委員肇英、朱委員培德等七人向中央政治局會議提議，仿照中央國術館的辦法設立中央國醫館。……嗣由焦委員易堂聯合各同志徵求各方面的意見，計函復贊同者有六、七十處之多。去年10月由焦委員召集發起人會議推舉七人為籌備委員，就是焦易堂、陳立夫、彭養光、陳莫圻、周仲良、施今墨六先生及兄弟共七人。」事見中央國醫館秘書處，〈中央國醫館籌備大會行開會式速記錄〉，《國醫公報》1卷2期（1932.11），頁6-7。還可參考《衛生公報》（南京：衛生部秘書處）2卷2期（1930.02），訓令265號；以及《衛生公報》2卷6期（1930.06），指令265號，呈第72號。以及中國國民黨中央執行委員會，政治會議第226次會議，第8號提案（臺北：中國國民黨黨史會原件，1930.5.7）。

[58] 〈敬告全國醫界暨全體民眾書〉，《申報》，1930年11月08日，2版「廣告」。

浪依舊不小；更有人抨擊政府衛生政策變來變去，顯見中央並不重視科學醫
（西醫）的地位，反而支持舊醫，眞是倒行逆施云云。

現在，中醫與西醫界都在盯著這個機構的發展，看看它代表一個什麼樣
的國醫轉型。

五、形塑科學國醫之困境

根據國醫當時所代表的意涵與未來的轉型方針，顯然要把握：一、國
粹；二、國家權力；三、科學化；四、能擔負的責任等改革目標。其中第
一、二目標，已有學者進行梳理，此處不用再議。倒是三與四，還可再討
論，將脈絡說明清楚；筆者以爲，那是「國醫」再造中最大的改變，也最能
說明中醫在民初轉型之成敗得失。

此處先談第三項問題。中國醫學的「科學化」思潮何時提出，由誰提
出，已難確考。至少在1927年，中醫已經出現要匯通「科學」的傾向，祝
味菊提出把中醫固有能力，補上科學的長處來提倡整理，成爲一種「新國
醫」。[59]至1928年則有「醫學科學化」的口號。褚民誼則說：「今各國醫學已
無不科學化矣，獨吾國社會獨積習相沿，抱殘守缺，社會人士，仍多崇拜舊
醫，菲薄新醫。此則觀念錯誤，思想陳腐，尤不可不大聲疾呼，發聲振聵，
俾知天演定例，優者勝劣者敗，醫學科學化，在二十世紀中，已成爲不易之
定例也。」[60]大體科學化在20年代末期已成爲中醫發展最大的挑戰，當時來自
西醫的壓力，顯然較中醫界內部想要科學化的力量更爲強大。直到1931年，
「中醫科學化」這一名詞才普遍於國內，成一時髦名詞，[61]漸漸由中醫開始主
導。陳邦賢（1889-1976）也說，當時中醫受到余巖、胡定安、汪企張（1885-
1955）等人抨擊中醫著作與言論的影響，開始高揭「新中醫」的旗幟，其實

---

59 祝味菊，〈讀紹君醫政統醫論的談話〉，《醫界春秋》14期（1927.08），頁3。
60 引自鄧鐵濤主編，《中醫近代史》，頁76。
61 引自鄧鐵濤主編，《中醫近代史》，頁77。

這個名詞的內涵就是「以科學的方法，整理吾國固有的舊籍，這都是受新醫學潮流的影響。」[62]故一個名詞的出現，往往涵蓋了重層的歷史意義，原本的「國醫」意義，只有國粹文化和民族特色的面貌，甚至某方面強調與「西方」是不同的；但在經過抗爭與國醫館成立後，中醫人士顯然要用「科學」來再造國醫的形象，而有意無意地往西方醫學靠近。過往研究者多以「中醫科學化」來形容這段期間的思潮，我則認為從前面一路論述下來，傾向用「國醫科學化」一詞似乎更能掌握整個中國醫學在民初的各種面向與動態，不至於有新名詞突然出現之感。

　　當時國醫推動科學化最力的單位，就是中央國醫館。籌備大會主席陳郁清楚的宣示：「中央國醫館最大的目的，原來各委員向政治會議提議是以科學的方式整理國醫國藥，所以這一次組織章程第一條的宗旨就是採用科學的方式整理中國醫藥，改善療病與製藥方法為宗旨。可以說中央的同仁最大的目的就是以科學方式整理國醫國藥，使其成為有系統的學術。」[63]而國醫館更指出了國醫往科學化前進所代表的「維新態度」、「革命精神」之改良、整理方式：

　　採用科學的方式不過是個前提，而科學之所以可以採用的方法很多，現在兄弟可以用一種最鄭重的表示，要世界及全國人民注意的就是中央與各方面設立國醫館整理中國醫藥，絕對不是守舊，是維新；不是復辟，是革命；不是開倒車，是開快車。換言之，就是要使國醫由複雜的東西變成有系統的、能普及的科學，要使全國醫家都有維新的態度、有革命的精神，能採用最新的方法成為世界上嶄新的專門學者，庶幾世界上人類以後對於中國醫學及醫家不敢稍存輕視，就是總理所說的恢復了民族的地位以後，要負起恢復全世界民族地位的責任，也可以完全達到目的了。以上所說就是中央同人及各方面最大的

62　陳邦賢，《中國醫學史》，頁268。

63　中央國醫館秘書處，〈中央國醫館籌備大會行開會式速記錄〉，《國醫公報》1卷2期（1932.11），頁8。

目 的 。[64]

　　在30年代即將開始之時，傳統中醫學似乎有一條光明、切實的改革道路可供挺進，而這一切，似乎是必要、而且已得到中央政府的支持，這個訊息象徵了國醫將浴火重生，足以擔負更多任務。當國醫館成立之時，陸淵雷（1894-1955）在《國醫公報》上刊載了〈修改學術標準大綱草案意見〉，[65] 余巖看過後還曾加以肯定，他說：「思想見解，超軼時輩，先決問題諸條，尤為扼要；尋此以進，則去偽存真，黜非求是，我國醫藥之科學化始有階梯可循，所謂大匠設規矩以成方圓者也。」[66]連反中醫大將都給予肯定，想必「科學化」是條正確的道路？然而，一件事情往往有正反兩面，我們不能忽略西醫，或持西醫論者的看法。這類人的觀點，常常指向「國醫科學化」是一種一廂情願的改革。

　　過去談中醫科學化的文章，較偏重論述中醫歷史直線化之單一發展，像是Croizier就過度強調國醫將「粹」的部分拋棄而轉向科學化。[67]但是，這個傳統文化之「粹」真的有在這個時候被拋棄嗎？我們不妨先質疑，什麼是國醫採用的「科學」？那個時代所謂中醫追求的「科學」，或說有能力追求之「科學」，其實與今日的科學相當不同。傅斯年所談之「科學的醫學」，包括：第一、用名詞不容有含混或空想，一個名詞只許代表一個質體，具有一種定義，而不許在用它時隨時抑揚，憑心改動，更不許它代表者本是一種不能捉摸的物件，如「五行」或「六氣」就是不及格的科學。第二、一個名詞必有一種精確定義的詞句，不容幻想或比喻在其中。第三、每一理論，在能實驗的科學必須可以將其信否訴之於實驗，而且科學的事實是集合眾多科學

[64] 中央國醫館秘書處，〈中央國醫館籌備大會行開會式速記錄〉，《國醫公報》1卷2期（1932.11），頁9。

[65] 陸淵雷，〈修改學術標準大綱草案意見〉，《國醫公報》1卷2期（1932.11），頁79-82。

[66] 陳邦賢，《中國醫學史》，頁345。

[67] Ralph C. Croizier, *Traditional medicine in modern China : science, nationalism, and the tensions of cultural change*, pp.105-120.

工作之結果，層層相因，故世上無任何一種的獨立、不與其他科學發生關係的「科學事實」，近代的醫學正是集合多門嚴整訓練科學而產生的另一種科學。所以依據這些準則，國醫根本沒有談科學的本錢。[68]

據此，當時所謂「科學」的意義可以歸納出這樣的方向：以精確定義之具體質體而訴諸實驗得到的結果。例如張忍庵（1903-1939）認爲，所謂「洋派醫生」出於自己的主觀來批判中國醫學，稱中醫爲「玄醫」、「鬼醫」、「舊醫」等，這代表一種中醫的危機。他分析到：「洋派醫生對於自己的醫學，開口是『科學醫』，閉口是『科學醫』。似乎『科學』只是他們專利，不許別家分售得的。要知科學的對象是物質，如果物質果眞沒有，科學自無從談起。」他認爲中醫只要能將玄虛的話語以物質的基礎加以解釋，則「所謂科學作用，洋派醫生是壟斷不住的了。」[69]故將西醫理論中涉及的「物質」基礎，取來解釋中醫之理論，是此時「國醫科學化」的重要步驟，例如傳統醫學中以「風」系統爲主的學說，張解釋到：

> 風在中國醫書中有三種意義：一是冷卻作用：體溫徑受風吹，自會起感寒冷；二是傳染作用：挾送病菌，飛揚播散，亦叫做「空氣傳染」；三爲似是而非的稱謂：比如口眼喎斜，明明是神經牽引所致，前人不察，當是風吹了的緣故，於是亦叫作「風」。僅僅口眼喎斜，只叫作「邪風」而已；若是險惡出血的腦出血症，神經症狀劇烈，就叫作「中風」。[70]

此處可以清楚發現，除了用物質的風來解釋外，許多原本有關「風」字

---

[68] 傅斯年曾批評：「若將近代醫學與所謂國醫平等比衡，無異將近代物理與太極兩儀的物理學平等比衡，亦無異將近代化學與方士之點金術平等比衡。」詳參傅斯年，〈再論所謂國醫〉，《傅斯年全集》第6冊，頁311-312。

[69] 張忍庵，〈中國醫學之物質的原則〉，《國醫公報》2期（1932.11），頁43。

[70] 張忍庵，〈中國醫學之物質的原則〉，《國醫公報》2期（1932.11），頁47。

系的疾病都加上了病菌、神經、器官、狀態（出血）等名詞，這就是國醫科學化的第一步。又例如「寒」這個概念，他繼續解釋說：

「風」是冷卻作用，和「寒」正是一般。感冒症候中，有的稱作「傷風」；有的稱作「傷寒」，不過是程度的區別。自然寒是表示更深一層的了。這裡就用《傷寒論今釋》陸淵雷君的說明：「人當驟遇寒氣之際，必凜然而寒，肌膚粟起，皮色蒼白。此乃不隨意神經之反射作用，所以應付外界氣溫驟落之變化者也。因皮膚收縮，汗孔閉結，體溫不能照常放散，逐成為發熱惡寒之症」。[71]

張是舉陸淵雷的例子來談「寒」這個概念的物質基礎，可以看到此時對古典醫書《傷寒論》的解釋，也加入了寒氣（空氣）、皮膚、神經反射、汗孔等身體物質（形質）的素材，這是當時國醫用來解釋古典醫書的「科學」方式，很明顯有西方生理學的影響在內。

對於幾千年來的固有知識，如何用「科學」來整理呢？國醫館諸委員開會時討論到：

中國醫藥學術對於此種標準從未規定，歷來均係老師弟子私相授受，今遽然改辦學校，公開研究，即感覺學術課程毫無依據，雖各醫校或能自出心裁，創制課表，然則學術標準不定，不能成為有系統的學術，終不免雜亂無章，貽譏大雅。此中央同人所認為亟應以科學方式整理的。此外，科學方法所可採用者尚有數點：（一）是要有統計在。國醫國藥向來是不注重統計的，而在西醫則最重統計。譬如講到病人熱度的高低，在中國只曉得是高或是低，至於高到什麼程度、低到什麼程度，在有名的醫生或者有一種標準，而在普通的醫生就不注意。西醫則對於此點時時測驗，填入表內，每日溫度忽高忽低，都有

[71] 張忍庵，〈中國醫學之物質的原則〉，《國醫公報》2期（1932.11），頁47。

一種統計圖表來表明它。還有一種，譬如有一個方子，這個病人吃了好的有多少？那個病人吃了不好的有多少？也沒有統計。那麼就不曉得哪個方子是好、哪個方子是不好。[72]

　　這裡指出未來國醫之治病與診斷，必須注重統計學上的精準數字，還包括化驗藥品、開誠佈公的實驗成果，或對於疑難雜症的會診風氣，皆應學習。[73]其次，可歸納為是對西醫器械與物質文明進步之採用，焦易堂指出：「西醫的長處，在於物質文明進步，有優良的器械運用、診察精確、消毒嚴密。」[74]而當時西醫診斷所見之器具，皆成了中醫希望採用之對象，例如：「在中國用器械的很少，而在西醫有聽肺的器械，有愛克司光鏡，有體溫表，中國名醫全憑三指，可以洞見臟腑，可以測知溫度，但是有了器械，則比較的更有準則、更有實據，即如古人『見垣一方』的故事也不難實現了。」[75]由這些例子來看，多數國醫對西醫的理論與技術是抱持著正面、學習之態度；甚至，國醫館還欲延攬西醫人才來為國醫提供改革的意見，[76]顯見當時國醫界仍持心胸開放之態度。但是，可以發現的是，所謂「科學」的範圍相當廣泛，當時國醫對西醫科學的採用，可說是完全模仿西醫的作法，是一種最原始的，「看到」什麼就學什麼的態度；例如解剖學的生理器官是「可

---

[72] 中央國醫館秘書處，〈中央國醫館籌備大會行開會式速記錄〉，《國醫公報》1卷2期（1932.11），頁8。

[73] 中央國醫館秘書處，〈中央國醫館籌備大會行開會式速記錄〉，《國醫公報》1卷2期（1932.11），頁9。

[74] 焦易堂，〈為擬訂國醫條例敬告國人書〉，《國醫公報》1.5（1933.05），頁2。

[75] 中央國醫館秘書處，〈中央國醫館籌備大會行開會式速記錄〉，《國醫公報》1卷2期（1932.11），頁8-9。

[76] 為了達到整理中醫藥與科學化的目標，國醫館徵求的人士範圍相當廣，包括了：「一、國醫而有西醫智識者。二、西醫而有志於國醫整理者。三、化學家而願致力於藥物之分析工作者。四、對於藥物學確有研究者。五、國醫對於某科素有專長者。」出自中央國醫館秘書處，〈令江西國醫分館據報物色醫藥各項人才已悉文〉，《國醫公報》1卷2期（1932.11），頁25。

以看到的」，採用起來就較沒有問題。黎伯概（1872-1943）指出，凡固有國醫學沒有談到的部分，例如西醫之「新陳交換」、「內分泌腺」等學說就可以採用，特別是「解剖爲形質實驗之學，不妨逕從西說。」[77]也就是說在解剖形質的採用上，較無疑義，而且身體上可見的形質，必須是首先要改變的，不然所謂國醫改革根本無從進行，黎說：「中西各異，何去何從，不可無一確定。背古合今，背今合古，皆應有所去取，不必調停其說，模稜兩可，反無所適從。既重在改進，則或當有背古之時，亦不足異。……中醫之好處，尚有其他，不在爭此支配之臟腑，亦惟如此，方可推行於世界，不背潮流，足以取信。否則閉戶著書，雖極高妙，仍不能出國門一步，國醫恐無發展之地。」[78]總結而論：西方醫學的器具與解剖、生理形質，是國醫可以改進、採用的部分。

然而，當改革牽涉或觸碰到中醫基礎理論或經典理論的爭議時，國醫則不見得會讓步。在廢醫案之後至抗戰前，國醫改革運動中最大的學理爭論，可能就是「統一病名之爭」了。[79]筆者以爲，這次的爭論關乎到整個國醫改革的成敗，若以中西醫匯通的視角來審思，這次事件，無疑代表一種中西醫匯通或科學化的失敗。如何能這麼說呢？因爲疾病的診斷與定義牽涉到中醫理論的核心，以當時最重要之細菌論爭議爲例來看，關於〈中央國醫館整理國醫藥學術標準大綱〉內記載：「我國醫學，係綜合的，病理一科，向無專書可考，即以《巢式病源論》，不過單以病症爲主，仍難取法，故本科宜仿近世病理通論例，而變通之，劃分爲病論、病因論、病症論。……新學總論中之病變，係以病之機能形態發生變化爲主，所謂實迹的，我國病症論，其最詳備而可法者，以仲師《傷寒論》而言，分六經傳變，所謂氣化的，故酌古證今，宜合病理總論中之病變，及各論之全部，另成一病症論。」[80]此大綱的

---

[77] 黎伯概，〈中央國醫館整理國醫藥學術標準大綱草案批評書〉，《國醫公報》1卷5期（1933.05），頁78。

[78] 黎伯概，〈中央國醫館整理國醫藥學術標準大綱草案批評書〉，《國醫公報》1卷5期（1933.05），頁79。

[79] 初步可參考鄧鐵濤主編，《中醫近代史》，頁93-100。

[80] 中央國醫館秘書處，〈中央國醫館整理國醫藥學術標準大綱：二十一年十月

精神完全是以學科系統化與分門別類的方式來達到統一、標準化的目的，[81]並且，立基於古代張仲景的經典理論，參酌新的西醫疾病分類法，來成就一種新的論述。

　　當然，國醫館這種期待中西並包的學說整理方式，某些人卻反而認爲，不要什麼駁雜之理論都要予以採納。例如：「即仲景《傷寒》，亦全係病症，而草案以仲景《傷寒》爲氣化病理，（西醫）病理通論所言爲實迹病理，意在酌古證今，分別實迹氣化之病理，而另成一病症論，用意良苦。然如此辦法，仍不能貫串中西，打通一氣。」[82]接著說：「所謂氣化，皆從實迹而出」，古典中醫在未明實迹之前，「不得不推到氣化」，若以今日「實迹既明，凡傷寒之病症，皆可援今世病理以爲注腳，而暢發其理，又何必復援氣化之說，而重返古人裝飾，與近世病理不能合一。」[83]所以，也有放棄古典氣化理論之聲音在國醫界存在。不過，若以當時討論頗多的熱病來看，國醫首先完全以古典理論來立穩腳跟，〈中央國醫館整理國醫藥學術標準大綱〉內提到：「吾國內科書，向分傷寒、雜病兩大類，所謂傷寒者，即經云：『熱病之類也』，非指一種病而言，實含有近世急性傳染病之總名，雜

二十九日學術整理委員會會議通過〉，《國醫公報》1卷2期（1932.11），頁2-3。

81　國醫館內部會議記錄記載：「科學本來是一種普通的名詞，究竟如何採用呢？兄弟以為現今世界無論何種專門學科，均有一定學術標準，如成立某科學校，則依照學術標準規定課程基本學科若干門，應用學科若干門，而每種學科又有一定的程序、一定的書本，如此才算有統系的學術。」出自中央國醫館秘書處，〈中央國醫館籌備大會行開會式速記錄〉，《國醫公報》1卷2期（1932.11），頁8。

82　黎伯概，〈中央國醫館整理國醫藥學術標準大綱草案批評書〉，《國醫公報》1卷5期（1933.05），頁80。

83　所謂「實迹」是指在古典醫學病症之背後，包括生理上確實部位之狀態、運作改變，例如「發熱」為身體溫度之放散異常、溺少、「便閉」即水液之缺乏、「大汗氣喘」即組織之弛廢、「戴陽」即面部毛細血管之不行等等。參看黎伯概，〈中央國醫館整理國醫藥學術標準大綱草案批評書〉，《國醫公報》1卷5期（1933.05），頁80。

病者，亦即近世各器官病之總稱，此次綱雖仍舊，目則變通之，照近世例，每述一病，分原因、症狀、診斷、治療、處方、雜錄等，以清眉目。（說明）查近世內科書通例，除傳染病，不分類外，其餘雜病，均按照各器官分類。」[84]此處不分類的傳染病（在西方病理學中本來就是獨立之一門），就是古典中醫之傷寒與熱病名稱，現在國醫所要改革的，只是在這樣的認知下，將各項細節分別敘述清楚而已；類似的概念還有黎伯概指出：「《素問》原云：『熱病者揭傷寒之類也。』此言凡傷寒一類之病，皆可發熱。『類』字何指？蓋指六淫，至近世急性傳染病，另屬一門，不能混同。自當分別六淫，然後及傳染病。竊謂六淫病在六氣，以中國學說為明備；傳染病在微菌，以西醫學說為明備。」[85]黎雖認為傳染病與微菌理論應該採用西醫的理論，但「傷寒」、「六氣」等基本概念，他並沒有打算放棄，這是古典理論不變的基調。[86]只要這個部分有人堅持，國醫內部就不可能出現完全拋棄古典理論的一致聲音。甚至有多數中醫認為，中醫應另立「傳染病」學一科，而許多知識來源，則是基於中醫的熱病理論，或明清以降的瘟疫學說，該說法確立了古典醫學的價值。[87]

況且，用物質或科學概念來解釋古典醫學，同樣有許多講不通的地方，

---

[84] 中央國醫館秘書處，〈中央國醫館整理國醫藥學術標準大綱：二十一年十月二十九日學術整理委員會會議通過〉，《國醫公報》1卷2期（1932.11），頁4。

[85] 黎伯概，〈中央國醫館整理國醫藥學術標準大綱草案批評書〉，《國醫公報》1卷5期（1933.05），頁85-86。

[86] 類似這種「舊國醫基調，新西醫解釋」的例子，屢見不鮮，例如：基礎學科中「衛生學」條提到：「本科可將我國固有衛生學之精義，儘量發揮，至近世衛生學及防疫法，亦附於此。」引自中央國醫館秘書處，〈中央國醫館整理國醫藥學術標準大綱：二十一年十月二十九日學術整理委員會會議通過〉，《國醫公報》1卷2期（1932.11），頁2。

[87] 前面黎伯概認為不要再用「氣化」來解釋古典傷寒理論，這裡又說要堅持「六氣」，顯見他自己在病理學說方面應該怎麼「整理」上，也是充滿矛盾的。關於中醫對傳染病和細菌理論之回應，可參考皮國立，《「氣」與「細菌」的近代中國醫療史：外感熱病的知識轉型與日常生活》，頁138-193。

這就成了大問題，而容易招致敵手批評。例如傅斯年談到：「試看中國流傳下來的醫書，每談到五行，還不是在那裡高論水性就下，火性炎上，相生相剋等等。何曾不是就金、木、水、火、土五字做文章？」另外，關於國醫對六氣的科學解釋，傅則說是「移花接木」的把戲，他指出，國醫的解釋法是：「先把六氣的名稱寫在上邊，再混合些似瞭解似不瞭解的近代醫學名詞注在下邊，更把桂枝湯、茯苓湯等等《湯頭歌訣》加在底下。這個三段組織，全是不相銜接的。」[88]如果就傅的標準來看，上述所舉「風」與「寒」的例子，正是古典醫學中「六氣」的其中二氣，也是《傷寒論》首篇「太陽病」內的重要概念；若國醫在下面加上所謂「物質科學」的解釋，則剛好就是傅所批評的不折不扣之「移花接木」。所以即便有類似張忍庵的改革自覺：「風、寒、暑、溼、燥、火所謂『六淫之氣』，一向以為渺茫。有其名而渺茫其實，難怪洋派醫生，認為虛玄。」而就物質與病因的立場逐層科學解釋，欲構築一個「虛玄之處必定可以破解」的美夢，恐怕最終仍等不到西醫派的認可。[89]事實是，中醫理論中有許多部分無論怎麼改，都脫離不了反中醫者的抨擊。況且，本文一再強調，傅指出所謂「中西匯通」、「科學化」的改良都是沒有用的，我們不能忽視這種反向的聲音。當時，只要有任何學習西方的舉措，在西醫派的眼中大多站不住腳。傅指出所謂「國醫科學化」，是指拿西方各種學理名詞來解釋中醫的傳統理論，他舉了一個顯例可幫助我們理解這類批評：

火為極熱，幾至於燃燒之謂。例如湯火灼傷（按此是用火的本義）或氣候奇熱，溫度特高，觸動人體內部的熱，致生燥擾狂越的症候（按此處又用火字作比喻了）。寒為貧血的現症，以神經沉滯，動脈血行遲緩，全體微血管發生貧血，必至惡寒，全部貧血則通體惡寒，局部貧血則一部惡寒，是謂虛寒。……這樣的把比喻與本體合為

---

[88] 傅斯年，〈再論所謂國醫〉，《傅斯年全集》第6冊，頁316-317。
[89] 張忍庵，〈中國醫學之物質的原則〉，《國醫公報》1卷2期（1932.11），頁49。

一談，而胡亂用近代科學上的名詞，恐怕只是腦筋中的一陣大混亂而已。這樣的立場是「胡扯著說夢話」。[90]

所以，中醫界儘管已經做出所謂科學化之解釋，但某些理論還是不被接受，而這些部分的爭議，到底應該為保存國粹而「存」，還是為了避免爭議而「廢」的問題，也成了當時的中西論爭焦點。探討這個問題時，不能只抱著中西兩種對立視角而已，因為中醫也要面對來自自己內部人士與傳統經典定義的反作用力，不是說改就立刻可改的。

舉例來看，前述對於國醫館公布之〈整理國醫藥學術標準大綱草案〉，許多人對之提出建議，不外是對傳統醫學理論某些部分是採取「刪除」還是「保留」提出看法。例如有以生理學之「臟主腑副」以及臟腑的配對關係感到不滿，或是若干以玄想支配人體功能之理論，建議立即廢除，指出「舊說之牽強附會、支離掛漏之處，應斷然糾正，一以新說整理之。」[91]這些想法都是開明的，也沒有人認為「古典醫學一字不可刪減」，原則上許多問題皆可付諸討論；[92]不過，談到「刪除」與「糾正」，要如何施行才能恰到好處，國醫界則沒有定見。比如說腎臟之功能，若以西醫學說整理之，則僅剩泌尿、調節水分的功能；但傳統中醫的「腎病」還包括了一個人生殖力的衰減，這又該如何定義呢？對此，部分國醫只認為可以先定一個準則，其他有爭議的部分可以隨時增減，因為當時西醫的生理學研究仍存在許多盲點，說不定將來國醫理論可以促進世界學術之進步，故言「隨時增損，無礙於現在之整理

---

90 傅斯年，〈再論所謂國醫〉，《傅斯年全集》第6冊，頁318。

91 甘肅省國醫分館來稿，〈對於中央國醫館整理國醫藥學術標準大綱草案意見書〉，《國醫公報》1卷5期（1933.05），頁75。

92 即便是國醫科學化的〈大綱〉，也並不是不動如山，其實國醫還蠻能接受隨時增減修訂的概念。〈大綱〉本文即載：「以上標準大綱，係按照目前國醫情形，與世界醫學大勢，斟酌損益而成，惟學術之進步，多隨時代為轉移，此先哲徐氏有醫隨國運之論，以後本大綱，仍當隨時修正。」中央國醫館秘書處，〈中央國醫館整理國醫藥學術標準大綱：二十一年十月二十九日學術整理委員會會議通過〉，《國醫公報》1卷2期（1932.11），頁6。

也」。[93]

　　但正如上面曾簡單談到的：經典理論中的疾病論述該怎麼刪除或是折衷，中醫界各陳己見，沒有共識；反中醫者則認為國醫之理論根本沒有討論空間，應該一併地徹底刪除。大凡當時國醫仍會肯定自家的某些理論，再去匯通西醫的新理論，例如葉谷紅認為，國醫過去用氣化來解釋藥效對人體所產生的作用，已非常有效，現在只要理解了細菌，以及中醫過往治療傳染病最常用的汗、吐、下三法是在「排除毒素」的原理，則國醫即可以輕易應付傳染病的肆虐。[94]對於這種國醫為本、西醫為用的科學方法，傅斯年就嘲笑說：「和國醫談科學」，根本就是「對牛彈琴，白費精神」。[95]原因就在於中醫「所有」理論皆不合時宜，根本無所謂「可供參照」的問題。他說：

　　記得蔣夢麟先生告訴我一段他在中學時的故事。清末，他在南洋公學當學生時，有位中醫的校醫用改良新法，即用寒暑表試驗溫度。但是此公不知殺菌：本來中醫字典中沒有「病菌」這個反國粹的名詞；故由這個人口中取出，便直送在那個人口中。適逢白喉盛行時，在他這學堂死的完全在一般市民死亡之上，於是一陣大絮亂，校醫開除，學校放假！這固然是極端的例，然一個人剽竊自己所不瞭解的東西，正如請不知電流為何事的人來家安置牆上電網一般，其危險是不可形容的。[96]

　　也就是說，叫裝著國醫頭腦的人來學習新的科學醫學，根本就是緣木求魚；要接受西方醫學，要改良屬於國家的新醫學，就必須「全盤西化」，容不得有模糊空間。[97]

---

[93] 甘肅省國醫分館來稿，〈對於中央國醫館整理國醫藥學術標準大綱草案意見書〉，《國醫公報》1卷5期（1933.05），頁76-77。
[94] 葉谷紅，〈傳染病之國醫療法〉，《國醫公報》1卷5期（1933.05），頁71。
[95] 傅斯年，〈再論所謂國醫〉，《傅斯年全集》第6冊，頁309。
[96] 傅斯年，〈再論所謂國醫〉，《傅斯年全集》第6冊，頁323。
[97] 傅斯年謂：「凡是改良，必須可將良者改得上。蒿子可以接菊花，粗桃可以

　　分析這個時代的中醫與西醫思潮，必須注意的是：任何一方的觀點都不是絕對、一致的。中西醫任何一方，都存在著可以包容對方和完全不能包容對方的人物，而傅斯年與魯迅顯然屬於後者。但是對於傅這樣較為走偏鋒的言論，國醫也有自己的立場，甚至有時會轉而質疑「科學」方法，例如焦易堂認為，國醫所帶有的玄學味道的確和現代科學格格不入，但是當時國醫大多願意放棄不合時宜的理論，對固有醫理保持著懷疑的態度，反倒是西醫認為「玄學是國醫的基本意識」，所以國醫並無科學化的可能，如果一旦科學化，就不能稱為國醫，這樣的理解，顯然是一般西醫對中國醫學的錯誤、膚淺之認知。因為社會教育若是普及，則民眾科學意識將會提高，玄學的理論自然會消失，原不必大驚小怪；況且，國醫所謂不合科學的「心領神會」，往往都能確實把病治好，西醫長於求公式、追根究底，但反倒忽略了「治病不比研究其他別種科學，要求答案是比開列式子更加迫切」的現實。[98]

　　但所謂「玄學理論至少可以治病」的思維，是絕對無法說服反中醫論者的，他們甚至認為相信玄學、相信中醫，正是現代教育失敗的象徵。傅斯年說：「所謂國醫與近代教育之不相容，同樣是一件明顯的事實。學校中的物理，是近代的物理，並不是亞里斯多德的物理，學校中的生物，是進化論立點上之動物學、物理學，並不是《本草》。學校中的知識訓練，是應依邏輯的要求，在科學的系統中者，不應是些似解非解、支節缺陷的雜亂知識。果然在學校中把物理、化學教得好，這類知識能入在受教者心中，使其能依此知識瞭解環境，自然不會再承認所謂六氣有物理學的邏輯涵義，即不會再信憑籍此類玄談的漢醫。」[99]新教育下的頭腦容不得任何舊思想的餘孽。

接美桃，因為在植物種別上他本是同科同目的。我們並不能砍一個人頭來接在木頭的頭上啊！西醫之進步，到了現在，是系統的知識，不是零碎不相干的東西。他的病理論斷與治療是一貫的。若接受，只得全接受。若隨便剽竊幾件事，事情更糟。」出自氏著，〈再論所謂國醫〉，《傅斯年全集》第6冊，頁323。持類似論調者，魯迅也算一個，詳見下章論述。

[98] 焦易堂，〈為擬訂國醫條例敬告國人書〉，《國醫公報》1卷5期（1933.05），頁2-3。

[99] 傅斯年，〈再論所謂國醫〉，《傅斯年全集》第6冊，頁313。

筆者認為，類似傅這種激烈的言論不會讓國醫想要加快科學化的步伐，反倒是減緩了國醫科學化的進度，產生了反彈的效果，國醫將更強調古典理論的價值。所以有人甚至不贊同全用科學再造國醫，例如《蘇州國醫雜誌》中有人指出：「中醫精神所貫注，心靈所覺察，絕非科學之法則所能說明，機械之精良所能試驗，是中醫不獨確有保存之價值，足以在世界醫藥史上站一位置。」[100]又例如國醫館整理學術的方法是以科學加以解釋，但如果是「陰陽五行」呢？該怎麼將之科學化？黎認為若干名詞如不合時宜，廢去無妨；但像是「陰陽五行」如果刪除，則正好中了廢除中醫者的下懷，因為它正是中醫基礎理論中的根基之一，一朝廢除，中醫們很難再對古代醫學理論進行解讀和學習。在科學化與不合時宜的中間，有沒有一個緩衝點？黎說：「竊疑世界學問除科學外仍有他種學問否？世間學問仍有他種方式否？陰陽五行在科學之外仍有自立之餘地？」是否可採用其他解釋方法來詮釋？若只是單單說「玄虛」就妄加廢除，是不負責任的說法。[101]由此可見，持「科學」見解的反中醫言論，並不必然加快中醫的科學化，反倒讓國醫去思索自身理論的可能價值。

如果能夠看到這一層，則可發現「科學化」已經轉向，它不再只是中醫為科學而科學，所盲目追求的一種價值，反而成了提升中醫藥古典理論在近代的一種「再現」，而成為中醫改良的僕人。黎伯概指出，許多人看到了日本提倡皇漢醫學以及德國當時積極研究麻黃、當歸等中藥的事蹟，是對傳統醫學善意的回應，日、德兩國早已將科學滲透至傳統醫學內，這即是「本國醫學當與國際政學打通」的意義。[102]但「科學」很難成為中醫的僕人，至少在反中醫者的論述中是如此，傅斯年即說：「有人常說，漢醫的經驗方劑中，也許不少可取以增加近代醫學知識者。這是當然，不過這又不是中醫所能辦。即如提淨的麻黃，這在『西醫』中算是時髦的藥了。但麻黃之提淨不是中醫能辦的，是陳克恢先生做到的；其病床應用，是各醫院試驗經驗得來

[100]《蘇州國醫雜誌》（1937）。轉引自戴獻章編，《中醫復興運動血淚史：戴章言論集》（臺灣高雄：作者自印，1994），頁10。
[101]黎伯概，〈充補管見書〉，《國醫公報》1卷5期（1933.05），頁86-87。
[102]黎伯概，〈充補管見書〉，《國醫公報》1卷5期（1933.05），頁88。

的，遠不如中國醫書上所說之普遍而含糊。」傅認為要拿「科學」當工具，
中醫完全不夠格，因為所謂中藥材中有效的物質，必須靠著分類學家、化學
家、實驗藥物學家等眾人之力才能完成，而他們之中每一門領域的科學，都
不是所謂「國醫」可以理解的，故叫國醫以「科學」來研究藥物，是痴人說
夢。[103]傅斯年一向不希望用「科學」來研究、整理國故，這點和胡適相當不
同，傅不希望中國的學問成為一個「改良的存古學堂」，這一點學術趨向，
恰好與其強烈反中醫的心態互為印證。[104]

故在此，我們必須實際指出：歷史不能給予國醫科學化過多的褒揚，因
為在國醫追求科學的路途中，他們必須面對西醫（或反中醫者）與自身學術
圈內的兩方面壓力，這也是文初「二重現代性難題」的其中一個側面。舉陸
淵雷為例，他是當時中醫科學化的代表，他認為：「果使中法不如西法，雖
國粹亦當廢棄；果使西法勝於中法，雖侵略亦所不恤，何則？事勢有緩急，
利害有重輕。國粹雖當保存，不可以人命為代價也；侵略雖當防禦，不可以
有病而弗治也。中醫之當整理闡發，實以中法勝於西法之故，而非保存國
粹，防禦侵略之謂也」、「苟有良好方法，當一律研究採用，不當存中西門

---

[103] 傅斯年說：「論到『國藥』之研究，乃全是訓練有學問的近代藥學專家的
事，一藥之分析，及其病狀效能之實驗，決不是這些不解化學的『國醫』所
能知覺的。」引自氏著，〈所謂國醫〉，《傅斯年全集》第6冊，頁307。要
研究國醫，也不是只有醫學家而已，還必須網羅各方面之人才，而他們每一
個領域的知識，都是新的科學，國醫則完全沒有能力可以理解，故他又說：
「研究中藥，第一、要由胡先驌先生一流的分類學家鑒定准了某個藥草的種
類；第二、要由趙石銘先生一流生物化學家分解清楚了某個藥草的成份；第
三、再由實驗藥物學家取出一種藥草之特有成份：即提淨之精：試之於動
物，試之於病床。傳統中醫之經驗方劑中，若可增益近代醫學知識者，所需
手續當時如此的，這是全不與活著賺錢的『國醫家』相干的。」傅斯年，
〈再論所謂國醫〉，《傅斯年全集》第6冊，頁324-325。

[104] 可參考傅斯年，〈歷史語言研究所工作之旨趣〉，《中央研究院歷史語言研
究所集刊》1本1分（1928.10），頁3-10。傅反對「國故」的傾向，這篇文章
也談到不少。引自鄧鐵濤主編，《中醫近代史》，頁79。

戶之見，更不當與保存國粹，提倡國貨並爲一談。」[105]陸淵雷認爲中醫科學
化的關鍵在於中醫自身的完善，否則將難以自存；他急於以科學驗證中醫之
實理，但是他忘了「國醫」的內涵還有民族與文化的意義在內，「雖國粹亦
當廢棄」之立場，顯然無法說服來自中醫圈內所有人的同意。又如惲鐵樵提
出的辦法，就是忽略細菌說的本體，以《傷寒論》爲基調來找出任何統一、
定義疾病的可能，並反對中央國醫館提出的取消中醫病名、[106]以西醫病名來
取代的主張，[107]就比較偏向中醫的立場。不若陸淵雷那樣往科學、西醫靠
近，只會招來「非驢非馬，不中不西」的批評罷了。[108]

　　中醫在科學與西醫之面前，當有何價值存在？焦易堂指出，中醫某些
被西醫指責的部分，正是優點所在。他說：西醫常說有些病治不好，是病人
自己好起來的；有些病醫生能治好，但有時卻又不一定能治好。焦認爲這根
本是西醫「玄之而又玄」頭腦的展現，反而是國醫，雖無長篇大論的科學實
驗，但卻是「事實上」能夠治好病人，比起西醫要強上許多，這是近代病人
的福音，他們有另外的治療方法可供選擇。[109]連國醫館曾擬定許多中醫改進
方案，包括〈整理國醫藥學術標準大綱〉與〈統一病名建議書〉等等，皆被
認爲僅用現成的西醫或所謂西方科學分類法來硬套龐雜的中醫學說，以致於

---

[105] 引自鄧鐵濤主編，《中醫近代史》，頁79。

[106] 惲鐵樵，〈對於統一病名建議書之商榷〉，《論醫集》（臺北：華鼎出版
社，1988），頁3-12。

[107] 關於惲鐵樵研究的單一個案，初步可參考范伯群，〈從魯迅的棄醫從文談到
惲鐵樵的棄文從醫：惲鐵樵論〉，《復旦學報（社科版）》1期（2005），頁
18-26。以及皮國立，〈新中醫的實踐與困境：惲鐵樵（1878-1935）談《傷
寒論》與細菌學〉，收入張澔等主編，《第八屆科學史研討會彙刊》（臺
北：中央研究院科學史委員會，2008），頁169-201。

[108] 陸淵雷還説：「國醫所以欲科學化，並非逐潮流，趨時髦也。國醫有實效，
而科學是真理。天下無不合真理之實效，而國醫之理論乃不合實理。」大抵
其思想如此。更多介紹可參考鄧鐵濤主編，《中醫近代史》，頁79與80。

[109] 焦易堂，〈為擬訂國醫條例敬告國人書〉，《國醫公報》1卷5期
（1933.05），頁5-6。

無法抓住重點與改革的方向，而備受各方批評。[110]其實仔細分析後，也就不用怪罪國醫館的成就不多了。中醫一開始就站在西醫的對立面，根本無法靠近，也不會獲得西醫的承認；甚至科學化的壓力是來自二重的，還有中醫方面的保守壓力，而使得國醫之改良舉步維艱，躊躇不前。中西醫兩方之歧見怎麼溝通出來一個共識，顯然還有很大的努力空間。

在中西醫沒有共識之爭論外緣，國醫也同時想起了國家，找尋國醫在科學之外的新定位。

六、面對國家與民族：國醫責任之再造

目前為止，雷祥麟有關中醫面對國家的研究非常具有開創性，他指出中醫在廢醫案後也懂得積極組織團體、學會等適度發聲，並爭取他們的地位。[111]本章基於「國」字輩出現的脈絡，希望更進一步探索有關中醫如何將國家的、哪些方面的責任，攬在自己的身上，並結合前述之國粹與民族主義的思維，來讓廢止中醫的聲浪有停止發酵之可能。

面對當時中西醫界的各種論爭，許多學者感到憂心忡忡，即便是國醫，也認為醫學發展不該落入「守舊」與「維新」兩大派的競爭，偏偏當時兩派的互相攻擊又是如此地嚴重，故秦伯未（1901-1970）竟言當時是：「醫學退化時期」。[112]這種悲觀亦如焦易堂指出的：「學理上的研究，寥寥無幾，轉而是業務上的排擠，一天一天地劇烈起來。不是西醫攻擊國醫，便是國醫醜詆西醫，呼相護罵，沒有一點學者的態度，豈非十分可嘆？國家對於醫學的提倡，社會對於醫生的供養，無異父兄的提攜子弟，保母的乳哺嬰孩，愛護之殷，可以說是無微不至。醫生不於學術上有圖報稱，斤斤然以中西派別，

---

[110] 魏嘉弘，《國民政府與中醫國醫化》，頁226。

[111] 雷以上海為例，說明中西醫在這方面的爭論，參看Sean Hsiang-lin Lei, *Neither Donkey nor horse: Medicine in the struggle over China's Modernity*（Chicago: University of Chicago Press. 2014）, pp.121-140.

[112] 秦伯未，《國醫小史》（上海：上海中醫書局，1931），頁22B。

互爭雄長，國家社會，豈以是而屬望於國內的醫學界？」[113]從他的話來看，學理上的論爭或業務上的排擠都是不必要的，醫學應該思索如何爲國家盡一分責任、盡一分力量，而不應分中西。國民政府代表劉毅夫也曾說明政府對醫學發展的立場，指出：「至於國醫的重要，人人曉得，無庸兄弟再說。國醫館今後的責任，是在組織健全吾國。古來有人說，不爲良相，則爲良醫，因爲良相可以輔國救民，良醫可以濟世活人，功效是一樣的。良醫之爲世所重如此，所以今後國醫館的責任不但是提倡中國數千年的舊學，而且要保障國家民族的健康，使總理民生主義得以實見（踐）。」[114]國家人民與整個民族健康的責任，是民生主義實踐的基礎，是國醫發展的長程目標。根據此，國醫界即抨擊各種廢止中醫的思潮，其實都是不顧國民健康的想法，陳澤東言：「且醫聖之道，是濟世之眞法，凡吾國人，無論爲醫與否，皆當努力保護之，以期吾族人共用壽康之樂，乃爲仁者之行也。彼忍心摧殘剗除者，是廢毀聖道，與吾族人爲敵也。」[115]正是因爲國醫可以擔負起照顧國民健康的責任，所以在中西醫的對比上，中醫往往在國家的架構下，強調他們在治療病人上所占的優勢，首先被強調的就是國民經濟與醫生人數比例上的問題，焦易堂指出：

> 西醫現今登記的，全國不過兩千餘人，應付全國四萬萬人口是否分配得夠？再從國民經濟說，近年相信西醫服用西藥的，只不過是資產階級之極小部分人數，但已作成西藥入口年銷約一萬萬元，比之國藥出口年銷約四千餘萬元者已須損失約六千餘萬元之巨，假令國醫廢止，全國全民大眾都來服用西藥，那麼，每年西藥入銷價額又不知增加幾許萬萬元。另一方面，國內的醫生，醫藥工人以及直接間接從事

---

[113] 焦易堂，〈爲擬訂國醫條例敬告國人書〉，《國醫公報》1卷5期（1933.05），頁1。

[114] 中央國醫館秘書處，〈中央國醫館籌備大會行開會式速記錄〉，《國醫公報》1卷2期（1932.11），頁10。

[115] 陳澤東，〈論傅孟真侮辱國醫文：中醫公會之投書〉，收入《傅斯年全集》第6冊，頁315-316。

藥業勞動的農民，總共亦不下數千萬人，這數千萬人一旦陷於失業，國家將如何給予救濟？國際貿易之入銷的價額及國內失業的人口同時激增，引起國民經濟之全盤的動搖，是應該誰負責任？我們從醫學治績看、從醫生分配看、更從國民經濟看，廢止國醫顯然是不可能的事情。[116]

　　廢醫案根本不可能施行的原因，在於中醫有人數、藥價、人民工作等經濟面向的考量，這是國醫所擁有的優勢。焦易堂批評，相對於西醫在學術上小有成就，但它卻感染了「資本主義的習氣」，每看一次病，「視人論值」，檢查費、敷洗包紮費、手續費等錙銖必較，徒然提高「社會民眾之疾病負擔」，[117]這是國醫比西醫強的地方，故國家不應拋棄中醫。況且，當時西藥價比中藥價高，民生問題不能全靠西藥解決，故言：「總理創三民主義以救國，首重民生，今中國受外人經濟力之壓迫，自西藥銷行中國年增一年，吾人應如何從積極方面力圖補救，若不提倡中醫使成為中國有系統之醫藥，則此全國出產之藥品與全國數百萬之藥商，勢必因而消滅，於民生問題，關係甚大。」[118]能擔負責任者，必有其存在之價值，這是國醫在國家發展中價值之所在。

　　當然，本文也必須指出，當時「百家爭鳴」，當國醫提出一種觀點時，在反對者的言論中必定可以找出另一種主題相同卻意見相反的論述，例如前述經濟問題，傅斯年就說：「我所要談的是政府的責任問題。現在全世界上已開化的國家中，沒有一個用錢在國民醫藥衛生上比中國在人口比例上更少的。這樣不推廣近代醫藥學及公共衛生的中國政府，真不成其為文明國的政府。然而此一要點不曾引人注意，反引起些中醫、西醫優劣論？這本是同

---

[116] 焦易堂，〈為擬訂國醫條例敬告國人書〉，《國醫公報》1卷5期（1933.05），頁6-7。

[117] 焦易堂，〈為擬訂國醫條例敬告國人書〉，《國醫公報》1卷5期（1933.05），頁4。

[118]《蘇州國醫雜誌》（1937）。轉引自戴獻章編，《中醫復興運動血淚史：戴獻章言論集》，頁10。

治、光緒間便應解決的問題，到現在還成問題，中國人太不長進了！」[119]所以，醫藥的問題並不是能花費政府愈少經費愈好，現代醫藥的提倡，是政府責無旁貸、即使花大錢也要咬緊牙關辦理的重要政策。中西醫各自觀點的南轅北轍，立場、出發點之不同，由此可見一斑。

其次就是民族主義的問題。國醫作為民族主義的醫學，在1929年以前就已存在，具有區格外來西醫學的味道，而這個思想趨向一直沒有衰退，也沒有被「科學化」壓下去。焦易堂說：「國醫一個名詞，在我們中國向來是沒有的。自從西洋的醫學傳到我們中國來，為要避免和西洋醫學混同起見，所以從主體上特別提出『國醫』的名詞來。這好比我國的文字本來無稱為『國文』的必要，因為同時發現了英文、德文、日文等不同的諸種文字，於是主體的提出『國文』一個名詞，是覺得非常的必要。國醫的意義，亦就是這樣，切莫以為加上了一個國字，就是十足的代表狹隘的國家主義。」[120]雖然焦氏講得很委婉，但之前對於民族主義與國醫、中國本土文化與國粹的連結，國醫界從未拱手讓人。更甚者，是所謂國醫與民族自尊心與民族地位的升降，被放在一起的對比方式，塑造一種國醫即國家的代表性。像是陳郁說：「總理說過，我們要恢復中國民族的地位，必要先恢復中國固有的智能。在中國國醫、國藥的歷史有四千多年，先民的著作汗牛充棟，不能不算固有的智能。因為要恢復固有的智能，才可以恢復民族的地位，所以要整理國醫國藥。」[121]對付這種愛國的言論，反對者一樣可以找到說詞來應對，傅斯年謂：「中國人到了現在還信所謂中醫者，大致有幾個原因。最可恕的是愛國心，可惜用的地方大錯了。人們每每重視本地或本國對於一種學問或藝術之貢獻，這本是一件普通的事，而且在略有節制的範圍內，也是一件好事。……我只提醒一句，其實醫學在現在並無所謂國界，雖德國、法國、英國、美國的風氣各有小小不同，在基礎上全無半點分別，這不是論詩宗、評

---

[119]傅斯年，〈再論所謂國醫〉，《傅斯年全集》第6冊，頁325。

[120]焦易堂，〈為擬訂國醫條例敬告國人書〉，《國醫公報》1卷5期（1933.05），頁1。

[121]中央國醫館秘書處，〈中央國醫館籌備大會行開會式速記錄〉，《國醫公報》1卷2期（1932.11），頁7。

畫派一流的事。……我以爲目下政府及社會上人應該積極注意此事。想法子
不再爲所謂『國醫』丟國家民族的醜了。」[122]傅也認同愛國的心理，但是醫
藥現今已無國界，國家應認清國醫已不足以代表「國」，傅意欲將中醫與國
家化的關係拖鉤。但「國醫」當時已被賦予民族獨立的意義，在此前提下，
「國際化」這頂高帽子顯然無法鎮住國醫的民族立場，焦易堂說：「他們會
仿效中國醫學用麻黃去治喘、用大黃去通便、用當歸去調經、用茵陳去療黃
疸，西洋人從中國藥物中引用一種去，國內西醫又從西洋人藥物中引用一種
來。國內西醫不惜兜很大的圈子，跟著西洋人亦步亦趨，民族心理，消失
淨盡，說起來誠堪慟心。」[123]皆可見國醫已牢牢抓住了「民族」論述的立基
點。

國醫不會輕易退守民族與國家這道防線，在其中最突出的論述，就是
國醫肩負著國民健康的重任。國府行政院代表李大年在國醫館演講時指出：
「既是要恢復民族主義，對於中國醫生尤其要重視。就客觀的來說，政府
要打倒帝國主義，根本上要從醫術改良才可以，因爲中國人的體格素弱，
必要把各個人的體格鍛鍊成健全的體格，才可以恢復民族的精神。」[124]一個
民族的健康，關係著國家未來發展的前途，近代中國人被比喻爲「東亞病
夫」，[125]這又與民族主義與外國之壓迫脫不了關係；而國醫之存在與復興，
正可以爲民族健康盡一分心力，故言：「與國醫方面有關係的，就是對於中
國民族。在積極的方面，提倡衛生；在消極的方面，有病可以醫治，使全
國的民族無一夭亡，那就是國醫館以後的責任。」[126]另外，李大年指出，拿

[122]傅斯年，〈所謂國醫〉，《傅斯年全集》第6冊，頁304。
[123]焦易堂，〈為擬訂國醫條例敬告國人書〉，《國醫公報》1卷5期
（1933.05），頁4。
[124]中央國醫館秘書處，〈中央國醫館籌備大會行開會式速記錄：行政院代表李
大年演說條〉，《國醫公報》1卷2期（1932.11），頁11。
[125]可參考楊瑞松，〈想像民族恥辱：近代中國思想文化史上的「東亞病
夫」〉，《政治大學歷史學報》23期（2005），特別是頁19-31。
[126]中央國醫館秘書處，〈中央國醫館籌備大會行開會式速記錄〉，《國醫公
報》1卷2期（1932.11），頁10。

「外國人有好體格」來論證中醫是落後的，根本不合邏輯，因爲中國人數千年來都沒滅絕，那麼，爲什麼中醫會被人輕視呢？原因就在於「外國的醫藥侵略」：整天在那裡說外國的樣樣好，中國樣樣壞，這就是「要亡國的現象」。[127]相對的，傅斯年卻認爲國醫根本無能力擔負照顧國民健康的責任，他說：

> 更有一種妄人，以為中國人口之號稱四萬萬，占地上人口四分之一，是「國醫」的成績！這尤其是「目不識丁」的胡說了。人口繁殖律，在現在已經大致清楚，自馬爾查斯時已經提明他是以幾何級數排進的。假如「國醫」能減少中國人的死亡率，在漢朝中國人已經可以繁殖滿亞、歐、非洲了。誠然，中國人之不能無限繁衍，更有其他原因，內亂、外患、經濟的制限，等等，然而國醫何曾減少了中國人的死亡率？試一比較日本人在用漢醫時代之死亡率和現在之死亡率，此種消息可自己明現了。[128]

如此正反兩種角度之爭論，足見當時中醫欲以國家和民族來塑造自身形象時，也招致一些批判。然而，以上這些討論仍是著重思想與認知層面的各抒己見，但醫療理論與工作都是很實際的學問，要「再造國醫」之形象，顯然還應該有更重要的事情必須處理。當南京國民政府成立，國家在面臨形塑之同時，一時間恐怕還不能照顧到各方面之需求；但相對的，各方面力量可能都在面臨整合，那麼，國醫能爲國家付出什麼？雷祥麟曾指出這個方面的觀察，認爲國醫當時盡力爭取在檢疫與疾病預防等現代政權內公共事務的發言權。[129]據此，本文也接著舉例子來談。首先是國醫所引以爲傲的治療功效，這是國醫之所以存在、不可忽視的價值之一。例如焦易堂認爲，國醫在

---

[127] 中央國醫館秘書處，〈中央國醫館籌備大會行開會式速記錄：行政院代表李大年演說條〉，《國醫公報》1卷2期（1932.11），頁11。

[128] 傅斯年，〈再論所謂國醫〉，《傅斯年全集》第6冊，頁321-322。

[129] Sean Hsiang-lin Lei, *Neither Donkey nor horse: Medicine in the struggle over China's Modernity*, pp.260-263.

民初時治療疾病的成績，絕對不輸西醫，他舉胡適之腎臟炎，被西醫認為無藥可救；[130]錢玄同（1887-1939）夫人的病，德國醫生束手無策，後來皆由國醫陸仲安治癒；另有西醫王愷仁兄妹之母親罹患咳嗆、西醫梅凌冬自己吐血，皆無法醫治，也都以中醫之法治療而癒。他認為西醫總是不承認自己之短處、也不承認國醫的長處，顯然應該為其「能力不足」而自我檢討。[131]關於國醫對治療效果的正面價值，傅斯年也有話要說：「退一步論，縱使所謂國醫曾經治癒這病、那病，我們也還要問那些沒有治癒的在哪裡呢？……國醫若再自詡它曾治癒這個那個，則當問之曰，不曾治癒的又有多少？而中國死亡率之大，在一切開化的人類之上，又是誰之責任呢？」[132]故在治療功效上，也有爭論不休的一面。焦易堂更認為，近年來各地衛生行政都由西醫管理，但結果好嗎？他舉1932年以來廣州與山西、陝西發生的霍亂疫情為例，死者枕藉，雖然衛生署撥鉅款應急，並派員救濟，然北方之死亡數仍高達數十萬，故謂「負責衛生行政的人，既不能防之於前，又不能治之於後，平日徒事排擠國醫，反躬自問，能無慚愧？」[133]也就是說，國醫在治療上是勝過西醫的，但衛生行政卻是讓能力較差的西醫來擔任，這是相當不合理的事情。

撇開紛擾不休的爭論，當時真正的大問題，是在國醫到底能擔負什麼樣的衛生行政責任，要用什麼方式來替國家做些事情？在國醫開始在思考「責任」的同時，已經先受到某些啟示：余巖曾抨擊中醫說：「舉凡調查死因、勘定病類，預防疫癘等，無一能勝其任，對民族民生之根本大計，完全不能利用。」[134]在此所指之調查、勘定、預防等工作，中醫皆無法勝任，而它們

---

[130] 關於胡適擇醫的矛盾心態與經過，可參考祖述憲，〈胡適對中醫究竟持什麼態度〉，《中國科技史料》22卷1期（2001），頁11-25。

[131] 焦易堂，〈為擬訂國醫條例敬告國人書〉，《國醫公報》1卷5期（1933.05），頁5。

[132] 傅斯年，〈再論所謂國醫〉，《傅斯年全集》第6冊，頁321。

[133] 焦易堂，〈為擬訂國醫條例敬告國人書〉，《國醫公報》1卷5期（1933.05），頁4-5。

[134] 鄭曼青、林品石編著，《中華醫藥學史》，頁387。

都是公共衛生中的重要項目。在此，我們可以找到另一個國醫要求「科學化」的動力，即如何可能正向思考國醫在公共衛生體系內的角色。

大致來說，國醫對採取西方最新衛生學的知識，都採取開放接納的態度。過往中醫經典、聖人之言並沒有明確指出一個醫療體系應該為國家付出什麼，而當時根植於西醫的公共衛生制度，是中醫要去學習的部分，例如黎伯概指出：「按草案所云儘量發揮固有精義，兼採近世衛生學，及防疫法，所見極是。為中國衛生法多屬個人方面，缺於公眾方面，外國之防疫即公眾衛生，亦不只防疫一端。檢查飲水與食料、清潔街道、疏泄河流、清除蚊蠅、工廠之勿近人居、深夜之不宜歌樂等事，俱當應有盡有。原按所採近世衛生學，當必包括甚多，當分個人、公眾兩面，方為完備。」[135]所以對於西醫衛生學的相關知識，國醫基本上都非常願意採納學習。甚至像是當時戰爭頻繁，內有國共戰爭、外有日本侵略，所以國醫也想到了是否能發展在戰場上的功效，例如指出：「近以戰局日行緊迫，前方兵士傷亡日增，且後方傷兵難民絡繹運津，急應設法切實補救治療。……國難當頭，前方士兵傷亡數率日增，且呼號遍野，即感缺乏國醫藥，又兼輸運稽遲，實屬目不忍睹，為我醫藥兩界，本諸應盡天職，急應設法補救，以濟眉急。」[136]這原是很好的想法，有進一步探索的價值，筆者已有撰文探討。可惜當時中醫要面對的爭議實在太多，許多方面的構想大多只停留在構想而已，似乎無法積極地去運作，民間中醫普遍消極，更別說是積極參與屬於國家的衛生工作了。[137]

在此紛擾之際，國醫還要面對反對者的聲音，他們多認定公共衛生的責任應該落在西醫的身上，若謀求讓國醫納入各式衛生體系內，是本末倒置之事，還不如積極培養西醫人才，方為正途。傅斯年認為要先多開設幾個訓練在內地服務醫生的學校，使這些西醫在畢業後到內地，或者到鄉村中開辦

---

[135] 黎伯概，〈中央國醫館整理國醫藥學術標準大綱草案批評書〉，《國醫公報》1卷5期（1933.05），頁79。

[136] 〈令河北省國醫分館籌備處據陳報董事會公推蔡承緒暫代分館長暫准備案文〉（1933.03.29），《國醫公報》1卷5期（1933.05），頁21。

[137] 參看彭善民，《公共衛生與上海都市文明（1898-1949）》（上海：上海人民出版社，2007），頁156。

醫學校。其次，內地之需要公共衛生比需要醫士還迫切，醫士之訓練不能速成，一時斷難普及，不如先儘量講究公共衛生，收效較快，並訓練內地的看護，以因應內地醫療人才缺乏的問題；對於國醫，則可採「逐步廢止」的唯一的道路。[138]傅還說：「中國是個世界上病菌最多的國家，各種疾疫並世無雙，故死亡率在一切開化與未開化的人類之上。對付此情形之最有效方法，無過於防範於未病之先。」這要靠「研究公共衛生的人的聰明」，所謂國醫是完全無法擔負這種責任的。[139]

從某個部分來說，當「國醫」以科學化再造時，已然拉長了和「國粹」、「國故」之間的距離。黎伯概認為今日抱著「國粹」來推廣國醫已經不合時宜了，「今國際間醫學大抵相同者多，不同者少。醫學之用途，不僅在中國，亦兼在國際衛生行政，萬國相同。軍事、警察皆有醫院驗傷、救急，皆有政治關係；傷亡案件，法庭判決，恃於醫士之診斷書。吾國門戶大開，外賓雲集，領事裁判權終需收回。診斷書若不根據科學，則毒物化驗無以證明傷狀何如，不能洞澈，即無以給外人之信，而國際間常多醫藥會議，近今與其事者，皆是吾國人西醫一派，而國內衛生行政席位，亦吾國人之西醫一派居中。」國醫必須「兼科學而盡能之」，才可迎頭趕上。[140]部分中醫瞭解到，也許古典的知識必須保留，但是要追上國家政策的要求，回應國家形塑的新局，顯然地，國醫也需要再造；於是，這個「國」從國粹成了科學

---

[138] 傅斯年的想法，可附記於此，他的廢中醫主張，是先找大城市開刀，其他醫藥落後的地方則以漸進的方式慢慢廢除，他說：「對付中醫，似應取得逐步廢止之政策。內地目下尚無醫生，大埠的醫生也不夠用，而愚民之信此如信占卜、相面、看風水一半，禁止之後使他手足無所措。或者免不了暫且保留此一個催眠術，同時卻也不能不管他，若干真正胡鬧的事，不便使他再做了。以後因有訓練醫生人數之增加，逐步禁止這些『國醫』。目下可以先把大埠的『國醫』禁止了，至少加一個重稅於那些大賺錢的國醫，以取『寓禁於徵』之作用。」參見氏著，〈所謂國醫〉，《傅斯年全集》第6冊，頁307。

[139] 傅斯年，〈所謂國醫〉，《傅斯年全集》第6冊，頁305-306。

[140] 黎伯概，〈充補管見書〉，《國醫公報》1卷5期（1933.05），頁88。

化，並追求國家法令的認同。

為加速中醫合法化，國醫館館長焦易堂乃積極推動〈國醫條例〉。焦氏反駁當時最流行的一些論述：「國醫館成立是破壞衛生行政系統」，而國醫館的成立，正是要補教育學制與衛生行政不完備的缺失。[141]當時國民黨中常委大多贊同焦的提案，連反中醫指揮官褚民誼也變卦支持了，他們在1933年6月提議制訂〈國醫條例原則草案〉，經國民黨中央執行委員會決議，交內政、教育兩部審議，並敦促國醫館依據〈國醫條例〉來管理國醫。[142]

關於這段歷史的細節，鄧鐵濤已在《中醫近代史》中有清楚的交代。本文要特別指出的是：當此條例還處於「草案」階段時，國家就已經在思索國醫應該要為國家負擔些什麼責任了。關於政府訂立的〈國醫條例原則草案〉中第六條載明：「國醫診察劇烈傳染病或中毒者，除設法消毒或救濟外，應即時報告當地行政官署。」以及第七條：「國醫關於公務上有遵守法院及行政官署指揮之義務。」[143]從這個條例草案可以看出，國家已正式承認「國醫」之名，而且從上舉條例中可以得知，國家也樂見中醫真的能擔負公共衛生行政的責任。其實，這些條文早在1929年1月15日衛生部公布之「（西）醫師暫行條例」中就已經載明，[144]國醫館與國民黨的共識，顯然同樣都希望國醫能擔負公共衛生之任務。當時反中醫人士根本不認同國醫可以擔負公共衛生的責任，因為國醫根本沒有「病理學」可提供驗證疾病的依據，故曰：「凡有近代科學常識者，必當信政府不該容許社會上把人命托在這一輩人手中。」[145]不過，國醫負擔公共衛生的理想仍沒有被擱置，國醫館根據上述草案，也擬就一分〈國醫條例草案〉，在第四章「義務」中同時載明：「國醫

---

[141] 焦易堂，〈為擬訂國醫條例敬告國人書〉，《國醫公報》1卷5期（1933.05），頁6-7。

[142] 中國國民黨中央執行委員會，政治會議第360次會議，第3號提案（臺北：中國國民黨黨史會原件，1933.6.7）。

[143] 本草案可參考《國醫公報》1卷8期（1933.08），頁1-11。

[144] 即1930年5月27日公布之「西醫條例」的前身。參考陳邦賢，《中國醫學史》，頁293-296。

[145] 傅斯年，〈再論所謂國醫〉，《傅斯年全集》第6冊，頁309-311。

遇有傳染病人及中毒者，除設法消毒或救濟外，並應即據實報告當地行政官署。」足見中醫也認同擔負公共衛生是中醫不得逃避的新義務，並接受國家、法院、行政官署的指揮，納入國家衛生體系。[146]不過，畢竟所謂〈國醫條例〉仍沒有正式通過，各地醫藥團體紛紛上書國民黨中央執行委員會，希望能夠儘速通過條例，並希望國家取消設立中醫院校的禁令，進而補助各類中醫藥事業。[147]

當時〈國醫條例草案〉已送立法院決議，改稱「中醫條例」，一時未能施行，幾經波折之後，1936年12月19日，國民政府才正式公布〈中醫條例〉，而不採用國醫館之〈國醫條例草案〉，它顯示國醫的責任更多了，其中第五條記載：「中醫如診斷傳染病人或檢驗傳染病之屍體時，應指示消毒方法，並應向該管當地官署或自治機關據實報告。」第六條則載：「中醫關於審判上公安上及預防疾病等事，有接受該管法院公安局及其他行政官署或自治機關委託負責協助之義務。」[148]顯然國民政府希望將管理中醫的權力收入行政機關內並明訂管理與責任之所在。但是，國醫是由哪個部會管理呢？自1936年12月開始，全國中醫藥團體又聯合18省市之代表請願，希望在立法院修改〈衛生署組織法〉時考慮衛生署副署長由中醫擔任，但立法院開會的結果是在衛生署內設立「中醫藥委員會」，也許，這樣折衷的方案是各退一步，中醫正式在行政體系內有一席之地，可以說得上話，而政府也可順利管理中醫體系。[149]

故當傅斯年抨擊管理中醫的應是「內政部禮俗司」，而不該是「衛生署」的時候，[150]他並沒有料到國醫後來真的由衛生署管理了。某方面而言，中醫最初的科學化口號雖然曾造成紛紛擾擾，且有不盡理想之分歧與失敗處，但國醫的科學轉型，已讓他們站穩了國家法令上的某種程度之保障。完

---

[146] 參考《國醫公報》1卷8期（1933.08），頁1-11。

[147] 這段歷史可參看鄧鐵濤主編，《中醫近代史》，頁307-316。

[148] 轉引自魏嘉弘，《國民政府與中醫國醫化》，頁196。

[149] 轉引自魏嘉弘，《國民政府與中醫國醫化》，頁199。

[150] 傅認為「醫卜星相」和中國的「國粹」是連在一起的，所以應該歸內政部禮俗司管理。出自氏著，〈所謂國醫〉，《傅斯年全集》第6冊，頁307。

成再造國醫之任務。而這一切，皆顯示中醫的地位已與廢醫案風潮之初相當地不同了。

七、小結：一次失敗的「成功」轉型

　　總體來看，關於清末民初以來學術發展之態勢，梁啓超曾於《清代學術概論》中描述當時知識分子追求西學的態度是：「固有之舊思想既深根蒂固，而外來之新思想，又來源淺觳，汲而易竭；其支絀滅裂」，而最終成了一種「不中不西即中即西之新學派」。[151]是的，「面對西方、改變傳統」似乎已成了民初各個知識學門必須要面對的課題，但是，以本章而論，傳統醫學的轉型有沒有造成一種「新學派」呢？這關乎我們該怎麼省思中醫在這段期間轉型的成敗。

　　思索中醫之轉型，不得不將「現代國家的形塑」因素考量進去。中國該往何處去？是民國初年在政治上一直在摸索、思考的主軸；在各方面要採「改良」還是「革命」路線之爭，更是近代史中兩種不同「轉型」大方向之抉擇。[152]醫學在這其中，其發展是動態的、有層次、有順序可分析的。當時中醫必須思考在國家內的定位，還必須考量自身的學術發展與前景，正如梁其姿曾呼籲研究近代中國醫學史必須注意中國的本土性格，思索西方的概念或科學如何在中國落地生根，而不是單一從西方觀點來看中西醫的問題。[153]我們若考量中國自身的情況，就可發現自南京國民政府成立後，面對著「中國要怎麼發展」的各方面問題，可謂千頭萬緒。要如何形塑新時代之中國的醫療衛生，一時當然還是參照已有基礎的西方公共衛生與醫療制度。我們不能苛求某些人或國民政府曾有的反中醫舉措，因為後來所達成的、不太完全

---

[151] 梁啓超，《清代學術概論》，頁160-161。
[152] 呂芳上，〈二十世紀中國政治史的研究：新資料、新視野〉，《近代中國》160期（2005.03），頁26。
[153] 梁其姿，〈醫療史與中國「現代性」問題〉，收入《中國社會歷史評論》第8卷（2007），頁1-18。

的中西醫雙聯並行之體制，確實是近代世界首例；不管是中、西醫各自陣營或中央政府，其實都還在摸索、嘗試可行的方案，在改良「國醫」和革「國醫」的命之間，拉扯不休。雷祥麟所謂中醫懂得組織團體、和國家權力在一起的看法是不錯的，另外，其實中醫早在1929年以前就已緊緊抓住了「國家」與「民族」、「國粹」等論述，而且平心而論，南京國民政府應該是希望透過正常、有規矩的公衛制度與法令來規範醫療行為，倒不見得真的欲消滅中醫，所以中醫來自政府的壓迫力道反而不如想像中來得大。今後研究應該更重視社會輿論、知識分子或醫者自身的認知與新時代的要求，才能去突顯「廢中醫」背後真正的壓力源。

　　經過前文的分析可知，從國醫責任的立場來看，為什麼國醫必須面對科學？不見得科學化只是為了遏止「廢止中醫」的風潮而已，因為廢中醫的政策很顯然的只是個未經全盤思量的突發舉動，但經過這個「不太嚴重」的事件後，也讓中醫思索自身在國家的定位與責任，並以「科學化」為手段來再造國醫，並持續淡化「國粹」的形象，加強了「民族」本位的論述，冀望達到符合時代潮流、國家政策走向，以順利完成改良之任務。某方面來說，「科學化」或國醫擔負起公共衛生工作的想法是「成功」的，因為這樣的轉型阻止了任何「廢止中醫」的想法繼續在政府決策中發酵。但是，對於「國醫」的改良努力，反中醫者例如傅斯年等，卻又仍是完全看壞的，他說：「近代醫學的訓練每每要八九年的功夫，讀上幾部《內經》、《本草》、陳修園書便開方子的中醫，那有閒功夫受近代醫學的訓練？」所以「『改良中醫』四個字簡直沒有邏輯的意義。」[154]傅的言論並非無的放矢，因為國醫的改良還受到來自內部學術轉型所帶來的雜音、歧見而失敗了，像是什麼是「科學化」之定義？科學化怎麼展開？什麼理論要存要廢？對於這些問題，國醫界顯然歧見多而共識少；況且，國醫擔負公衛的想法雖落實於法令之中，但是國醫藥界卻對具體實行拿不出什麼有效辦法，其態度也顯得消極，故無法在抗戰前爭取到公共衛生的部分主導權，這也是轉型失敗的一個例子。

---

[154]傅斯年，〈再論所謂國醫〉，《傅斯年全集》第6冊，頁324。

而從整體來看，國醫的再造更是某種程度的失敗，其原因不在於國醫改了多少，而是國醫沒有「完全」成為西醫或現代醫學。中醫不論怎麼改，總得不到反中醫者的認同。例如在臺灣，不論在知識分子和西醫方面，都有人不斷提出要廢除中醫，革它的命，李敖（1935-2018）指出：

一個現代化國家的立法原意，絕對不能參進大團圓的本位思想，尤其是沒有傳統法系來搗蛋的科學行政法規，更應該乾乾脆脆學學先進國家的榜樣，萬萬不可讓「國」字號的名詞來扯皮。咱們國內「國」字號的「國粹」太多了，外國有戲劇，咱們有「國劇」來擋；外國有拳擊，咱們有「國術」來擋；外國有繪畫，咱們拿「國畫」來擋；外國有音樂，咱們拿「國樂」來擋；外國有新學術，咱們有「國故」、「國學」來擋。不客氣的說罷，這個「國」字號的東西都是我們痛痛快快現代化的阻力，他們並擋不住西潮的東來，但是他們扯皮搗蛋卻容易使我們變成半吊子，變成畫虎不成的樣子，這真是匪夷所思！[155]

長期關切臺灣醫療問題的陳永興醫師則言：

醫學的進步既到了現代化的地步，許多傳統醫學不合理、不符事實的東西就自然被拋棄……所以世界上進步的國家都是努力於使醫學現代化為國民謀身心健康和幸福，絕沒有說仍堅持要保留自己種族的古老傳統醫學，也就是說沒有所謂中醫、西醫的問題，難道我們聽說過在美國還有印地安醫？在中東還有波斯醫？埃及醫？不！醫學就是醫學，只有進步、落後的不同。[156]

---

[155] 李敖，〈修改「醫師法」與廢止中醫〉（原登在《文星》（臺北）第61號，1962年11月1日），收入氏著，《傳統下的獨白》（臺北：李敖出版社，2001），頁141。

[156] 陳永興，《醫療、人權、社會》（臺北：新地出版社，1985），頁146。

　　而在中國大陸，近期也有不少批判、廢止中醫的聲浪，一波未平、一波又起，[157]這不免讓兩岸共同關心中國醫學發展的人感到憂心忡忡。檢討全文，可知抱持廢止中醫看法的人，多以「國」字輩的東西是反現代化、反西化、不科學的玩意兒，只要任何事物有「國」字之傳統意涵在內，都應該加以廢除。故國醫界只好拿出比清末民初之「中西匯通」還要更大幅度改革理論的勇氣，徹底地改造中醫，所以才會提出並實施中醫科學化。[158]胡適那段話：「回頭想想我們家裡陰陽五行的『國醫學』在這個科學的醫學史上能夠站一個什麼地位。」[159]現代的中醫，可會讓胡適感到欣慰？使用科學儀器來作藥物分析、運用注射、X光檢查、超音波等技術，在裝飾上更多地「現代」與「科學」的外衣後，為什麼廢止中醫的聲浪仍沒有「入土為安」？我們不免要問，這些外衣真的是中醫發展、維持自主性的「唯一」裝扮嗎？[160]如果1930年代初所推行之「科學化」是成功的，或是國醫成功地站穩了公共衛生的步伐，那麼廢止中醫的聲音應該會永遠消失嗎？探究「廢止中醫」問題之本質，其實不在中醫有沒有漸漸科學化，而是中醫沒有完全西醫化（或成為西醫）吧！不妨再看看傅斯年說的：

　　改良的中醫是否預備全部的接受近代解剖學，生理學，微菌學？若然，中醫之為中醫還有幾何？若不預備全部接受，而只在那裡剽竊

---

[157] 可參考方舟子，《批評中醫》（北京：中國協和醫科大學出版社，2007）以及海天、易肖煒著，《中醫劫：百年中醫存廢之爭》（北京：中國友誼出版公司，2008）等等書籍。

[158] 鄧鐵濤主編，《中醫近代史》，頁82。

[159] 出自西格理斯（Sigerist, Henry S.）著，顧謙吉譯，胡適校，《人與醫學》（臺北：臺灣商務印書館，1967），序言，頁4。

[160] 中醫們追求現代化的過程中，所謂中醫博士或教授們都很少去閱讀、咀嚼、反覆思量中醫學的經典著作，大多人忙著在實驗室餵小老鼠、打針、吃中藥，一有成果就立刻發表「i」級論文，深怕落於人後。可是，這種獲取知識的方式是古典中國傳統醫學的精神嗎？可參考朱彤、朱時中，〈中醫：正在失落的文明〉，《中國國家地理》第28期（2003.9），頁69。

幾個名詞，這些系統科學中的名詞如何在國醫系統中與其他名詞與「哲理」合作？或者中醫本不嫌「一束矛盾」，如道士之仿造一切教的經典一般。若果然，中醫之為物更不必談了。[161]

中醫在當時、或後來反中醫者的眼中，若不能成為真正的「西醫」，恐怕永遠都是有問題的醫學。故雖以各式「科學化」之想法來再造國醫是失敗的，但反過來思考，廢止中醫的幽靈持續存在，正代表某種程度上中醫的傳統、經典、國粹元素依舊存在，從中醫史來看，這樣的結果未必是負面的。

中國人有一句老話言：「有失必有得」，「得」與「失」往往是一體兩面的。在轉型過程中，一股過於擔憂中醫改革而失去自主性的聲音一直存在，謝觀（1880-1950）談到：

> 民國以還，東西醫學流傳中土者漸廣。國人受其濡染，中醫蒙其影響，於是結團體以資研究，設黌舍以宏造就，刊雜誌以資鼓吹，發揚之途多矣。又有異軍突起，高揭新中醫之旗幟者，揆其初衷，欲以科學方法整理醫籍，未始非迎合潮流之舉，然成績未著，而囂囂然有入主出奴之象，此中醫之一大變局也。……蓋喜新厭故，人情所同，醫亦不能例外。惟末流變本加厲，折採西醫皮毛，誹訛先哲之實效，以為中醫有大部分應毀棄，論者惜之。[162]

在此，謝即表現了他對中醫「面對西方」發展的遠見與擔憂。過去筆者在專書中研究清末一位致力於「中西醫匯通」的中醫唐宗海，他曾被醫史家陳邦賢在《中國醫學史》中抨擊為：「嚮壁騎牆」之徒，[163]現在終於理解這句話的背後涵義：中醫根本不該、或沒資格與西醫「匯通」吧？所以當時中

---

[161] 傅斯年，〈再論所謂國醫〉，《傅斯年全集》第6冊，頁316-317。
[162] 謝利恆、尤在涇，〈民國醫學〉，《中國醫學源流論・校正醫學讀書記》，頁140-141。
[163] 陳邦賢，《中國醫學史》，頁184。

醫「參西而崇中，不得新而忘舊」的想法，[164]可說完全得不到所謂西醫派的
贊同。

即使到了30年代，國醫改革仍是某部分的「參西而崇中」，大抵傳統所
沒有的，國醫願意學習吸收所謂的「科學」，但觸碰到古典學理之時，則未
必大家意見一致要去刪除某些舊有的古典知識，以致於最後仍找不到劃一之
標準。可以說國醫改良之路起於學習科學，卻也質疑科學。對於這樣步履蹣
跚的改革，焦易堂曾說：「假如在業務方面，稍稍看輕一點，能夠直截從學
術上互相研究。吾料三十年以後，未必不能自成為中華民族之新的醫學，領
導世界醫學走上一條新的徑路！」[165]焦氏會不會過於樂觀了？像是傅斯年說
的：

敢問主張中醫改良論者，對於中醫的傳統觀念，如支離怪誕的脈
氣論，及陰陽六氣論，是不是準備放棄？對於近代醫學之生理、病
理、微菌，各學問，是不是準備接受？這兩個系統本是不相容的，既
接受一面，自必放棄一面。若不接受近代的生理學、病理學、微菌
學，只是口袋中懷著幾個金雞納霜、阿司匹靈藥餅，算什麼改良的中
醫？若接受了這些科學，則國粹的脈氣論、六氣論又將如何安插？中
醫之為中醫又在哪裡？[166]

是的，如果國醫以「科學化」再造是很成功、很徹底的，會不會得到西
醫的認同，還很難說，但中醫之不成其為中醫，則是可以肯定的。所以當現
代中醫還捧讀《傷寒論》、《內經》等經典，而中醫系的學生還需修習古代
醫經醫史、文獻、還重視老中醫經驗之傳承的同時，正的的確確地代表本文
所論及的：經歷這段歲月的衝擊後，雖改變了中醫的原貌，但也讓中醫保留

---

[164] 唐宗海原著，王咪咪、李林主編，《唐容川醫學全書》（北京：中國中醫藥
出版社，1999），頁640。
[165] 焦易堂，〈為擬訂國醫條例敬告國人書〉，《國醫公報》1卷5期（1933.05），
頁4。
[166] 傅斯年，〈再論所謂國醫〉，《傅斯年全集》第6冊，頁323-324。

了部分的傳統血脈，在今日得以延長不息。故言當時國醫的科學化運動是一種「失敗的『成功』轉型」：意指完全、成熟的科學化進程是失敗的，但，這其中卻暫時通過了「被廢」的關卡，而保留了珍貴的傳統與未來發展的一線生機，仍屬於不折不扣的成功轉型。

最後，面對西醫的理論衝擊，中醫究竟要如何繼續維持發展的自主性呢？從歷史發展來看，在30年代前後，病人看中醫又看西醫是很普遍的事情，本書也有多方關照。李石曾曾辦了一間「中西療養院」，西醫請外國人，中醫則找陸仲安來駐診。丁福保與他的兒子丁惠康兩人則看上了中醫陳存仁，希望陳能去丁氏所開之「虹橋療養院」負責中醫方面的看診業務。[167] 可見中西醫之爭往往在學理上爭輸贏，一較高下，民間的病人與醫生則完全不在乎。也許，若不以科學為唯一檢驗醫學之標準，而以治病「有效」來重估中西醫之價值，則兩者或可同時存在；但終究，筆者較不擔心今日中國人「學習西方」或中醫「科學」、「西醫化」會成問題，畢竟西方文化至今仍是主流、強勢的，中醫目前也不可能完全拋棄科學而專講氣化。但是，中西兩種醫學總要以尊重彼此為前提，合作才能繼續下去；而且中醫並非不能「科學化」，反倒要思索避免在採用「科學」後的削足適履、或逕自將傳統與經典拋棄，這才應是中醫今後發展之南針。我喜歡這則帶有一點諷刺的報導：

> 北京中醫藥大學的圖書館西側有一尊張仲景的塑像，也許有些諷刺的是，從初見到它的中醫學生，到這些學生最終離開它時，這些中國醫學的後繼者們也許並沒有能學會如何去熱愛它，因為在他們心裡不得不裝有另一種心態：如何在西醫學生面前淡化自卑，並找到一分工作。[168]

---

[167] 陳存仁，《抗戰時代生活史》，頁66-67。

[168] 朱彤、朱時中，〈中醫：正在失落的文明〉，《中國國家地理》第28期（2003.9），頁63-69。在臺灣，這個現象也值得注意，許多中醫系的學生都希望能成為西醫；而中醫系學生在前幾年學的幾乎都是西醫學的東西，那麼中醫就「科學」或「現代」了嗎？陳永興批評中醫系有西醫課程，叫做「掛

　　當中醫看到西醫，在心態上若早已矮人一截，則要乞靈於中醫今後之健全發展，無疑是緣木求魚。錢穆（1895-1990）曾說，他一生都被困在中西文化的爭論之中。但是，他把自己的思想追求定位為：「所論每若守舊」，而出發點「實求維新」。余英時認為，錢的基本立場是要吸收西方的新文化而不失故我的認同，更與陳寅恪（1890-1969）所言：「一方面吸收輸入外來之學說，一方面不忘本來民族之地位。」是完全一致的。[169]我想著：「中國的知識分子大體是在理智方面選擇了西方的價值，而在情感方面卻丟不開中國的舊傳統。」[170]我覺得這樣的矛盾沒什麼不好，畢竟少小離家老大回，如果在文化上朝向西方走得太遠，就是該回頭思索傳統文化的時候了。

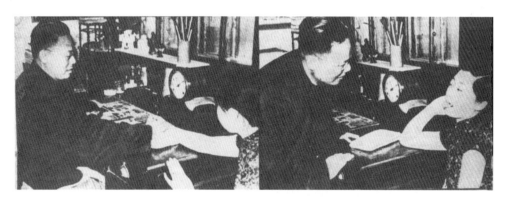

▲40年代國醫的診脈與舌診狀

羊頭賣狗肉」（見陳永興，《醫療、人權、社會》，頁150-151）。筆者以為，學習西醫沒什麼不好，但要在中醫學基礎札實，體系健全、完整後，再談「面對西醫」的問題，這也許才是解決中醫老是矮人一截的好辦法。
[169]余英時，《歷史人物與文化危機》（臺北：東大圖書，1995），頁211。
[170]余英時，《史學與傳統》（臺北：時報出版，1982），頁103-104。

醫療與近代社會：
試析魯迅的反中醫情結

一、前言

　　魯迅曾幻想到吐半口血，扶兩個丫鬟到階前看秋海棠，以為那是雅事。其實天下雅事儘多，唯有生病不能算雅。[1]

　　依據上一章，如果「國醫」的形成是近代史發展的一個重要歷程，那麼站在對立面，反對這個轉型趨勢最激烈，抨擊「國醫」最具代表性的人物，就是魯迅和傅斯年。而前者較後者尤為重要，因為魯迅自己學過醫，醫文皆通，從他的觀點，更能看出中西醫在醫學層面的衝突點何在；當然，歷史文化的因素也同樣可以在魯迅的言論中尋得線索。2006年一次偶然的機會，筆者第一次到廈門大學。在空閒之餘，緩步流連於廈大的校園，不經意看到了靜默地、臉上刻畫著堅毅表情，立於校園內的魯迅塑像。1926年至27年間，他曾在廈門大學擔任國文教授與國學研究院教授，[2]向當地學生打聽後才知，廈大還在魯迅故居的原址上，為之立了一間魯迅紀念館，於是筆者欣然前

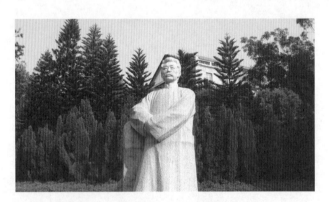

▲圖一　廈門大學校園內的魯迅像

1　梁實秋，〈病〉，《雅舍小品》（臺北：正中書局，1981），頁43。

2　魯迅於1926年9月2日從上海起程前往廈門。9月20日廈門大學開學，魯迅即開設「中國文學史」和「中國小說史」兩門課，可惜魯迅在此的生活並不愉快，隔年1月就離開了。參考復旦大學、上海師大、上海師院魯迅年譜編寫組編，《魯迅年譜》（安徽：安徽人民出版社，1979）上冊，頁311-312。

往。夏日的太陽炎熱地高掛於天空，卻無損於我尋覓他足跡的興頭。

　　近代知識分子處在中西文化交會的爭論與抉擇中，忽而眺望新潮的西方、忽而回眸傳統的中國，立場搖擺，已是不爭的事實，也屬變動時代中情有可原的現象。特別是近代知識分子的身分與思想往往呈現一種多元的互相滲透，就像「定義」魯迅那樣，實在是相當困難：文學家、翻譯家、革命家、思想家、編輯等等，每一個臉譜，魯迅都可以在世人的心目中，扮演一個無懈可擊的角色，這正是他的魅力所在。許多有關他的傳記、介紹、評論等文章，更是汗牛充棟、卷帙浩繁，[3]在此就不一一贅敘了。

　　魯迅在五四運動的高潮中躍上文化舞臺，但在五四學人那一代，卻很少有人像魯迅那樣，總是給人一種堅毅、深刻不移的印象。針對五四學人思想的研究，已有不少學者提出各種不同角度的觀察，[4]其中特別值得注意的是，民初知識分子在許多方面所表現出來的搖

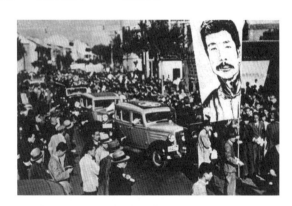

▲圖二　魯迅盛大的喪禮，其影響力可見一斑。(1936)

---

[3] 關於魯迅在新文學的表現，不光是歷史學者，更是文學家探討的重心。日本學者藤井省三有許多關於他的著作，可參看代表作：《魯迅「故鄉」の讀書史：近代中國の文學空間》（東京：創文社，1997）。其他相關傳記與生平事業介紹，至少有百本以上，此處不一一列舉。

[4] 這方面的著作甚多，綜合的可參考周策縱著，周子平等譯，《五四運動：現代中國的思想革命》（南京：江蘇人民出版社，1996）。王汎森，《中國近代思想與學術的系譜》（臺北：聯經出版事業公司，2003）。舒衡哲著，劉京建譯，丘為君校訂，《中國啟蒙運動：知識分子與五四遺產》（北京：新星出版社，2007）。余英時等著，《五四新論：既非文藝復興，亦非啟蒙運動》（臺北：聯經出版，1999），收錄了數篇論文，打破五四線性史觀的認知，而以變動、多元的視角來看待這一段歷史。余英時個人也有不少著作涉及對知識分子在時代變遷中的思想轉型，不一一贅舉，可逕自參看。

擺與「兩歧性」。[5]例如周明之指出胡適在許多方面的搖擺是因為他面對西方
價值時的自卑或擔憂，促使他回到傳統中，去找尋做爲中國人的自尊，周給
了這樣的心態取了一個名字：「舊與新的內在同化」：他們也無法完全拋棄
傳統而遠眺西方；[6]所以，他們多在矛盾掙扎中，不斷在各個層面內尋求中國
文化的出路。不過，在這些研究當中，可以看到學者們大多著重於描繪知識
分子在思想、文學等領域內的角色扮演，而較少扣緊一般知識分子針對科學
發展、[7]甚至是醫學、化學、物理學等方面的認識與抉擇態度之分析。[8]雷祥麟

5　張灝，《時代的探索》（臺北：聯經，2004），頁136-137。

6　例如：周明之，《胡適與中國現代知識分子的選擇》（桂林：廣西師範大學
出版社，2005），頁209。另外，針對知識分子面對複雜人際網絡與人民、
政治之間利益與理想的糾葛與多變性，可參考蕭邦奇，周武彪譯，《血路：
革命中國中的沈定：（玄廬）傳奇》（南京：江蘇人民出版社，1999）。又
如康綠島早期曾以心理分析的手法，來推測「前後矛盾」的梁啓超可能患了
「循環燥鬱症」，其實，「矛盾」是民初知識分子的通病，倒不見得真是什
麼燥鬱症。參見氏著，〈矛盾的梁啓超：一個心理學的解釋〉，《漢學研
究》3卷1期（1985.6），頁185-198。黃克武曾指出正反相衝突的力量帶給
中國知識與思想界的遺產：「『五四』與『反五四』兩方的辯論，讓思想界
所產生創造性的對話場域與自覺反省的精神，才是現代中國的啓蒙。」出自
氏著，〈魂歸何處？梁啓超與儒教中國及其現代命運的再思考〉，收入鄭大
華、鄒小站主編，《思想家與近代中國思想》（北京：社會科學文獻出版
社，2005），頁91-114。

7　這裡所指「一般知識分子」應該要加以定義。粗略地說，它是針對「專業知
識分子」而言。如果我們探索專業知識分子，例如化學家、物理學家、或醫
學家的思想與言論，他們當然是針對他們所知的領域來加以發揮。這裡所談
的「一般」，是指知識分子對各種領域之文化走向的廣泛認識，而非單一
的、專門的討論。特別的是，魯迅曾學過西醫，他又具有「一般」知識分子
對文化走向的豐富見解，所以他是兩者兼具的知識分子。

8　這方面著作，舉例來說，專談科學家志業的有費俠莉（Charlotte Furth）著，
丁子霖、蔣毅堅、楊昭譯，《丁文江：科學與中國新文化》（北京：新星出
版社，2006）。談知識分子對民初「科學」所抱持的各種態度，則可參考郭
穎頤著，雷頤譯，《中國現代思想中的唯科學主義（1900-1950）》（南京：

有關民初醫生與病人「擇醫」問題的文章，很有啟發，[9]而馮爾康也曾針對吳汝綸（1840-1903）的西醫觀進行解讀，為本章提供一個先行的範例。[10]促使筆者開始思索：做為民初新文化運動舵手的知識分子們，有沒有一種很特別的、值得分析的擇醫理念，其著重的「擇醫」標準為何？若就魯迅的人生經歷與其所持的「擇醫」觀點來分析，他是否也具有「兩歧性」呢？

　　本章必須一開始就指出，魯迅在某些地方的獨特性。李澤厚（1930-2021）指出：魯迅和陳獨秀（1879-1942）一樣，參加過辛亥革命；和胡適一樣，從事過專門的科學研究，但是「在中國近代思想史上，只有他才是真正深刻的。他在發掘古典傳統和現代心靈的驚人深度上，幾乎前無古人，後少來者。」[11]雖然魯迅和政治的關係也很密切，但他總是在更普遍的意義上去質問社會文化，[12]故有時分析他文章背後的社會文化用意，往往比觀察他與政治的關係更有意義。諸多關於魯迅與醫療史的線索，一開始都圍繞著對於魯迅

江蘇人民出版社，1995）。像是Croizier在他的書中就有談到一些中國知識分子對傳統醫學的態度，約略舉了胡適、魯迅、傅斯年等人，但流於通論，無法突顯特殊個案對整體中國文化與傳統醫學之間的矛盾與厭惡情感。可參考Ralph C. Croizier, *Traditional medicine in modern China : science, nationalism, and the tensions of cultural change*（Cambridge : Harvard University Press, 1968），pp.116-120.

9　雷祥麟，〈負責任的醫生與有信仰的病人：中西醫論爭與醫病關係在民國時期的轉變〉，《新史學》14卷1期（2003），頁45-96。

10　馮爾康，〈晚清學者吳汝綸的西醫觀：兼論文化反思的方法論〉，《天津社會科學》3期（2007），頁121-129。

11　引文與參考：李澤厚，〈三、胡適、陳獨秀、魯迅〉，《中國現代思想史》（臺北：三民書局，1996），頁89-126。李澤厚評論魯迅個人的特質造就了「提倡啟蒙，超越啟蒙」的形象，李用不算長的篇幅來描寫魯迅的性格與思想，但卻深刻而精彩。

12　John Fitzgerald, *Awakening China: Politics, Culture, and Class In the Nationalist Revolution*（Stanford: StanfordUniversity Press, 1996），chapter 1.關於民初政治喚醒與被喚醒者之間的聯繫，以及與中國的民族主義之關係，可繼續參看此書。

曾經「學醫」與「爲醫所害」的經歷，大多僅僅帶過而已，未做深入分析。[13]
本文著重於探討魯迅在醫療與疾病領域的一些經歷，並剖析他何以如此痛恨
中醫；而中醫又在他的心中，乃至於中國文化發展之過去與未來，應該扮演
什麼角色？中國人應該怎麼選擇、或重塑一個具有現代性意義的醫療衛生的
國民性？[14]他又是如何論證並確立他最終的抉擇。＊本章預期的工作與貢獻，不

---

[13] 目前看到以分析魯迅「學醫」與「為醫所害」為出發點的文章，至少有：藤
井省三，〈魯迅《父親的病》再考：作為新起點的中國傳統醫學批判〉，
收入劉柏林、胡令遠編，《中日學者中國學論文集：中島敏夫教授漢學研
究五十年志念文集》（上海：復旦大學出版社，2006），頁643-676。范伯
群，〈從魯迅的棄醫從文談到惲鐵樵的棄文從醫：惲鐵樵論〉，《復旦學
報（社科版）》1期（2005），頁18-26。至於魯迅學醫的歷程與在日本的經
歷，可參考大村泉編著，解澤春譯，《魯迅與仙臺：魯迅留學日本東北大學
一百周年》（北京：中國大百科全書出版社，2005）。談及魯迅著作與身體
比喻特色之研究，可參考郜元寶，《魯迅六講》（北京：北京大學出版社，
2007），頁170-197。目前中國大陸出版了一些談論中西醫論爭或廢除中醫
言論的介紹，裡面牽涉到不少知識分子的言論，可供初步參考，例如海天、
易肖煒著，《中醫劫：百年中醫存廢之爭》（北京：中國友誼出版公司，
2008），頁118-120，就簡短的談到魯迅的例子。另外，方舟子，《批評中
醫》（北京：中國協和醫科大學出版社，2007），也收錄不少反中醫文獻與
言論。

[14] 有關現代性與醫療衛生的概念、意義與轉變，論者已多，可先參考：羅芙
芸，《衛生的現代性：中國通商口岸衛生與疾病的含義》（南京：江蘇人民
出版社，2007），特別是一、五、八章涉及的轉變；以及梁其姿，〈醫療史
與中國「現代性」問題〉，收入《中國社會歷史評論》第8卷（2007），頁
1-18。關於「衛生」一詞在民國的轉變與另類解讀，則可參考雷祥麟，〈衛
生為何不是保衛生命？民國時期另類的衛生、自我、與疾病〉，《臺灣社會
研究季刊》54期（2004.6），頁17-59。特別要定義的是，「國民性」較偏
重一國族中每個各人個性與意志的抉擇，更涉及了文化與日常生活的綜合層
面，依此所展現的總體，即為國民性。本書以「醫療」的國民性為探討重
心，著重的也正在於中國人對其的抉擇與想法。其他對於近代國民性的探
索，以日本學者居多，不一一贅舉；倒是有關魯迅與國民性的討論，可參考
的：鮑晶主編，《魯迅「國民性思想」討論集》，（天津：天津人民出版

單只進行國民性之探討，因爲相關研究已非常豐富。[15]本文尚希望從魯迅主觀的視角出發，地毯式地汲取他著作中的養分，來分析近代社會中的中西醫藥

社，1982），附錄部分有1950-1981年有關魯迅對國民性各方面討論文章的研究回顧與索引可供參考，頁415-444。辛曉征著，《國民性的締造者：魯迅》，（武漢：湖北教育出版社，2000）。通盤的研究介紹，可參考潘光哲，〈近現代中國「改造國民論」的討論〉，《開放時代》6期（2003），頁30-37。關於民初知識分子認爲中國之改革必須「從人的改造做起」之相關轉變，可參考楊瑞松，〈想像民族恥辱：近代中國思想文化史上的「東亞病夫」〉，《政治大學歷史學報》，23期（2005），特別是頁19-31。西文著作則可參考Lung-kee Sun, *The Chinese national character : from nationhood to individuality*（London : M.E. Sharpe, 2002）。

[15] 目前，關於魯迅的思想和生活經驗中，有關醫病關係議題的相關研究，已有不少重要著作。像是Leo Ou-fan Lee（李歐梵）的 *Voices from the iron house: A study of Lu Xun*（Bloomington: Indiana University Press, 1987），主要論述父親的病對他的影響，還運用心理史學的解釋方法。高旭東也有一篇〈魯迅在醫生和患者之間〉，收入於葉舒憲，《文學與治療》（北京：社會科學文獻出版社，1999），第三篇「文學與治療：個案研究」部分。尚有譚光輝的，《症狀的症狀：疾病隱喻與中國現代小説》（北京：中國社會科學出版社，2007），主要談論到魯迅本身的生病經驗，也有與國民性相關的討論。周淑媚，〈文化診斷中的病痛隱喻：以魯迅和郁達夫的病痛與文學創作爲例〉，《通識教育學報》15（2010），頁1-23。此外，還可參考較有論點的著作，如Lydia H. Liu, *Translingual Practice: Literature, National Culture, and Translated Modernity-China, 1900-1937*（Stanford, Calif. : Stanford University Press, 1995）. 更有專章討論魯迅和國民性的課題，而 Larissa N . Heinrich, *The Afterlife of Images: Translating the Pathological Body between China and the West*（Durham : Duke University Press, 2008），也討論到醫病課題對魯迅影響。但本章不再炒冷飯，主角只有魯迅一人，不是醫病關係，而完全從他的主觀視角出發，也剖析中醫邁向現代性的各方面難題和文化現象，如此一偏之中有時也有一得。過去很多研究只著重他的「早年經歷」給他的影響，或僅著眼幾篇文章之分析，但本章卻是全面地針對所有魯迅著作之文字，挑出具有意義的部分來加以論述，希望能補充魯迅研究的某些空白處，並藉此觀察近代社會中的中西醫藥文化狀況。

狀況：並希望指出：在經歷過一些事件後的魯迅，他認為在中國社會中，有哪些方面的醫藥衛生狀況，是需要被改變的、針砭的，也藉此來討論近代中西醫論爭與醫藥發展的一些實際情況，庶幾對近代醫療衛生史有所貢獻。[16]

當筆者走進儉樸、擺設古色古香的魯迅故居與書房後，魯迅彷彿還坐在那兒讀書、寫作似地。隔壁房間陳列了一些魯迅的遺物，其中最令我感到好奇的，就是那些他早年遠渡重洋，去日本學習西醫時所留下的生理學筆記，那上面佈滿了密密麻麻的筆跡與零星幾幅生理的解剖圖，都是他親筆所載。如此認真抄錄、腦中充滿對西醫與中醫看法的魯迅，到底在思考什麼樣的中國醫療文化之未來？[17]也許，這就是一個起點，本文就從追尋他的思想線索展開。

二、緣起：反中醫幼苗誕生

魯迅原名周樹人，但周這個名字可不及「魯迅」來得響亮。1918年，周樹人第一次以「魯迅」為筆名在《新青年》上發表經典名篇〈狂人日記〉，文中極盡諷刺之能事，猛烈抨擊「吃人」的封建禮教。若剖析其所論，中醫

---

[16] 近年來，兩岸歷史學界對於衛生史的研究，皆激盪出燦爛的火花。比較新的成果有 Angela Ki Che Leung and Charlotte Furth（Eds），*Health and Hygiene in Modern Chinese East Asia : Policies and Publics in the Long Twentieth Century*（Durham: Duke University Press, 2011）。以及余新忠主編，《清代以來的疾病、醫療和衛生》（北京：三聯書店，2009），頁189-215。大陸方面，余新忠寫了比較多的相關研究回顧與衛生史的文章，可自行參考，臺灣的部分，比較新的研究回顧是陳秀芬，〈醫療史研究在臺灣（1990-2010）：兼論其與「新史學」的關係〉，《漢學研究通訊》29卷3期（2010），頁19-28。其他學者關切衛生史的文章相當多，此處就不一一贅敘。

[17] 關於魯迅痛恨中醫的緣由，很多人都歸咎於中醫沒治好他父親的病所致。也就是在廈門大學教書的期間，他寫下了對「巫醫不分」之中國醫學控訴的代表作〈父親的病〉，詳後文。出自復旦大學、上海師大、上海師院魯迅年譜編寫組編，《魯迅年譜》上冊，頁313。

也是吃人禮教的幫凶！那麼，這一切要從何說起呢？

　　1881年，魯迅誕生於浙江紹興城內一個大家族裡，父親是秀才，母親姓魯，鄉下人，她曾以自修達到能看文學作品的程度。魯迅家裡原有祖遺的四、五十畝田，但在魯迅的父親死前，已經賣完了；這時，魯迅大約才13、14歲，但還勉強讀了幾年中國書，[18]當然也包括許多中國的醫書。一開始，他對中醫並無抱持著輕蔑之心，因爲正值年輕有爲的他，卻還要爲父親的病終日奔波勞苦，乞求中醫、中藥的幫助。在1896年之前，約末有四年多的時間，魯迅總是穿梭於氣味濃郁的中藥舖子裡，就爲了尋找能夠挽救他父親的病於萬一的那味藥方。

　　他陳述自己依據了一位名聲如雷貫耳的知名中醫所開的藥方，按圖索驥來配藥；後來這位醫生對父親的病束手了，就說轉介另一位赫赫有名的中醫：何廉臣（1861-1929）來接手，[19]這已讓魯迅覺得原來那位中醫很不負責任，[20]後來他對那位中醫的感想是：「等到危急時候，便薦一個生手自代，和

---

[18] 魯迅，〈自傳〉，《集外集拾遺補編》，收入《魯迅全集》（北京：人民文學出版社，1996），第8卷，頁304。

[19] 何廉臣為民初著名中醫，名炳元，號印巖，浙江紹興人，家世業醫，其祖父何秀山為紹派傷寒名家，可謂家學淵源，他也是紹派傷寒的代表人物。曾經廣購西醫學著作譯本加以研讀，並與上海名醫周雪樵、蔡小香、丁福保等交往甚密，積極參與清末民初一些中醫團體的創立。1905年，周雪樵創辦《醫學報》，並發起組織中國醫學會，何即擔任醫學會副會長。後又組織紹興醫學會，創辦《紹興醫藥學報》等，他也是民初幾次「醫藥救亡請願」運動的參與者、支持者。出版與校刊醫籍甚多，重要的有：《濕溫時疫治療法》、《全國名醫驗案類編》、《增訂通俗傷寒論》、《重訂感症寶筏》、《重訂廣溫熱論》、《增訂傷寒廣要》等等，大抵他是一位活躍於民國中醫界的人物，著述甚豐。對於他的介紹，還可參考：何廉臣重訂、王致譜主編，〈何廉臣生平業績及其學術思想〉，《感症寶筏》（福州市：福建科學技術出版社，2006），頁1-10。柴中原等，〈何廉臣生平及其對祖國醫學之貢獻〉《中華醫史雜誌》14卷2期（1984），頁87-89。

[20] 古代中醫與民國之後的中西醫，對於「責任」的定義與認知有著根本上的差異，可參考雷祥麟，〈負責任的醫生與有信仰的病人：中西醫論爭與醫病關

自己完全脫了干係。」[21]當然，這位赫赫有名的何中醫也不好應付，因爲他用的藥引奇特異常，魯迅當時並不覺得奇怪，之前中醫指定的藥物：「冬天的蘆根」與「經霜三年的甘蔗」業已不用了，這次蟋蟀可要原對的，還要結子的平地木，[22]他回憶說：那都是很不容易找到的藥物。雖然魯迅當下說不上「爲什麼」要用這些性質的藥物，但他總是往好處想：「醫者，意也。」[23]好比古代名醫葉天士（1667-1747）那樣，在普通藥方中僅加了一味藥，就成了神方，[24]這可是中醫展現高明醫術的舞臺，爲了給父親治病，辛苦一點又何妨？所以，他還是繼續蒐羅，只是他難免有些抱怨：「（蟋蟀一對）旁注小字道：『要原配，即本在一窠中者。』似乎昆蟲也要貞節，續弦或再醮，連做藥資格也喪失了。」[25]中藥素有「藥引」、「君、陳、佐、使」等用藥的準則，在魯迅的眼中全是瞎說，他回憶到：

　　藥引尋到了，然而還有一種特別的丸藥：敗鼓皮丸。這「敗鼓皮丸」就是用打破的舊鼓皮做成；水腫一名鼓脹，一用打破的鼓皮自然就可以克伏它。清朝的剛毅因憎恨「洋鬼子」，預備打他們，練了些兵稱作「虎神營」，取虎能食羊，神能伏鬼的意思，也就是這道理。可惜這一種神藥，全城中只有一家出售的，離我家就有五里。[26]

係在民國時期的轉變〉，同前引文。

[21] 魯迅，〈父親的病〉，《朝花夕拾》，《魯迅全集》，第2卷，頁286。

[22] 平地木即紫金牛，常綠小灌木，根皮可入藥。魯迅，〈自序〉，《吶喊》（臺北：風雲時代，2004），頁8註釋2。

[23] 「醫者，意也。」語出《後漢書・郭玉傳》：「醫之爲言，意也。腠理至微，隨氣用巧。」又宋代祝穆編《古今事文類聚》前集：「唐許胤宗善醫。或勸其著書，答曰：『醫言意也。思慮精則得之，吾意所解，口不能宣也。』」引自魯迅，〈父親的病〉，《朝花夕拾》，《魯迅全集》，第2卷，頁289註釋5。對此句話的解讀，可參考李建民主編，廖育群著，《醫者意也：認識中國傳統醫學》（臺北：東大圖書，2003），頁39-67。

[24] 魯迅，〈父親的病〉，《朝花夕拾》，《魯迅全集》，第2卷，頁285。

[25] 魯迅，〈父親的病〉，《朝花夕拾》，《魯迅全集》，第2卷，頁286。

[26] 魯迅，〈父親的病〉，《朝花夕拾》，《魯迅全集》，第2卷，頁286-287。

　　「一物剋一物」這種在本草學中屢見不鮮的例子，對後來的魯迅而言，就等同於清末昏官的舉措：自欺欺人，完全經不起考驗。但總是「千金難買早知道」，當時他仍盡力去滿足這位中醫所開藥方內的每味藥，而這些努力也讓魯迅家由小康轉向破落了；最可惜的是，父親的病也不見轉好，後來何中醫竟推說：「我想，可以請人看一看，可有什麼冤愆……。醫能醫病，不能醫命，對不對？自然，這也許是前世的事。」乍聽這話，魯迅的父親徹底對自己的病絕望了，而這也深深地打醒了魯迅。他事後批判說：「S城那時不但沒有西醫，並且誰也還沒有想到天下有所謂西醫，因此無論什麼，都只能由軒轅岐伯的嫡派門徒包辦。軒轅時候是巫醫不分的，所以直到現在，他的門徒就還見鬼，……。這就是中國人的「命」，連名醫也無從醫治的。」[27]病治不好，就歸於鬼神作祟，這是魯迅最痛恨中國人的國民劣根性之一，中醫正是這種文化的「共犯」。最後，父親的病終於每況愈下，一命嗚呼了。[28]這樣的經歷，促使魯迅寫成一篇悲憤的文章：〈父親的病〉，來沈痛訴說中醫在這位少年心中烙下的胡搞印象。

　　悲傷可以釋懷，但恨意卻難以抹去。1898年，魯迅前往南京就讀新式的學堂，[29]母親相當難過的忍痛支持他，因為當時學習「洋務」是一種走投無路的舉動，但在這裡，魯迅接觸到由西人所翻譯的醫學與科學書籍：《全體新論》與《化學衛生論》，也讀了嚴復的《天演論》，開啓了他對中國整體文化「維新」的視野。這時，他才突然醒悟：「我還記得先前醫生的議論和方藥，和現在所知道的比較起來，便漸漸的悟得中醫不過是一種有意的或無意的騙子，同時又很起了對於被騙的病人和他的家族的同情；而且從譯出的歷史上，又知道了日本維新是大半發端於西方醫學的事實。」[30]自此而後，魯迅正式成為一位「反中醫者」，但是為何而反？可能他還不能說出個道理，多

---

[27] 魯迅，〈父親的病〉，《朝花夕拾》，《魯迅全集》，第2卷，頁287。

[28] 魯迅，〈自序〉，《吶喊》，頁1-2。

[29] 魯迅於1898年從南京江南水師學堂肄業，次年改入江南陸師學堂附設的礦務鐵路學堂，1902年初畢業後，由清政府派赴日本留學。魯迅，〈自序〉，《吶喊》，頁8註釋3。

[30] 魯迅，〈自序〉，《吶喊》，頁2。

半還是基於父親服藥無效而枉死的往事，和一些粗淺的西方科學知識，讓他對中醫產生了鄙視的心。反中醫情結在他的心中已然紮根萌芽。

1904年，魯迅正式進入日本仙臺醫學專門學校求學，這個冬天將會為大雪所冰封的小城鎮，當時還沒有中國學生。[31]魯迅咬著牙學習，就是希望將來能做一位具有維新思想的新西醫，拯救更多被中醫所誤的病人，可見年少時的記憶在他心中鑿下了多麼深刻的傷痕。在醫學校內，他感受到了日本迅速採用西方醫學的好處，而且他受到不修邊幅，常常忘了打領結的藤野先生很好的教導。[32]他回憶說：

> 我交出所抄的講義去，他（藤野）收下了，第二三天便還我，並且說，此後每一星期要送給他看一回。我拿下來打開看時，很吃了一驚，同時也感到一種不安和感激。原來我的講義已經從頭到末，都用紅筆添改過了，不但增加了許多脫漏的地方，連文法的錯誤，也都一一訂正。這樣一直繼續到教完了他所擔任的功課：骨學、血管學、神經學。[33]

藤野非常關心這位來自中國的學生，怕他日文跟不上，也怕他在學習上會有問題，所以極盡悉心照料之能事，讓魯迅銘感五內。除此之外，包括解剖學的正確知識：求真，要能畫出不偏不倚、精確無比的解剖圖訓練；[34]以及

---

[31] 魯迅，〈藤野先生〉，《朝花夕拾》，《魯迅全集》，第2卷，頁302。

[32] 藤野嚴九郎（1874-1945），日本福井縣人，是影響魯迅很深的一位老師，也是一位道地的西醫。1896年在愛知縣立醫學專門學校畢業後，即在該校任教；1901年轉任仙臺醫學專門學校講師，1904年升任教授；1915年回鄉自設診所，受到當地群眾的尊敬。魯迅逝世後，他曾作〈謹憶周樹人君〉一文（載日本《文學指南》1937年3月號）。引自魯迅，〈藤野先生〉，《朝花夕拾》，《魯迅全集》，第2卷，頁308註釋9。

[33] 魯迅，〈藤野先生〉，《朝花夕拾》，《魯迅全集》，第2卷，頁304。

[34] 中醫與西醫的身體圖像相當不同，基本上，西醫的身體解剖圖像是在確實展現生理構造，而中醫的「內景」與「外景」圖，則在展示傳統醫學經典內的

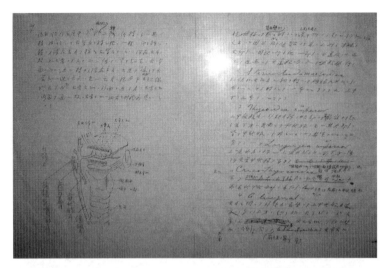

▲圖三　魯迅的筆記之1：有魯迅老師藤野的修改筆跡

許多在中國不被重視的西洋翻譯解剖學書籍，都可以在這裡一飽眼福。

　　但是，魯迅終究放棄了成為一位西醫的初衷。促使魯迅「棄醫從文」的重大事件有兩個：第一，他在醫學校內被日本同學誤解，指控他那「中等成績」是來自老師洩題的「恩賜」，魯迅事後回憶說：「中國是弱國，所以

知識，僅是提供一種「視覺」證據而已。可參考拙著，〈圖像、形質與臟腑知識：唐宗海三焦論的啟示〉，《古今論衡》第15期（2006），頁71-98。從魯迅和藤野先生的一段對話中可以看出來：「可惜我（魯迅）那時太不用功，有時也很任性。還記得有一回藤野先生將我叫到他的研究室裡去，翻出我那講義上的一個圖來，是下臂的血管，指著，向我和藹的說道：『你看，你將這條血管移了一點位置了。自然，這樣一移，的確比較好看些，然而解剖圖不是美術，實物是那麼樣的，我們沒法改換它。現在我給你改好了，以後你要全照黑板上那樣的畫。』」這段對話所展示的，正是日本醫學受西方醫學影響下而重視解剖圖像之真確性的代表。出自魯迅，〈藤野先生〉，《朝花夕拾》，《魯迅全集》，第2卷，頁304-305。另外有關中醫圖像，可參考羅維前、王淑民等編，《形象中醫：中醫歷史圖像研究》（北京：人民衛生出版社，2007）。

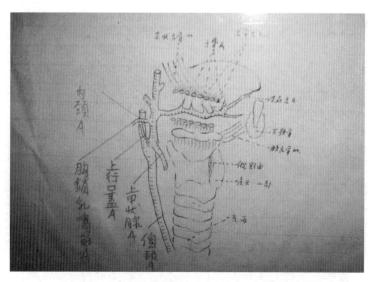

▲圖四　魯迅的筆記之2：魯迅畫的解剖圖

中國人當然是低能兒，分數在60分以上，便不是自己的能力了，也無怪他們（指日本同學）疑惑。」[35]換句話說，就算成為醫生，但只要是中國人，就會被看不起，醫術與別人看你眼光的高低，完全是兩碼子事。其次，課堂上有一次播放日俄戰爭的畫片時，他看到了中國人被砍頭示眾的情景，日本同學當時高呼「萬歲！」聽在魯迅耳中可是萬分刺耳的，他是在場唯一的一位中國人。於是他領悟了：「我便覺得醫學並非一件緊要事，凡是愚弱的國民，即使體格如何健全，如何茁壯，也只能做毫無意義的示範的材料和看客，病死多少是不必以為不幸的。所以我們的第一要著，是在改變他們的精神，而善於改變精神的是，我那時以為當然要推文藝，於是想提倡文藝運動了。」[36]這是一個重大的轉捩點，魯迅那時做了如此重大的決定，還特別和藤野解釋：他將放棄醫業了。為了這件事，藤野還難過了好久，[37]可見這位日本老師

---

[35] 魯迅，〈藤野先生〉，《朝花夕拾》，《魯迅全集》，第2卷，頁306。

[36] 魯迅，〈自序〉，《吶喊》，頁3。

[37] 這段情誼，魯迅一直放在心裡：「只有他（藤野）的照相至今還掛在我北京寓居的東牆上，書桌對面。每當夜間疲倦，正想偷懶時，仰面在燈光中瞥見

對魯迅的重視程度有多高了。

棄醫從文是魯迅之所以能成爲一位文學大師的主因；然而，這一切都只是開始，因爲魯迅從未忘記，與西醫對照下中醫的胡言亂語，他每次追憶藤野老師的風範，就會想到：「他的對於我的熱心的希望，不倦的教誨，小而言之，是爲中國，就是希望中國有新的醫學；大而言之，是爲學術，就是希望新的醫學傳到中國去。他的性格，在我的眼裡和心裡是偉大的。」[38]於是乎，魯迅每每在文章中顯現他抨擊中醫、追隨西醫的言論，而中醫的一切，又都和中國人無知、愚弱的國民性連在一塊了，中國人在文化上、體格上，都可以說是廣義的「病人」。[39]這個時候，「反中醫」已不再是爲了「舊恨」而已，而添上了「維新」和「改革」的積極意義。

1909年，魯迅回國以後，開始擔任杭州兩級師範學堂的教員。他在此時編寫的西方生理學講義：《人生象斅》，已經可說是一本完整的專業著作，書中呈現了他學習西醫知識的成果與傳播西方生理學的認眞態度。當時沒有修習課程的學員，也紛紛向他索取講義，這份在當時是少見的完全由中國人編著之西方生理學教科書，引起了校園一陣轟動。[40]大約有五、六年的時間，他暫別讀小說的樂趣，後來才又開始了創作生涯。他說：「我要來做小說，

他黑瘦的面貌，似乎正要説出抑揚頓挫的話來，便使我忽又良心發現，而且增加勇氣了，於是點上一枝菸，再繼續寫些 『正人君子』之流所深惡痛疾的文字。」可參考魯迅，〈藤野先生〉，《朝花夕拾》，《魯迅全集》，第2卷，特別是頁306-308。

[38] 魯迅，〈藤野先生〉，《朝花夕拾》，《魯迅全集》，第2卷，頁307。

[39] 魯迅決定「棄醫從文」後，並沒有馬上回到國內，而是留在日本。1906年，他辦了退學手續，前往東京，展開他的文學活動。這段時期的魯迅，參考朱正，《魯迅》（北京：人民出版社，1985），頁22-23；鄭學稼，《魯迅正傳》（臺北：時報文化，1982），頁14-26；以及唐弢，《魯迅的故事》（北京：中國少年兒童出版社，1980），頁47-49。

[40] 復旦大學、上海師大、上海師院魯迅年譜編寫組編，《魯迅年譜》上冊，頁81-82。這本《人生象斅》篇幅不少，且有附上許多西醫的解剖生理圖，有興趣者可參考劉運峰編，《魯迅佚文全集》（北京：群言出版社，2001）上冊，頁100-258。

也並非自以爲有做小說的才能，只因爲那時是住在北京的會館裡的，要做論文罷，沒有參考書，要翻譯罷，沒有底本，就只好做一點小說模樣的東西塞責，這就是〈狂人日記〉。大約所仰仗的全在先前看過的百來篇外國作品和一點醫學上的知識，此外的準備，一點也沒有。」[41]由此可以知道，寫作是需要素材的，而魯迅當時所能仰仗的就是他先前廣泛閱讀所打下的基礎，還有，就是他的醫學知識，當然也包括了那些好與不好的回憶在內。

三、至死不渝的迷信：偏方與秘方

魯迅厭惡中醫的理由，可以歸納出好些個條陳。最深刻的，就是中醫是中國文化固陋的一環。如果要改變中國「病人」的國民性，就要把中醫從中國醫療市場內連根拔除。當時抱持這種想法的，並非一時或魯迅一人的見解，因爲直到1980年代初，大陸還有一些人將中醫廢存問題與鴉片、娼妓的廢除相提並論，視爲近代中國社會三大問題。[42]故民初爲什麼有一批人這麼想廢除中醫，其心態與認知爲何，實在是一個值得探索的問題。

就魯迅個人的思想與觀察而言，首先要針砭的就是舊社會的迷信，它是中國人「堅強」的國民性之一，魯迅說：「中國人誰沒有迷信，只是那迷信迷得沒出息了，所以別人倒不注意。譬如罷，對面有了老虎招牌，大抵的店家，是總要不舒服的。」[43]這種種根深蒂固的迷信，中醫也占了不少。光以〈狂人日記〉來看，中醫的罪狀就不少，書內寫到：「爺娘生病，做兒子的

---

[41] 會館是指北京宣武門外南半截胡同的「紹興縣館」。1912年5月至1919年11月，作者曾在此寄住。收入魯迅，〈我怎麼做起小說來〉，《南腔北調集》，收入《魯迅全集》，第4卷，頁511-512以及514-515註釋4。

[42] 鄧鐵濤主編，《中醫近代史》（廣州：廣東高等教育出版社，1999），「編寫說明」，頁1。

[43] 魯迅，〈《如此廣州》讀後感〉，《花邊文學》，收入《魯迅全集》，第5卷，頁438。

須割下一片肉來，煮熟了請他吃，才算好人。」[44]這就是基於「人肉」可以治病的迷信。[45]但說這條知識是迷信，又不完全是，魯迅在文章中寫到：「眞是醫生，也仍然是吃人的人。他們的祖師李時珍做的『本草什麼』上，明明寫著人肉可以煎吃：他還能說自己不吃人麼？」[46]人肉可以療病可是「有憑有據」的，[47]那麼便證實了：中國傳統醫書是標準的迷信製造中心。

街訪鄰居的雞婆，新訊息互相報給左鄰右舍知道，也是助長迷信氣焰的共犯，這就不得不談到流傳在民間、街頭巷議的各種中醫偏方與秘方了。1919年，魯迅發表了一篇名爲〈藥〉的短篇小說。故事裡的苦主小栓患了「癆病」（肺結核），每日咳嗽不止，苦不堪言。父親老栓和母親華大媽並不是有錢人，可以說他們兩人正是中國下層社會的寫照，努力湊得幾個錢，就爲了尋找偏方來給他們的兒子小栓來治病。結果找著的這些賣秘方的人，竟是些有著江洋大盜面孔的詐騙集團：

　　喂！一手交錢，一手交貨！一個渾身黑色的人，站在老栓面前，眼光正像兩把刀，刺得老栓縮小了一半。那人一隻大手，向他攤著；一隻手卻撮著一個鮮紅的饅頭，那紅的還是一點一點的往下滴。

　　老栓抱著那紅透了的「血饅頭」快馬加鞭趕回家，「彷彿抱著一個十世單傳的嬰兒，別的事情，都已置之度外了。」這對救子心切的父母始終樂觀地相信：「吃下去罷，病便好了。」然而，吃下血饅頭的小栓，卻還是止不住地咳個不停，這時一位滿臉橫肉的華大叔對老栓嚷道：「吃了麼？好了

---

44 魯迅，〈狂人日記〉，《吶喊》，頁14。

45 從身體觀與文化的角度來分析的作品，可參考邱仲麟，〈不孝之孝：唐以來割股療親現象的社會史初探〉，《新史學》6卷1期（1995.03），頁49-94；以及氏著，〈人藥與血氣：「割股」療親現象中的醫療觀念〉，《新史學》10卷4期（1999.12），頁67-116。

46 見明・李時珍，〈人部・人肉〉，《本草綱目》（北京：人民衛生出版社，1982），卷52，頁2968。

47 魯迅，〈狂人日記〉，《吶喊》，頁6-7。

麼？老栓，就是運氣了你！你運氣，要不是我信息靈……這是包好！這是與眾不同的。你想，趁熱的拿來，趁熱吃下。……包好，包好！這樣的趁熱吃下。這樣的人血饅頭，什麼癆病都包好！」魯迅不只一次地用了這種譬喻描寫法：「生癆病的人，用饅頭蘸血舐。」人肉、人血皆屬於治病的良方，人血特別可治「肺癆」，[48]好像是每位中國人都可以琅琅上口的一般常識。

終於，這則故事的最後，也並不讓人意外：小栓死了，成了一簇黃土，孤獨的躺在墳墓中。整則故事，突顯了魯迅對中國愚昧無知者的憐憫，與至死不渝相信偏方的愚蠢行為之深刻諷刺。在魯迅心中，偏方和騙子可以劃上等號，而無知的人，包括小栓的父母和華大叔，都是舊中國文化敗落的最佳代言人，後者更代表中國人「聽信」、「迷信」秘方的偏執化身，透過街頭巷議，錯誤的藥方透過口傳的方式輾轉流傳，戕害無數中國人。給人當頭棒喝的警示是：人人有對追求健康與治癒疾病的願望，但方法不對，則將害人害己、家破人亡。這個娓娓道來的故事，正是中國人尋求偏方治療肺結核的最佳短片，播放著至死不渝的迷信。[49]

然而，這類謠言散布之廣，又像是止不住的傳染病，四處流散。魯迅就曾抨擊中國是「謠言世家」，他說：「笑裡可以有刀，自稱酷愛和平的人民，也會有殺人不見血的武器，那就是造謠言。但一面害人，一面也害己，弄得彼此懵懵懂懂。」[50]不懂的或聽來的「可能」知識，不經求證，也不會被質疑或淘汰，讓魯迅感到十分痛惡。許多謠傳之偏方經由街頭巷議之日常「關心」而附身，進而還魂的迷信，往往搖身一變成為正統醫書中的知識，魯迅說：「記得中國的醫書中，常常記載著『食忌』，就是說，某兩種食物同食，是於人有害，或者足以殺人的，例如蔥與蜜，蟹與柿子，落花生與王瓜之類。但是否真實，卻無從知道，因為我從未聽見有人實驗過。」[51]沒經過科學驗證的舊醫療知識，在魯迅心中，咸屬謠言與迷信之流。更讓魯迅深惡痛覺的是，有知識的讀書人，往往是這類迷信的忠實支持者：

---

48 魯迅，〈狂人日記〉，《吶喊》，頁11。

49 魯迅，〈藥〉，《阿Q正傳》（北京：國際少年村，2000），頁78-90。

50 魯迅，〈謠言世家〉，《南腔北調集》，《魯迅全集》，第4卷，頁595。

51 魯迅，〈讀書忌〉，《花邊文學》，收入《魯迅全集》，第5卷，頁588。

　　道學先生之所謂「萬物皆備於我」的事，其實是全國，至少是 S 城的「目不識丁」的人們都知道，所以人為「萬物之靈」。所以月經精液可以延年，毛髮爪甲可以補血，大小便可以醫許多病，臂膊上的肉可以養親。然而這並非本論的範圍，現在姑且不說。況且 S 城人極重體面，有許多事不許說；否則，就要用陰謀來懲治的。**52**

　　魯迅的話，深刻反映出在傳統社會中，一旦有所謂破除「迷信」的舉動或言論，反而不見容於社會而招致非議了，所以許多錯誤的醫療觀念，得以生生不息、綿延不絕。

四、騙人的把戲？中醫辨病與診斷

　　如果如同上述，中國文化與中國醫療充斥著這麼多迷信與謠言，那麼，撇開偏方、秘方不談，中國醫學也有所謂「正典醫學」所建立的知識，是有歷史的延續與指導原則的理論，**53**不是基於口傳或街頭巷議形式的迷信，又該如何解釋其價值？首先，認識身體，是每一種醫學理論發展中最要緊的事。中醫也有，但那些從上古以來所確立的解剖學知識，在學習過西醫解剖學的魯迅眼中看來，已難登大雅之堂。**54**魯迅也知道「中醫解剖」這回事，但他用一種更為嘲弄、戲謔的語氣來評論其歷史。1935年，他在病中寫下了他的隨想：

---

52 關於月經、精液、毛髮、爪甲等入藥的說法，在明代李時珍《本草綱目》卷52〈人部〉中皆曾有記載，請逕自參考。魯迅，〈論照相之類〉，《墳》，（天津：天津人民出版社，1998），頁191。

53 參考李建民，〈中國醫學史研究的新視野〉，收入《生命史學：從醫療看中國歷史》（臺北：三民書局，2005），頁3-20。

54 近代中西解剖學的對照與言論，可參考拙著，《唐宗海與近代中醫危機》（臺北：東大圖書，2006），特別是第2章。

　　也還是為了自己生病的緣故罷，這時就想到了人體解剖。醫術和虐刑，是都要生理學和解剖學智識的。中國卻怪得很，固有的醫書上的人身五臟圖，真是草率錯誤到見不得人，但虐刑的方法，則往往好像古人早懂得了現代的科學。例如罷，誰都知道從周到漢，有一種施於男子的「宮刑」，也叫「腐刑」，次於「大辟」一等。對於女性就叫「幽閉」，向來不大有人提起那方法，但總之，是決非將她關起來，或者將它縫起來。近時好像被我查出一點大概來了，那辦法的兇惡妥當，而又合乎解剖學，真使我不得不吃驚。但婦科的醫書呢？幾乎都不明白女性下半身的解剖學的構造，他們只將肚子看作一個大口袋，裡面裝著莫名其妙的東西。[55]

　　魯迅譏笑中國解剖學的貢獻在於弄清楚怎麼去虐待、處罰身體，卻對基礎的生理知識一知半解，連基本的生理臟腑圖像都繪製成「草率錯誤到見不得人」。[56]而本此知識來執業的中醫，更是一群騙子，說著一些病人聽不懂的話，來欺騙眾多底層民眾。

　　魯迅的文章背景，很多都是以「魯鎮」為主，可能與他曾經歷過的農村經驗有關。故出場人物多是中國農村底層的一般民眾，蘇雪林（1897-1999）曾盛讚魯迅是中國最早的鄉土文藝家，將地方小人物刻畫地「神妙欲到秋毫顛」[57]。在魯迅的印象中，中國傳統農村內有許多人會「變戲法」，好像「紙人出血」那樣；然而，那全都是騙人的把戲，[58]充滿了無知與愚昧。而「被欺」的這些人，也正是可憐的受害者。在〈明天〉一文中的女主角：單四嫂子，在魯迅筆下就是一個「粗笨女人」。故事描述她的孩子患了疾病，於是

---

[55] 魯迅，〈病後雜談〉，《且介亭雜文》，收入《魯迅全集》，第6卷，頁166。

[56] 中醫的身體圖像，著重的不在「真」，已如前述，可參考拙文，〈圖像、形質與臟腑知識：唐宗海三焦論的啓示〉，《古今論衡》第15期（2006），頁71-98。

[57] 蘇雪林，〈《阿Q正傳》及魯迅創作的藝術〉，《阿Q正傳》，頁172-173。

[58] 魯迅，〈朋友〉，《花邊文學》，頁457。

她「神籤也求過了，願心也許過了，單方也吃過了。」[59]這些舉措都是當時民眾對付疾病的老方法，此為魯迅撰文時一個常用的巧妙文筆安排：先將主人翁「錯誤」的行為指出，再描述他們自食惡果的情況。故事的高潮是小孩的疾病並沒有痊癒的跡象，這時，單四嫂子就去求一位叫「何小仙」的中醫幫忙，魯迅敘述到：

> 何小仙伸開兩個指頭按脈，指甲足有四寸多長，單四嫂子暗地納罕，心裡計算：寶兒該有活命了。但總免不了著急，忍不住要問，便偏偏促促的說：「先生，我家的寶兒什麼病呀？」
> 「他中焦塞著。」
> 「不妨事麼？他……。」
> 「先去吃兩帖。」
> 「他喘不過氣來，鼻翅子都扇著呢。」
> 「這是火剋金……。」
> 何小仙說了半句話，便閉上眼睛；單四嫂子也不好意思再問。在何小仙對面坐著的一個30多歲的人，此時已經開好一張藥方，指著紙角上的幾個字說道：「這第一味保嬰活命丸，須是賈家濟世老店才有！」[60]

細細品嚐此文，就可以發現魯迅抨擊中醫之處在於其荒謬的理論，像是「火剋金」、「中焦塞著」，[61]全是中醫解釋病理時的依據，不清不楚，根本談不上「辨別疾病」的能力。再者，就是「保嬰活命丸」只有「賈家濟世老店」才有，別處還找不著，這實在不能不讓人懷疑是江湖郎中與藥店的掛勾，秘方、秘傳這種「只有我知道哪有」的胡說理論，也是魯迅諷刺的現象之一，都在這篇故事中被深刻地揭露出來了。

---

59 魯迅，〈明天〉，《吶喊》，頁42。

60 魯迅，〈明天〉，《吶喊》，頁43-44。

61 有關中醫傳統理論（如：五行生剋、三焦等）與西醫身體觀的對比，可參考拙著，《唐宗海與近代中醫危機》，特別是第2、4章。

我們還可以看到當時醫病關係可能的、生動的互動。試想，病人不會針對病情發問嗎，那中醫又該如何解釋呢？不妨看看〈祝福〉中的祥林嫂，一直是中國女人悲情的縮影。[62]不但一生辛苦，也充滿著無知，彷彿跌進深淵中無法解救似地，無可救藥。一次，她遇著了魯迅，就說：「一個人死了之後，究竟有沒有魂靈的？」這下可把魯迅問倒了，只好吞吞吐吐、支支吾吾地說出：「那是，……實在，我說不清。……其實，究竟有沒有魂靈，我也說不清。」事後魯迅回憶說：「『說不清』是一句極有用的話。不更事的勇敢的少年，往往敢給人解決疑問，選定醫生，萬一結果不佳，大抵反成了怨府，然而一用這『說不清』來作結束，便事事逍遙自在了。」[63]文中還襯托魯迅的四叔，是位老監生，中國古文化的代言人，[64]他倒是說出：「鬼神者，二氣之良能也」的理論。[65]祥林嫂的疑問，其實透過傳統知識分子：魯迅四叔的口中即可獲得解答，但卻是十足的胡謅。魂與魄也為中醫所採用，一個是歸「肝」所管，後者則歸「肺」所轄；[66]而不論理論多麼深奧、多麼難解，魯迅認為，只要以「說不清」就可以安全過關，而一切醫學知識，遂留在「說不清」的玄想階段。

另一個有趣的問題是判斷疾病。民初西醫勢力漸興盛，判斷疾病的主導權漸漸轉向至西醫這一方；[67]傳統中醫的診斷和判斷疾病的方法、定義病情等

---

[62] 高彥頤著，李志生譯，《閨塾師：明末清初江南的才女文化》（南京：江蘇人民出版社，2005），頁1-2。

[63] 以上兩段引文，見魯迅，〈祝福〉，《傍徨》，頁4-5。

[64] 魯迅，〈祝福〉，《傍徨》，頁1。

[65] 魯迅，〈祝福〉，《傍徨》，頁7。「鬼神者二氣之良能也。」語見宋代張載的《張子全書‧正蒙》，也見於《近思錄》。意思是：鬼神是陰陽二氣自然變化而成的（頁22註釋11）。

[66] 可參考拙著，《唐宗海與近代中醫危機》，特別是第7章。

[67] 可參考雷祥麟，〈負責任的醫生與有信仰的病人：中西醫論爭與醫病關係在民國時期的轉變〉，同前引文。Bridie Andrews, "Tuberculosis and the Assimilation of Germ Theory in China," in *Journal of the History of Medicine and Allied Sciences 52*（1997），pp. 114-155, and "The Making Of Modern Chinese Medicine,1895-1937," especially chapter 6 and 7.

舊技藝，逐漸漸不合時宜。在魯迅眼中，中醫是完全無法適應新時代的，應該被淘汰。1926年，魯迅寫了〈弟兄〉，文章中針砭中醫不識新疾病，還隨意比附對照，診斷也完全錯誤。故事的一開始是一群人正在討論「熱病」，反映出一般民眾只知道會發熱的疾病都叫「熱病」，感冒、傷風如是、傳染病亦若是。[68]然而，報紙上鬧得沸沸揚揚，說是時症「猩紅熱」流行起來了。主人翁張沛君的弟弟也正在發熱，雖然張不信中醫，但西醫普氏遲遲未來，當下著急了，索性就請了一位中醫來診治他的弟弟。他抱著一絲希望，喃喃自語到：「也許並不是猩紅熱。然而普大夫沒有找到，……同寓的白問山雖然是中醫，或者於病名倒還能斷定的。」結果，經中醫白問山診斷後，斷定為：「他們西醫叫猩紅熱，我們中醫叫紅斑痧。」[69]也就是說，經過中醫診斷，張的弟弟確實得了當時極難治療的急性傳染病。這下可把張嚇得冒出一身冷汗；白問山還丟出一句：此病中醫是可治的，只是「要看你們府上的家運」這類玄學語言。[70]隨後，普大夫來了，診斷後說：這只是一般疹子，不是猩紅熱，不礙事，吃吃藥、注意飲食即可，[71]才結束了這一場虛驚，乃由中醫從頭到尾的亂說而鬧出的烏龍診療。[72]相類似的還有前述〈祝福〉一文中描述祥林嫂婚姻悲苦的一段文字：「……這實在是叫作『天有不測風雲』，她的男人是堅實人，誰知道年紀輕輕，就會斷送在傷寒上？本來已經好了的，吃

---

[68] 魯迅，〈兄弟〉，《徬徨》，頁160-161。可參考神醫外感熱病在民國初年的歷史，詳見皮國立，《「氣」與「細菌」的近代中國醫療史：外感熱病的知識轉型與日常生活》，第2、3章。

[69] 魯迅，〈兄弟〉，《徬徨》，頁162。

[70] 魯迅，〈兄弟〉，《徬徨》，頁163。

[71] 魯迅，〈兄弟〉，《徬徨》，頁166-167。

[72] 其實，中醫診斷學自有體系，只是，面對西醫傳入後，中醫應該如何定義與解釋自己的疾病觀與疾病名稱，使之合於西醫的定義，這是民初中醫的一大難題。有興趣者可參考拙著，〈論爭前的和諧：近代中西醫知識中的「熱病」論述初探〉，余新忠編，《清代以來的疾病、醫療和衛生》（北京：三聯書店，2009），頁189-215。

了一碗冷飯，復發了。」[73]吃了一碗冷飯和「傷寒」復發有什麼關係呢？傷寒是中醫的、還是西醫的病名呢？魯迅沒有在文章中交代，只知道村叟鄉姑般的「自己當醫生」的行為，已屬不智，偏偏還要加上「天有不測風雲」的鬼話，這正反映了中國社會底層民眾的不智與悲哀。

　　魯迅自己親身的經歷也不遑多讓。他自剖說自己的牙齒不好，有一次出血了，不得不看醫生，但當時還沒有所謂的「西法治病」，只好依賴家家戶戶都有備上一本，清代鮑相璈所編之《驗方新編》來按圖索「藥」，結果「試盡『驗方』都不驗」，只有「細辛」一味藥勉強合用，但自言不過「麻痺」一時而已，根本不對症；至於，他認為方書內記載拔牙用的「離骨散」，也不過是「理想之談」，實際上根本沒有這種藥。[74]之後，魯迅又蒙一位「善心人士」告訴他「擇日將栗子風乾，日日食之，神效。」當然，這又是一個道聽塗說的秘方，魯迅自我調侃說：「好在這秘方的結果不過是吃栗子，隨時可以風乾的。」最後的結果，真令人意外，因為西醫治療他的牙病竟易如反掌：

　　自此之後，我才正式看中醫，服湯藥，可惜中醫彷彿也束手了，據說這是叫「牙損」，難治得很呢。還記得有一天一個長輩斥責我，說，因為不自愛，所以會生這病的；醫生能有什麼法？我不解，但從此不再向人提起牙齒的事了，似乎這病是我的一件恥辱。如此者久而久之，直至我到日本的長崎，再去尋牙醫，他給我刮去了牙後面的所謂「齒垽」，這才不再出血了，花去的醫費是兩元，時間是約一小時以內。[75]

　　中醫、秘方、驗方無法解決，西醫竟花了不到一小時，就治好了魯迅多年來的唇齒大疾，這樣的對比有些誇張，但的確拉遠了中西醫在他心中水準高低的分量。要洗刷個人疾病之恥辱，必須依靠西醫的技術，中醫是沒有顯

---

[73] 魯迅，〈祝福〉，《徬徨》，頁13。
[74] 出自魯迅，〈忽然想到〉，《華蓋集》，收入《魯迅全集》，第3卷，頁14。
[75] 魯迅，〈從鬍鬚說到牙齒〉，《墳》，頁265。

效的。後來，魯迅仔細翻閱了中國醫書，他更驚訝的發現，原來牙痛與上文「不自愛」的關係，是因爲魯迅做了太多「缺德事」了：

> 我後來也看看中國的醫藥書，忽而發見觸目驚心的學說了。它說，齒是屬於腎的，「牙損」的原因是「陰虧」（筆者按：腎屬陰，此處當也指「腎虧」）。我這才頓然悟出先前的所以得到申斥的原因來，原來是它們在這裡這樣誣陷我。到現在，即使有人說中醫怎樣可靠，單方怎樣靈，我還都不信。自然，其中大半是因為他們耽誤了我的父親的病的緣故罷，但怕也很挾帶些切膚之痛的自己的私怨。[76]

其實，中醫所謂的「陰虧」，應該是指「陰陽調和」中的「陽盛而陰虧」，並不是指「損陰德」的意思。不知魯迅是眞的不清楚而做如是聯想，還是故意吊讀者胃口，只爲了想要證明那位長輩和中醫的無知與荒誕不經所玩的文字把戲？我們無法斷定。但是，魯迅再次強調他對中醫的無比痛恨與不信任，這和早年他父親和後來自己作爲一位「病人」的經歷與切膚之痛，都有一定的關係。

五、科學與國粹

對民初思想界的描述，首章提到的胡適（1891-1962）有一段極爲深刻的話：「這三十年來，有一個名詞在國內幾乎做到了無上尊嚴的地位，無論懂與不懂的人，無論守舊和維新的人，都不敢公然對他表示輕蔑或戲侮的態度。那個名詞就是『科學』。」[77]相對於胡適的端莊隆重，魯迅就顯得戲謔許多，他在作品中誠摯呼籲：「假如眞有這一日，則和尚、道士、巫師、星相家、風水先生……的寶座，就都讓給了科學家，我們也不必整年的見神見鬼

---

[76] 魯迅，〈從鬍鬚說到牙齒〉，《墳》，頁265-266。
[77] 胡適，〈科學與人生觀序〉，收入《胡適文存》（臺北：遠東圖書，1979），第2冊，頁121。

了。」[78]對於提倡科學的急迫性，魯迅說得更直接，也更貼近一般民眾的生活實況。

在「科學」喊得震天價響的年代，民初中醫也同時高舉「中西醫融合」、「科學化」的大旗，如同上一章所論，試圖來扭轉世人對他們陳舊與落後的印象。[79]但魯迅是完全不吃這一套的，因為無論如何改革，中醫仍會本於古典醫學所留下的一些知識持續為民眾治病，無法和傳統一刀兩斷；因此，在這個時代，中醫可以說背上了食古不化的原罪。魯迅說：

> 做《內經》的不知道究竟是誰。對於人的肌肉，他確是看過，但似乎單是剝了皮略略一觀，沒有細考校，所以亂成一片，說是凡有肌肉都發源於手指和足趾。[80]宋的《洗冤錄》說人骨，竟至於謂男女骨數不同；老仵作之談，也有不少胡說。然而直到現在，前者還是醫家的寶典，後者還是檢驗的南針：這可以算得天下奇事之一。[81]

所以，中醫若不與古代知識做一切割，就難以繼續生存下去。那麼，如果採用新科學來包裝舊知識呢？[82]那也是不行的，而且更糟糕，在魯迅的想

---

[78] 魯迅，〈運命〉，《且介亭雜文》，收入《魯迅全集》，第6卷，頁131-132。

[79] 有關民初中醫科學化的討論與施行結果、成效，初步可參考鄧鐵濤主編，《中醫近代史》，頁74-101。以及 Sean Hsiang-lin Lei, *Neither Donkey nor horse: Medicine in the struggle over China's Modernity*（Chicago: University of Chicago Press. 2014），" pp. 173-208。

[80] 《內經》即《黃帝內經》，是中國現存最早的一部綜合性醫學文獻。約戰國秦漢時醫家彙集古代及當時醫學資料纂述而成。全書分《素問》和《靈樞》兩部分，共18卷。正文中「肌肉都發源於手指和足趾」的說法，見《靈樞·經筋第十三》。魯迅，〈忽然想到〉，《華蓋集》，收入《魯迅全集》，第3卷，頁19註釋2。

[81] 魯迅，〈忽然想到〉，《華蓋集》，收入《魯迅全集》，第3卷，頁14。

[82] 科學要怎麼包裝舊的知識呢？中藥科學化、技術專業化，並融入當代社會科技脈絡的例子，可能給了我們一個思考民國醫史的新角度，可參考Sean Hsiang-lin Lei, "From Changshan to a New Anti-malarial Drug: Re-networking

法中，民初很多老東西都希望藉「科學」之名借屍還魂，繼續留在中國社會中，包括中醫中藥也存有相同的「詭計」，所以他舉例說：

> 現在有一班好講鬼話的人，最恨科學，因為科學能教道理明白，能教人思路清楚，不許鬼混，所以自然而然的成了講鬼話的人的對頭。於是講鬼話的人，便須想一個方法排除他。其中最巧妙的是搗亂。先把科學東扯西拉，屢進鬼話，弄得是非不明，連科學也帶了妖氣：例如一位大官做的衛生哲學，裡面說：「吾人初生之一點，實自臍始，故人之根本在臍。……故臍下腹部最為重要，道書所以稱之曰丹田。」用植物來比人，根須是胃，臍卻只是一個蒂，離了便罷，有什麼重要。[83]

若由魯迅的講法來思考，前一章那些推行中西醫融合或中醫科學化的人，可真的都是「鬼混」、「講鬼話」的人了。所以，即使所言不虛，有憑有據，但只要是出自中醫文獻，則魯迅認定都是胡說，不足採信。故言：「據《本草綱目》所引寫出，但這也全是道士所編造的謠言，並非事實。」[84]

Chinese Drugs and Excluding Traditional Doctors," *Social Studies of Science* 29.3（1999），pp. 323-358。

[83] 引自魯迅，〈三十三〉，《熱風》（天津：天津人民出版社，1998），頁4-5。

[84] 魯迅的原文是：「據我看來，要救治這『幾至國亡種滅』的中國，那種『孔聖人張天師傳言由山東來』的方法，是全不對症的，只有這鬼話的對頭的科學！不是皮毛的真正科學！這是什麼緣故呢？陳正敏《遯齋閑覽》有一段故事（未見原書，據《本草綱目》所引寫出，但這也全是道士所編造的謠言，並非事實，現在只當他比喻用）說得好：『楊勔中年得異疾；每發語，腹中有小聲應之，久漸聲大。有道士見之，曰：此應聲蟲也！但讀《本草》取不應者治之。讀至雷丸，不應，遂頓服數粒而癒。』《遯齋閑覽》乃宋代陳正敏撰，原本14卷，今佚。《說郛》第32卷中，收入40餘條。〈應聲蟲〉條中說：「淮西士人楊勔自言中年得異疾。每發言應答，腹中輒有小聲效之；數年間其聲浸大。有道士見之，驚曰：『此應聲蟲也；久不治延及妻子，宜讀

若深入論述，則魯迅更激烈的認定，「科學」掉入了中國文化這個大染缸中，則一切全變了樣，他說：

> 「科學救國」已經叫了近十年，誰都知道這是很對的，並非「跳舞救國」、「拜佛救國」之比。青年出國去學科學者有之，博士學了科學回國者有之。不料中國究竟自有其文明，與日本是兩樣的，科學不但並不足以補中國文化之不足，卻更加證明了中國文化之高深。風水，是合於地理學的；門閥，是合於優生學的；煉丹，是合於化學的；放風箏，是合於衛生學的。「靈乩」的合於「科學」，亦不過其一而已。……每一新制度，新學術，新名詞，傳入中國，便如落在黑色染缸，立刻烏黑一團，化為濟私助焰之具，科學，亦不過其一而已。此弊不去，中國是無藥可救的。[85]

魯迅所談的現象，不外清末「西學源出中國說」或「中體西用」思想的後遺症。[86]也就是無論什麼學門，只要中國所舊有的，都合於西人所謂之「科學」，這其中每一種思想，又都可以看出西學是「抄襲」中國學問而來的。這些想法無疑是在當時之時代背景下，中國士人的一種誇大、比附之詞。[87]

《本草》，遇蟲所不應者，當取服之。」 如言讀至雷丸，蟲忽無聲，乃頓餌數粒遂癒。」全文引自魯迅，〈三十三〉，《熱風》，頁11。

[85] 魯迅，〈偶感〉，《花邊文學》，收入《魯迅全集》，第5卷，頁479-480。

[86] 可參考王爾敏，《晚清政治思想史論》（臺北：臺灣商務印書館，1995），頁31-100。

[87] 對於「緩和保守派勢力」這種說法，也有從不同角度切入的：如錢穆認為清廷以專制基威統指中國，已達二百年，在滿州君臣眼光裡，祖法萬不可變。詳見錢穆，《國史大綱》（臺北：臺灣商務印書館，1995）下冊，頁894。蕭公權則痛批當時士大夫之根深固陋的觀念，衍生錯誤保守之傾向，詳見蕭公權，《中國政治思想史論》（臺北：聯經出版社，1996）下冊，頁726。又如殷海光（1919-1969）所言：「中國文化的基本價值是以政教禮俗為天下最美，而且在經濟上什麼都無帶外求。中國人是長期被封鎖在這個自足的『價值之幕』裡。」即「文化價值」與「不尚變」的觀念。又郭廷以（1904-

但這種種現象，魯迅都視爲是污辱「科學」的舉措，故大加沈痛抨擊假的科學：「只是信口開河，造謠生事；使國人格外惑亂，社會上罩滿了妖氣。」**88**

延續前述，科學進來中國了，中國人真的學到了什麼嗎？又再談到魯迅的牙痛病，他說：

> 西法的牙醫一到，這才根本解決了；但在中國人手裡一再傳，又每每只學得鑲補而忘了去腐殺菌，仍復漸漸地靠不住起來。牙痛了二千年，敷敷衍衍的不想一個好方法，別人想出來了，卻又不肯好好地學：這大約也可以算得天下奇事之二罷。**89**

也就是，即使西方科學傳入了，也不見得真能發揮效用，因爲中國人學藝不精的緣故，所以也是白搭。而且魯迅笑說：中國古人，常欲得其「全」，就是煉製婦女用的「烏雞白鳳丸」，也將全雞連毛血都收在丸藥裡，方法固然可笑，主意卻是不錯的，結論就是：「刪夷枝葉的人，肯定得不到花果。」**90**只知科學皮毛而不知科學細部的研究方法與精神，是永遠無法瞭解真科學的，這是他對中國「假科學」現象的觀察。

以隱喻、落後的主體來反諷現實一切不平，而這落後的主體，就是中國文化與社會的綜合體，中醫則寄生於內。魯迅說：「中國的文化，便是怎樣的愛國者，恐怕也大概不能不承認是有些落後。」**91**偏偏，民初的思想界就是這麼豐富多元，有人舉科學的旗，就有人抬傳統文化的轎，在思想界稱

1975）認爲，中國的成見乃基於「自信」與「自衛」。詳見氏著，《近代中國的變局》（臺北：聯經出版，1993），頁94-97。

88 引自魯迅，〈三十三〉，《熱風》，頁10。

89 出自魯迅，〈忽然想到〉，《華蓋集》，收入《魯迅全集》，第3卷，頁14。

90 魯迅，〈「這也是生活」……〉，《且介亭雜文末編》，收入《魯迅全集》，第6卷，頁601。

91 魯迅，〈現今的新文學的概觀：五月二十二日在燕京大學國文學會講〉，《三閒集》，收入《魯迅全集》，第4卷，頁133。

爲「國粹」，在中醫界則有「國醫運動」的產生，已如上一章所述。[92]張灝曾以民初知識分子章太炎的例子來做分析，做出簡單而明確的概括：「國粹運動」是面對西方衝擊時在中國引起的迴響，面對傳統文化，知識分子產生一種對文化認同之焦慮，明知自身文化的缺失，卻不得不對自己固有之文化感到驕傲的一種對立、糾纏之情感。[93]不過，很顯然地，魯迅完全沒有這種現象。關於魯迅對國粹的態度，他以虛擬人物「礎翁」爲揶揄對象，打趣地說：

　　阿呀！礎翁的大作，是的，那個……。是的，那：《中國國粹義務論》，真真要言不煩，百讀不厭！實在是少年人們的座右銘，座右銘座右銘！……我們的盛德乩壇天天請仙，兄弟也常常去唱和。礎翁也可以光降光降罷。那乩仙，就是蕊珠仙子，從她的語氣上看來，似乎是一位謫降紅塵的花神。她最愛和名人唱和，也很贊成新黨，像礎翁這樣的學者，她一定大加青眼的。哈哈哈哈！[94]

　　乍讀這段資料時，感覺非常有趣。因爲魯迅不拐彎抹角，像一把刀鋒似地刺進中國傳統文化的心臟。很明確地告訴讀者：他實在恨透了「國粹」。他又說：「什麼叫『國粹』？照字面看來，必是一國獨有，他國所無的事物了。換一句話，便是特別的東西。但特別未必定是好，何以應該保存？譬如一個人，臉上長了一個瘤，額上腫出一顆瘡，的確是與衆不同，顯出他特別的樣子，可以算他的『粹』。然而據我看來，還不如將這『粹』割去了，同別人一樣的好。倘說：中國的國粹，特別而且好；又何以現在糟到如此情

---

92 魏嘉弘，《國民政府與中醫國醫化》（中壢：國立中央大學歷史所碩士論文，1998）。國醫與國粹的連結，可參考Bridie Andrews, "The Making Of Modern Chinese Medicine,1895-1937," p. 247。

93 張灝著，高力克等譯，《危機中的中國知識分子》（北京：新星出版社，2006），頁140。關於此時新舊思想的多元並立與對抗，可參考周策縱著，周子平等譯，《五四運動：現代中國的思想革命》，頁289-340。

94 魯迅，〈高老夫子〉，《徬徨》，頁96。

形，新派搖頭，舊派也嘆氣。」[95] 「國粹」在魯迅的心中，不過是一堆已死去的僵化知識，它既沒有學術研究的價值，也不能挽救中國於水深火熱之中。而對於知識分子提倡國粹的舉動，魯迅有如下之批判：

> 他們何嘗不知道什麼「中國固有文化」咒不死帝國主義，無論唸幾千萬遍「不仁不義」或者金光明咒，也不會觸發日本地震，使它陸沉大海。然而他們故意高喊恢復「民族精神」，彷彿得了什麼祖傳秘訣。……而且，「固有文化」之外，又提倡什麼「學術救國」，引證西哲菲希德之言等類的居心，又何嘗不是如此。[96]

他無情地批判中國文化的一切，在其眼中，中國固有文化應該完全拋棄才是，如今存活下來，算是僥倖。連帶有民族主義的「國貨運動」，他也抨擊說是「跳不出這些財神的手掌心」，[97]於是大加批判了一番。當時「國貨運動」鬧得沸沸揚揚時，中藥品也掛上國貨的名稱，與外國藥品相抗衡。[98]魯

---

95 魯迅，〈三十五〉，《熱風》，頁12-13。

96 菲希德（J.G. Fichte, 1762-1814）一般譯為費希特，德國唯心主義哲學家。著有《知識學基礎》、《人的天職》等。他主張用科技強化德意志民族，強調民族至上。引自魯迅，〈真假堂吉訶德〉，《南腔北調集》，收入《魯迅全集》，第4卷，頁522註釋14；引文引自魯迅，〈三十五〉，《熱風》，頁520。

97 「國貨運動」指1933年，上海工商界發起將該年定 「國貨年」，在元旦舉行遊行大會，並成立「國貨商場」和「中華國貨產銷合作協會」，出版《國貨周刊》，宣揚「國貨救國」。魯迅，〈真假堂吉訶德〉，《南腔北調集》，收入《魯迅全集》，第4卷，頁522註釋10；引文引自魯迅，〈三十五〉，《熱風》，頁520。關於國貨運動與民族、國家意識的建構，可參考Karl Gerth, *China made : consumer culture and the creation of the nation* （Cambridge ; London : Harvard University Asia Center : Distributed by Harvard University Press, 2003）。一般的可參考潘君祥主編，《近代中國國貨運動研究》（上海：上海社會科學院，1998）。

98 例如張錫純（1860-1933）於其名著《醫學衷中參西錄》中討論到「寶丹」，

迅曾撰文譏諷一些日用品與藥品的浮濫，他說：「國貨家販了外國的牙粉，搖鬆了兩瓶，裝作三瓶，貼上商標，算是國貨，而購買者卻多損失了三分之一；還有一種痱子藥水，模樣和洋貨完全相同，價錢卻便宜一半，然而它有一個大缺點，是擦了之後，毫無功效，於是購買者便完全損失了。」[99]所以國貨之不可信任，追根究柢還是在於中國人馬虎偷雞之緣故。

　　若要說舊東西、舊文化在新時代中也有新的價值與意義，這樣的高調是說服不了魯迅的。就像拿鴉片當藥材那樣：「看見鴉片，也不當眾擲在毛廁裡，以見其徹底革命，只送到藥房裡去，以供治病之用。」魯迅認為不能犯了「拿來主義」的危機，讓舊文化思想有空間生存，進而遺禍後世。[100]魯迅

全名稱作「防疫衛生寶丹」，可以治療霍亂。張陳述當時東北流行霍亂，他自己擬出「防疫衛生寶丹」，在發汗與解毒兩個思考上，再加入辛香溫通之藥，讓霍亂病原可以被迅速消滅，並自己誇下海口：「藥性涼熱適均，日服數十粒可暗消病根於無形。若含數粒，可省視病患不受傳染。」可以預防兼治療，和日本當時所販賣之「仁丹」、「寶丹」的治療訴求可說有異曲同工之妙，而且是純正的「國貨」、「國藥」。他自己還談了自身施藥的經驗：有一人叫劉耀華，看見某病人突發「吐瀉轉筋，病勢垂危」，倒臥在人來人往的街頭，正巧劉帶有「衛生防疫寶丹」，就趕緊拿出來讓病患服了十數粒，結果一藥而癒；另外有一位煤礦場的經理，害怕他的工人爆發霍亂疫情，於是來到中醫院一次購買了二百多包的防疫衛生寶丹。結果，未雨綢繆果然有用，儲藥千日就用在這一時，這些煤礦工人群中果然爆發了霍亂疫情，結果這位經理讓他的工人「或服八十粒，或服一百二十粒，皆完全救癒」、「且每日服之，尤能預防一切雜症，不受傳染。」這齣充滿傳奇的治癒戲劇，也許就是當時「國貨」奇效之一面吧。引自張錫純，《醫學衷中參西錄》（石家莊：河北科學技術出版社，1999）中冊，頁422-425。有關日本寶丹的歷史，初步可參考山崎光夫著，蔡焜霖譯，《日本名藥導遊》（臺北：旺文社，2005），頁30-37。町田忍，《懷かしの家庭藥大全》（東京：角川書店，2003），頁52-58。

[99] 魯迅，〈關於翻譯〉，《南腔北調集》，收入《魯迅全集》，第4卷，頁552。

[100] 魯迅認為，過去中國都是「閉關主義」，現在要奉行「拿來主義」。但是，不能「拿來」舊的東西來借殼投胎，老東西就要徹底丟棄。本段就在諷刺

藉「疾病」為主題，希望將來能有藥來治療中國人的昏亂病，他說：

> 我們幾百代的祖先裡面，昏亂的人，定然不少：有講道學的儒生，也有講陰陽五行的道士，有靜坐煉丹的仙人，也有打臉打把子的戲子。所以我們現在雖想好好做「人」，難保血管裡的昏亂分子不來作怪，我們也不由自主，一變而為研究丹田臉譜的人物：這真是大可寒心的事。但我總希望這昏亂思想遺傳的禍害，不至於有梅毒那樣猛烈，竟至百無一免。即使同梅毒一樣，現在發明了六百零六，肉體上的病，既可醫治；我希望也有一種七百零七的藥，可以醫治思想上的病。這藥原來也已發明，就是「科學」一味。只希望那班精神上掉了鼻子的朋友（按：梅毒患者的症狀），不要又打著「祖傳老病」的旗號來反對吃藥，中國的昏亂病，便也總有痊癒的一天。**101**

　　魯迅將中國人比喻成「病人」，要用「科學」來治療：既然所有的傳統精神、文化都是不好的，所以魯迅遂大聲吶喊：「『古道』怎麼能再行於今之世呢？」**102** 換到反面來看，拋棄了一切傳統，所剩幾何，要拿什麼價值來填補文化價值的空缺呢？故他主張大規模、完全地學習西方精神與科學，所以倡言：「洋氣」是好的。他還抨擊害怕「洋氣」的人，就跟那群滿口國粹的守舊人士一樣，存著鴕鳥心態：

> （中國）又因為多年受著侵略，就和這「洋氣」為仇；更進一步，則故意和這「洋氣」反一調：他們活動，我偏靜坐；他們講科學，我偏扶乩；他們穿短衣，我偏著長衫；他們重衛生，我偏吃蒼蠅；他們壯健，我偏生病……這才是保存中國固有文化，這才是愛

許多舊事物、舊文化的苟延殘喘。引自魯迅，〈拿來主義〉，《且介亭雜文》，收入《魯迅全集》，第6卷，頁39-40。
101 魯迅，〈三十八〉，《熱風》，頁21-22。
102 魯迅，〈查舊帳〉，《准風月談》，收入《魯迅全集》，第5卷，頁233。

國，這才不是奴隸性。[103]

　　以醫療文化的角度來看，「洋氣」之「衛生」對應「固有文化」之「生病」，高下立現，魯迅已做出最終抉擇。中國要真正擺脫疾病與迷信，就必須完全做科學與西方醫學的忠實信徒，在魯迅的字典中，這是不言可喻的眞理。

六、略論當時中國西醫的問題

　　從魯迅的反中醫的種種言論中，我們還可以看出什麼？前面也已提到，他之所以反中醫，主要是中醫給他的印象，往往和中國傳統文化與各種落後醫療社會、文化現象綁在一起之緣故。但是西醫呢，是否就完全沒有問題？其實，只要和中國文化或舊俗沾上邊的，恐怕都要遭到魯迅嫌棄一番，包括「中國的」西醫在內。首先，透過魯迅的話可以多少明瞭一些，他說：「我的胃的八字不見佳，向來就擔不起福澤的。也很想看醫生。中醫，雖然有人說是玄妙無窮，內科尤爲獨步，我可總是不相信。西醫呢，有名的看資貴，事情忙，診視也潦草，無名的自然便宜些，然而我總還有些躊躇。」[104]中醫固然不可信，多數西醫診斷也相當潦草，不值得信任。民初，有許多故事都在敘述病人看西醫沒療效或不滿意，反而轉向中醫治療的故事，好比本書所談的孫中山就是一個顯例。而當「由西醫轉向中醫」的故事再度發生於梁啓超的身上時，魯迅做了如下的評論：

　　　自從西醫割掉了梁啓超的一個腰子以後，責難之聲就風起雲湧了，連對於腰子不很有研究的文學家也都「仗義執言」。同時，「中

---

[103] 引自魯迅，〈從孩子的照相說起〉，《且介亭雜文》，收入《魯迅全集》，第6卷，頁82。

[104] 魯迅，〈馬上日記〉，《華蓋集續編》，收入《魯迅全集》，第3卷，頁310。

醫了不得論」也就應運而起：[105]腰子有病，何不服黃蓍歟？什麼有病，何不吃鹿茸歟？但西醫的病院裡確也常有死屍抬出。我曾經忠告過G先生：你要開醫院，萬不可收留些看來無法挽回的病人；治好了走出，沒有人知道，死掉了抬出，就哄動一時了，尤其是死掉的如果是「名流」。我的本意是在設法推行新醫學，但G先生卻似乎以為我良心壞。這也未始不可以那麼想，由他去罷。[106]

　　魯迅是百分之百支持西醫的，從這段引文的後半來看，基於當時西醫學不如今天發達，醫死人乃常有之事。[107]魯迅好心的勸說，是為「推行新（西）醫學」所計，他不希望一、兩位名人被中醫治好，而助長了當時中醫的氣焰，於是他又誇耀孫中山臨死前的舉動一番：「據說當西醫已經束手的時候，有人主張服中國藥了；但中山先生不贊成，以為中國的藥品固然也

---

[105] 對於腰子不很有研究的文學家，指陳西瀅（1896-1970）、徐志摩（1897-1931）等人。1926年3月，梁啟超因尿血症在北京協和醫院診治，由醫生割去右腎後，不但血尿未全清，連病源也未查出。當時陳西瀅為此寫了兩篇〈閑話〉（刊於5月15日、22日《現代評論》第3卷第75、76期），徐志摩也寫過一篇〈我們病了怎麼辦？〉（5月29日《晨報副刊》），一起對開刀的醫生加以指責和嘲弄。陳西瀅在《現代評論》第67期的《閑話》中說：「我們朋友的裡面，曾經有過被西醫所認為毫無希望，而一經中醫醫治，不半月便霍然病癒的人，而且不只一二位。」魯迅在這所謂的「中醫了不得論」，即指此類言論。魯迅，〈馬上日記〉，《華蓋集續編》，收入《魯迅全集》，第3卷，頁318-319註釋7。有關民國醫訟中對梁啟超一案的討論，可參考張大慶，《中國近代疾病社會史（1912-1937）》（濟南：山東教育出版社，2006），頁196-201。以及謳歌編著，《協和醫事》（北京：生活‧讀書‧新知三聯書店，2007），頁227-236。更詳細的論述，可參照本書下一章的討論。

[106] 魯迅，〈馬上日記〉，《華蓋集續編》，收入《魯迅全集》，第3卷，頁310-311。

[107] 有關西醫在民初中國社會的生存之道，可參考雷祥麟，〈負責任的醫生與有信仰的病人：中西醫論爭與醫病關係在民國時期的轉變〉，同前引文。

有有效的，診斷的知識卻闕如。不能診斷，如何用藥？毋須服。人當瀕危之際，大抵是什麼也肯嘗試的，而他對於自己的生命，也仍有這樣分明的理智和堅定的意志。他是一個全體，永遠的革命者。無論所做的哪一件，全都是革命。無論後人如何吹求他，冷落他，他終於全都是革命。」[108]這樣堅定自己信念而不服中藥的孫中山，可真是一位永遠堅持「醫學革命」的偉人。但是，魯迅卻沒說出（或他根本不知道），根據本書所論，孫中山確實請了中醫來看診，並服了中藥。而中西醫互相使用，特別是面對棘手疾病時，才是一般民眾普遍的選擇。這可能正是魯迅厭惡的「中西醫並存」狀態。

堅定地選擇科學的西醫治療，既然象徵一種革命式的創新，那麼，何以他仍要擔心西醫的氣焰被中醫壓過呢？從中國的社會問題來看，我們可以找到解答。先不論中醫與西醫在民初誰的醫術最進步，從魯迅這位「擁西醫、反中醫」大將的言論來看，我們就可以清楚發現：當時許多西醫皆被中國人傳染了馬虎病、偷雞症，魯迅說：

　　但據我看來，實行我所說的方法的醫院可很有，只是他們的本意卻並不在要使新醫學通行。新的本國的西醫又大抵模模糊糊，一出手便先學了中醫一樣的江湖訣，和水的龍膽丁兩日分八角；漱口的淡硼酸水每瓶一元。至於診斷學呢，我似的門外漢可不得而知。總之，西方的醫學在中國還未萌芽，便已近於腐敗。我雖然只相信西醫，近來也頗有些望而卻步了。[109]

所以，在中國本土迅速腐敗的西醫，其實和中醫是同個娘，都是中國文化所孕育的，結果是半斤八兩，藥物竟然都是不純且摻水的。1926年，魯迅更在北京《世界日報副刊》發表文章，痛陳當時西醫院所呈現出來的景象，內中包括：對病人冷漠、將病人視為「研究品」，而所謂的私人診所，診金

---

[108] 引自魯迅，〈中山先生逝世後一周年〉，《集外集拾遺》，收入《魯迅全集》，第7卷，頁293-294。
[109] 魯迅，〈馬上日記〉，《華蓋集續編》，收入《魯迅全集》，第3卷，頁311。

又相當貴，一般人是看不起的。[110]

更有甚者，魯迅還以他做爲「病人」身分的親身體驗，來訴說當時中國西醫的問題。在民初，找熟人開方比去西醫院診療要省錢多了，但馬上就會遇到西藥房訛詐的情形。魯迅有一次胃病發作，請了一位認識的西醫開方，並託他的妻子許廣平去離一般家庭都很遠的藥房去買藥，據魯迅說：「這樣一辦，加上車錢，也還要比醫院的藥價便宜到四分之三。」[111]但奇怪的事馬上就發生了：

> 胃酸得了外來的生力軍，強盛起來，一瓶藥還未喝完，痛就停止了。我決定多喝它幾天。但是，第二瓶卻奇怪，同一的藥房，同一的藥方，藥味可是不同一了；不像前一回的甜，也不酸。……去買第三瓶時，卻附帶了嚴重的質問；那回答是：也許糖分少了一點罷。這意思就是說緊要的藥品沒有錯。中國的事情真是稀奇，糖分少一點，不但不甜，連酸也不酸了，的確是「特別國情」。[112]

同樣是一種藥，怎麼就味道不一樣了呢？後來魯迅諷刺說，原來中國人都是「大事不糊塗，小事不妨糊塗點」；至於，爲什麼藥味會前後差這麼多呢？魯迅後來終於調查個水落石出，結論竟是：「只有一日分的藥，卻加了兩日分的水，所以藥味比正當的要薄一半。」[113]如此馬馬虎虎、欺瞞病人的西藥，反倒更讓魯迅氣結，原來，西醫西藥到了中國，礙著「人」的因素了，也一樣是醜態百出。

---

[110] 魯迅，〈馬上日記〉，《華蓋集續編》，收入《魯迅全集》，第3卷，頁312。

[111] 魯迅，〈馬上日記〉，《華蓋集續編》，收入《魯迅全集》，第3卷，頁311。

[112] 魯迅，〈馬上日記〉，《華蓋集續編》，收入《魯迅全集》，第3卷，頁311-312。

[113] 魯迅，〈馬上日記〉，《華蓋集續編》，收入《魯迅全集》，第3卷，頁312。

　　另外，就是藥價的「偷雞」問題。民初西藥房兜售藥品時，有些是允許病患帶舊藥瓶子去「折價」的。但有一次魯迅去買藥，結果「藥瓶」加「藥水」要八毛五分，魯迅當下生氣的喊到：「喂！」、「藥價八毛，瓶子錢照例五分，我是知道的。現在自己帶了瓶子，怎麼還要付五分錢呢？」反正不是馬虎就是誆騙病人，魯迅還展現銳利的幽默，告訴讀者說：「這一個『喂』字的功用就和國罵的『他媽的』相同，其中含有這麼多的意義。」[114]故事還沒完，中國人的性格中還有「差不多」的馬虎心態，還記得胡適那篇膾炙人口的文章〈差不多先生傳〉中所描述的：「人人都成了一個差不多先生，然而中國從此就成了一個懶人國了。」[115]足見「差不多」是中國性格中相當受到知識分子唾棄的一項。這次，魯迅經過上次的上當，決定「親嚐湯藥」一番，用他的醫學專業來評鑑藥水的味道是否合乎標準，一口入喉，果然事有蹊蹺：這次又太酸了。歸根究底，原來這位藥店的服務員在稀釋藥水時，連「量杯」都懶得用，僅憑意會而已，真是不可思議；魯迅後來說：「然而這於我倒毫無妨礙的，我可以每回少喝些，或者對上水，多喝它幾回。」但是，仍不忘連續對服務員說了兩聲「喂」、「喂」，等同雙份國罵。[116]

　　既然中國的西醫有如此多的缺點，那麼累積了數千年經驗的中國中醫藥，就沒有任何優點嗎？問問魯迅，答案是有的。魯迅就曾恭維《本草綱

---

[114] 魯迅，〈馬上日記〉，《華蓋集續編》，收入《魯迅全集》，第3卷，頁315。

[115] 關於「差不多」擇醫行為所造成的惡果，胡適有段經典的描述：「有一天，他（差不多先生）忽然得了一急病，趕快叫家人去請東街的汪先生。那家人急急忙忙的跑過去，一時尋不著東街的汪大夫，卻把西街的牛醫王大夫請來了。差不多先生生病在床上，知道尋錯了人；但病急了，身上的痛苦，心裡焦急，等不得了，心裡想道：『好在王大夫同汪大夫也差不多，讓他試試看罷。』於是這位牛醫王大夫走近床前，用醫牛的法子給差不多先生治病。不上一點鐘，差不多先生就一命嗚呼了。」中國人如何擇醫的準則，或許對知識分子來說也是一大要改進問題。胡適，〈差不多先生傳〉，《胡適作品精選》（桂林：廣西師範大學，1999），頁318-319。

[116] 以上經歷，魯迅，〈馬上日記〉，《華蓋集續編》，收入《魯迅全集》，第3卷，頁316。

目》，說是「古人所傳授下來的經驗，有些實在是極可寶貴的，因爲它曾經費去許多犧牲，而留給後人很大的益處。」這可是肯定了中醫本於經驗的可貴；[117]然而，這裡邊有語病，因爲魯迅仍說：「經驗的所得的結果無論好壞，都要很大的犧牲，雖是小事情，也免不掉要付驚人的代價。……生命，那當然是別人的生命，倘是自己，就得不著這經驗了。所以一切經驗，是只有活人才能有的。」[118]換句話說，中醫唯一可貴的經驗，是建築在人命殞落的前提上，可一樣，都帶有「吃人」文化的影子呢。[119]

七、小結

　　一個人的思想，於人生各個時期都有不同的轉變，這是探索學人思想歷程中最容易發現的事；抑或是受到經歷、情感等因素的影響，而對原來堅持的信念左右搖擺，更是近代知識分子常見的心理狀態。好比胡適，他既然不贊同中醫、卻又找中醫治病；他既不認同中國的科學、卻又認爲中國科學思想帶給國人「安然自在」，[120]這都是文初所揭示近代知識分子所特有的兩歧性。但是，僅有少數人，對於特定一個信念：反中醫，這麼絕對與堅定不移，他就是魯迅。透過正文的論述，我們發現了許多中國社會中的醫藥問題，它不僅只有中醫的，還有西醫的問題，更牽涉到宗教醫療之迷信與醫藥衛生現代性的問題，儘管許多文章在魯迅中的著作中是一種「隱喻」，但卻又反映了魯迅主觀的，對醫藥事務特有的敏銳觀察，所透露給我們的一種多元的醫療社會史視角。

　　顯然地，魯迅針對選擇西醫而完全拋去中醫的想法，是絕對沒有替換的

---

[117]魯迅，〈經驗〉，《南腔北調集》，收入《魯迅全集》，第4卷，頁539。

[118]魯迅，〈經驗〉，《南腔北調集》，收入《魯迅全集》，第4卷，頁540。

[119]關於民國後中醫「經驗」一詞概念的轉變，可參考Sean Hsiang-lin Lei, "How Did Chinese Medicine Become Experiential? The Political Epistemology of Jing-yan," *Positions: East Asian Cultures Critique, 10: 2*（2002）, pp. 333-364.

[120]周明之，《胡適與中國現代知識分子的選擇》，頁206-207。

餘地。本文分析之原意，就如汪榮祖所指出的：

> 傳統思想具有綿延性、權威性、與堅韌性。「突破」有賴於新觀念或新典範的產生，而後能「衝決」傳統的「羅網」。大凡衝決羅網者，多半是傳統思想中的一分子。惟受傳統哺養生長的人，非有特殊「意願」，大致不會輕易向其本身的思想傳統挑戰。[121]

　　若重省中西醫論爭的研究，也許在要求「科學」、「西化」之外，我們還可以從知識分子如何尋求突破的角度，來檢視傳統中國醫學及其文化是如何地被需要、被改造。從魯迅這樣一個社會觀察家、文藝創作者的角度的切入，可以輕易發現，反中醫的各種理由，不外都和中國人的國民性和社會文化相關，可以說魯迅非常有「意願」挑戰傳統思想。透過魯迅的筆，似乎「陳舊、落後的國民性」與「中國傳統醫療」在許多地方被劃上了等號，而前者的文化更孕育了後者的無知和愚昧。當然，不可忽略的是魯迅具有民初知識分子與病人的雙重社會角色，而後者的經歷實淬煉了前者的堅定與救國救民之時代性格；就其思想而論，針對救國與改正國民性的訴求，中醫顯然並無任何價值存在，更是全盤接受西醫技術的絆腳石，顯見民初中醫面臨一個極大的角色定位問題。[122]

　　在此處於新舊文化交替之際，魯迅大喊：「凡老的，舊的，都已經完了！這也應該如此。雖然這一句話實在對不起一般老前輩，可是我也沒有別

---

[121] 汪榮祖，《康章合論》（臺北：聯經出版，1988），頁71。

[122] 這個問題其實很值得再加以梳理，中西醫不是只有強烈對立的「爭」之面向，還有彼此各自定位與定位另一方的雙重視角，可以從中西醫各別認同的「價值」來出發，研究各別的語言與如何操作新定義的成立。也許，可以初步先參考鄧文初，〈「失語」的中醫：民國時期中西醫論爭的話語分析〉，《開放時代》6期（2003），頁113-120。以及文庫，〈試從中西醫論爭看近代知識界的價值取向〉，《南京中醫藥大學學報（社科版）》6卷3期（2005.9），頁147-151。

的法子。」[123]舊的文化都該拋棄，而丟棄中醫，還要丟得乾淨，因爲魯迅認爲中國人太喜歡「調和」，若沒有更激烈的主張，改革就無法進行，[124]顯見「突破」要破得徹底，不容慢火細燉的徐步改革。甚至，魯迅認爲：「古老東西的可怕就正在這裡。」你不覺得消滅它有什麼必要性，就像雞肋，棄之可惜，更何況中醫不是雞肋，還有人靠它治病強身呢？大多數的中國人對改變的事無法接受，其緣故在「體質和精神都已硬化了的人民，對於極小的一點改革，也無不加以阻撓，表面上好像恐怕於自己不便，其實是恐怕於自己不利，但所設的口實，卻往往見得極其公正而且堂皇。」[125]所以魯迅覺得：「中國人倘被別人用鋼刀來割，是覺得痛的，還有法子想；倘是軟刀子，那可眞是『割頭不覺死』。」魯迅以爲，一刀割下，改革要徹底、激烈、毫不手軟，[126]絕不容許有多數知識分子「兩歧性」的空間。所以，民初所謂中西醫匯通、融合、中醫科學化、新中醫等等口號，對魯迅來說，是沒有任何吸引力的白說。他諷刺說：

中國人或信中醫或信西醫，現在較大的城市中往往並有兩種醫，使他們各得其所。我以爲這確是極好的事。倘能推而廣之，怨聲一定還要少得多，或者天下亦可以臻於郅治。例如民國的通禮是鞠躬，但若有人以爲不對的，就獨使他磕頭。民國的法律是沒有笞刑的，倘有人以爲肉刑好，則這人犯罪時就特別打屁股。碗筷飯菜，是爲今人而設的，有願爲燧人氏以前之民者，就請他吃生肉；再造幾千間茅屋，將在大宅子裡仰慕堯舜的高士都拉出來，給住在那裡面；反對物質文明的，自然更應該不使他銜冤坐汽車。這樣一辦，眞所謂「求仁得仁

[123]魯迅，〈老調子已經唱完〉，《集外集拾遺》，收入《魯迅全集》，第7卷，頁307。

[124]陳漱渝主編，〈無聲的中國：二月十六日在香港青年會講〉，《魯迅論爭集》（北京：中國社會科學出版，1998），頁21。

[125]魯迅，〈習慣與改革〉，《二心集》，收入《魯迅全集》，第4卷，頁223-224。

[126]魯迅，〈老調子已經唱完〉《集外集拾遺》，收入《魯迅全集》，第7卷，頁311。

又何怨」，我們的耳根也就可以清淨許多罷。[127]

　　中醫作爲民初衆多應該改革的項目，在魯迅眼中，是沒有任何空間能與西醫並存的，由此可見一斑。而且，魯迅的反中醫不單是只是對中醫的痛恨，事實上，前文中也說明：任何跟中國國民劣根性糾纏在一起的枝葉，不管是中醫還是部份中國西醫、甚至是被醫治、相信中醫的病人，也都是可鄙、愚笨的。

　　回過頭來看，以上畢竟是魯迅自己的想法。魯迅之思想較爲人詬病的地方，[128]也正在此。好比王平陵（1898-1964）於1933年回應魯迅時說的：「如果中國人不能從文化的本身上做一點基礎的工夫，就這樣大家空喊一陣口號，胡鬧一陣，我想，把世界上無論哪種最新穎最時髦的東西拿到中國來，都是毫無用處。……不錯，中國的文化運動，也已有二十年的歷史了。但是，在這二十年中，在文化上究竟收穫到什麼。」[129]畢竟，民初多數中國人仍是依靠中醫藥來治病，特別是鄉村或偏遠地區，這已是不可否認的事實。魯迅忽略了水能載舟，亦能覆舟的道理，故雖點出了中醫、中國文化的缺失，卻看不到好的一面：全盤引進西方文化，卻沒有思考改進的方法，一律視傳統爲草芥殘渣，許多民初知識分子有引中國舊學入新知識體系的想法與嘗試，[130]或是像清末以來的「中西醫匯通」想法，在魯迅的腦中完全不存在。也幸好，中醫與中國文化目前都還健在，至於未來如何發展，已不是魯迅或本文所能預料的。

　　行文至此，筆者最終仍必須引用蘇雪林說的話，來爲魯迅內心的反中醫信念下個註腳：「有人說魯迅是曾經學過醫的，洞悉解剖的原理，所以常

---

[127]魯迅，〈論「費厄潑賴」應該緩行〉，《墳》，頁294-295。
[128]關於魯迅的批判也相當多，可先參考李長之的經典小書，《魯迅批評》（北京：北京出版社，2004），頁136-162。
[129]王平陵，〈「最通的」文藝〉，收入魯迅，《僞自由書》，《魯迅全集》，第5卷，頁21-22。
[130]左玉河，〈中國舊學納入近代新知識體系之嘗試〉，收入鄭大華、鄒小站主編，《思想家與近代中國思想》（北京：社會科學文獻出版社，2005），頁214-252。

將這技術應用到文學上來。不過他解剖的對象不是人類的肉體，而是人類的心靈。」[131]是的，永不停歇手上的那枝筆，這位「與其稱為文人，無如號為戰士」的民國史巨星，[132]的確始終如一，即使在殞落前的那一刻，病魔纏身，也不曾請教過任何中醫；[133]終其一生，即使面對「積毀可銷骨，空留紙上聲」的批評與悲涼，[134]他也仍繼續勇往直前，橫眉冷對千夫指，為所當為，寫所當寫。[135]

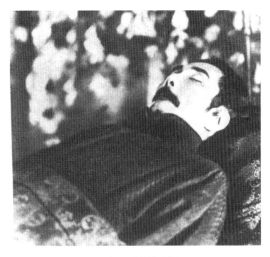

▲圖五　魯迅的遺體照(1936)

---

[131]蘇雪林，〈《阿Q正傳》及魯迅創作的藝術〉，《阿Q正傳》，頁160。

[132]林語堂（1895-1976）語。見氏著，〈魯迅之死〉，《林語堂經典名著17》（臺北：德華出版，1980），頁6。

[133]鄭學稼，《魯迅正傳》，頁503-519。

[134]魯迅，〈題《吶喊》〉，《集外集拾遺》，收入《魯迅全集》，第7卷，頁442。

[135]魯迅對於中國醫療與身體、疾病文化的歷史觀察細微，並善用文學的手法來加以寓言故事化。關於這些內涵，本文僅能針對醫療與國民性的幾個重要問題來挑選史料，以進行分析，其餘不足的面向，只能留待另文探討。

伍

醫療疏失與「中西醫匯通」擇醫觀：
梁啓超之死與「腎病」公案新考

　　在撒牟勃德臘（Samuel Butler）的烏托邦裡，生病只當作犯罪看待，療治的場所是監獄，不是醫院，那是留著伺候犯罪人的。真的為什麼人們要生病，自己不受用，旁人也麻煩？我有時看了不知病痛的貓狗們的快樂自在，便不禁回想到我們這造孽的文明的人類。[1]

——徐志摩（1897-1931），〈我們病了怎麼辦？〉

一、前言

　　在二十世紀初，是中西醫論戰最激烈的時刻，這段歷史相信讀者都不陌生。中西醫各自挾自身的理論體系，對另一方的醫理、醫療行為、文化等展開攻訐。在這樣的時代中，病人的位置在哪裡？他們怎麼選擇醫生，[2]又會在醫療過程中遇到什麼狀況，或許我們可以透過歷史，來瞭解一些過去的情況和醫療行為中曾經發生的各種缺失，作為我們今日的一種思考和借鑑。

　　本章所選取的苦主，梁啓超（1873-1929），是清末民初無人不知、無人不曉的重要學者，不但著作等身，其影響力也遍佈政、學界。但是，他對自己的疾病是那樣的無助，在醫院中吃足苦頭並受盡折磨。即將為讀者揭示的，是民初非常有名的「割腎」案，也可稱其為「失腎記」，緣於一次手術的失誤，直接間接的導致梁的死亡。很多二手研究，也都對這個案子做出剖析，牽涉中西醫論戰、[3]社會記憶等題目，[4]甚至被引用作為現代廢止或反對

---

[1]　韓石山主編，《徐志摩全集》（天津：天津人民出版社，2005）第3卷・散文（三），頁71。

[2]　一般中西醫之間在民國時期對擇醫態度的改變，可參考雷祥麟，〈負責任的醫生與有信仰的病人：中西醫論爭與醫病關係在民國時期的轉變〉，《新史學》14期（2003），頁45-96。關於醫療疏失的歷史，可參考馬金生，《發現醫病糾紛：民國醫訟凸顯的社會文化史研究》(北京：社會科學文獻出版社，2016)，頁6-27。

[3]　新版的書內，增加了梁啓超的內容。趙洪鈞，《近代中西醫論爭史》（北京：學苑出版社，2012），頁11-20。

[4]　例如孫正一，《世變與梁啓超醫療的社會記憶》（花蓮：東華大學歷史所碩

中醫者的談資。[5]當然，卻少有人注意中醫在這個案子中的位置；也沒有注意到，西醫的失誤不僅是手術本身的過程，也與西醫在中國的一些負面形象有關，許多二手研究都略過了。最後，也少有人分析梁最後死因與割腎之間的關係，梁最後竟然是因為細菌感染而導

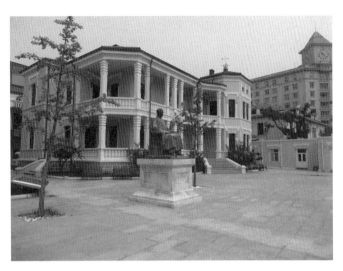

▲圖一　座落於天津的梁啓超故居

致最終的死亡，究竟又與「失腎」有何關係？希望能透過本章作一更清楚的論述。

二、「失腎記」前因後果

梁「失腎」的過程，其實很多人都加以梳理過，[6]但偏重西醫視角的多，而且沒有點出當時西醫院的問題和中醫的觀感。為了讀者閱讀方便，還是先

士論文，2011）。

5　例如祖述憲善於引證知識分子的反中醫論述，不過，梁的選擇其實還是中西醫一併選擇，並不是只對西醫情有獨鍾而已，該書選擇的資料還是比較有利於反中醫方的論述；當然，很多反中醫或支持中醫者，也都是引對自己有利的言論，讀者不妨看完這整個過程，再下定論。參見祖述憲，《哲人評中醫：中國近現代學者論中醫》（臺北：三民書局，2012），頁57-71。

6　又例如張大慶，《中國近代疾病社會史》（濟南：山東教育出版社，2006），頁196-201，但也偏重梳理梁啓超「信仰」西醫的部分。

在此處綜合各家研究，並補充一些史料，來說明大略過程。1926年3月，梁啓
超因血尿許久不癒，在丁文江等人的勸說下，住進了北京協和醫院；其實，
梁氏身體並不好，這次可是鐵了心要將身體的病症給理一理了。丁氏為著名
的反中醫知識分子，自言喜歡吃飽沒事罵中醫。梁聽從其勸，顯見是把「中
醫」這個選項給排除了。在此之前，梁已於2月入醫院，當時已有血尿症狀，
西醫用膀胱鏡從溺道插入檢察，醫生懷疑梁的膀胱長了疙瘩，梁感到很痛
苦，當時原來設想找中醫治療，但未及出院與道途阻塞，所以未能吃中藥調
養。[7]這次，經過醫院檢查後，發現「疑似」為右腎腫瘤，由於梁是名人，所
以據載當時共有德、法名醫數十人幫他診斷，聲勢可謂非常浩大。[8]但當時的
醫療技術，並無法精準判斷病灶是否為癌細胞，在沒有超音波、CT（電腦斷
層攝影）等儀器的時代，「癌症」都要切開身體來看才能真正確定，本書前
論，孫中山的肝癌就是一例，這也無形增加了西醫診斷的難度和可能爆發的
「誤判」醫療疏失。

　　梁當時不顧親友反對，決定接受西醫手術治療。梁的弟弟解釋，梁容易
神經緊張，原本不愛看醫生的他，受到先慈得癌症不治的影響，[9]心理刺激很
大，也懷疑自己得了癌症，所以才會作出同意手術的決定。[10]幫他進行手術的
是當時協和醫學院校長兼醫院院長的劉瑞恆，副手也都是美國著名的外科醫
生。劉頂著哈佛大學醫學博士的光環，在孫中山生病期間負起不少照顧的責
任，1926至1928年，還擔任國內西醫團體中華醫學會的會長，1930至1936年又
擔任衛生署長，足見完全沒有受到「誤診」梁啓超的影響，這是後話。[11]1926
年3月16日，劉為梁氏切除了右腎後，竟發現右腎並無「明顯」病變，梁的

7　丁文江、趙豐田編，《梁啓超年譜長編》（上海：上海人民出版社，1983）
　　第11冊，頁1072-1074。

8　聶雲臺，〈追記梁任公小便下血〉，《衛生報》21期（1928），頁162。

9　梁思成等，〈梁任公得病逝世經過〉，收入夏曉虹編，《追憶梁啓超》（北
　　京：中國廣播電視出版社，1997），頁430。

10　梁仲策，〈病院筆記〉，收入夏曉虹編，《追憶梁啓超》，頁362。

11　孟慶雲，〈梁啓超枉失「腎命」〉，《中醫百話》（北京：人民衛生出版
　　社，2008），頁142。

血尿等老症狀也未見好轉。對這次手術，梁雖小有怨言，但總還是抱著樂觀的態度。該年6月2日，梁在《晨報副刊》上寫到：他認為醫學的檢驗說右腎有問題，應該是沒有誤診，問題是腎臟也許「罪不該割」？這也只有專家知道，他自己不可能知道；言下之意，就是相信專家的決定吧。他替協和醫院說話，表示他還在吃西藥，「病雖然沒有清除，但是比未受手術之前的確好了許多。」他樂觀認為，只要他能多休息，應該會康復，並寫文字向讀者說：「至於其他的病態，一點都沒有。雖然經過很重大的手術，因為醫生的技術精良，我的體質本來強壯，割治後十天，精神已經如常，現在愈發健實了。」[12]梁顯然是說了違心之論，甚至是謊言，因為他後來的身體仍是糟得一塌糊塗。梁的弟弟仲策回憶，剖割當日下午5點多，應可查出病因。5點半他見到主刀醫生劉瑞恆，詢問這件事，但劉回答說：過幾天再問！而且再三延遲說明病情，梁仲策回憶說：「余見該院醫生之舉動詭異，於心竊有所疑，乃復追求其故，始知割後二十餘日，尿中依然帶血也。」可見梁的病完全沒有轉好，與梁啓超發的聲明可謂完全地相反。[13]梁啓超生前對手術失誤之事，一直抱持寬容的態度，但部分親友與學界同仁，則對進行手術的醫生與醫院感到非常憤怒，許多中醫甚至加入了這場論戰，下一節還會梳理。

出院後，梁又曾請著名中醫唐天如來施用中藥治療，服藥後血尿一度停止，但每遇勞累與情緒波動則又復發。後來，梁還採取一個月打一次血針，用以補充血液。[14]1928年11月27日，梁因病情加重送往協和醫院搶救，隔年1月19日，終因救治無效而撒手歸西，享年56歲。[15]這段歷史，儘管當時引發不少議論，但沒有直接證據證實梁啓超是被誤診，原因大概有三：即梁本人並不追究，西醫也未直接證實這場手術是「醫療疏失」；更重要的是，梁手術後並沒有立即死亡，而是拖了將近三年，才撒手西歸，即使照現代標準，也很難認定是「醫療疏失」吧。

---

[12] 張建偉，〈梁啓超的「病」與「死」〉，《中國青年報》，2006年5月24日。以及祖述憲，《哲人評中醫：中國近現代學者論中醫》，頁70-71。

[13] 梁仲策，〈病院筆記〉，收入夏曉虹編，《追憶梁啓超》，頁361。

[14] 梁啓勛，〈病床日記〉，收入夏曉虹編，《追憶梁啓超》，頁429。

[15] 孟慶雲，〈梁啓超枉失「腎命」〉，《中醫百話》，頁142-143。

　　四十多年後的1970年，梁啟超之子梁思成（1901-1972）才從爲他治病的協和醫院醫生那邊得到眞相，當時確實是一場「醫療疏失」。梁啟超當初因血尿入協和醫院割治，其實，梁被推進手術室後，值班護士就用碘酒在梁的肚皮上標記，但標錯了地方。[16]西醫在手術時沒有再次核對X光片，誤將那個健康的左腎切除，而依舊留下了可能有毛病的右腎在梁的體內。這一錯誤，術後不久即發現了，院方當作「最高機密」保護起來。對這一重大醫療事故，協和醫院嚴格保密。事故的責任人劉氏，後來調離了醫院，到衛生部做了政務次長。竟是到1949年後，醫學教學在講授如何從X光片中辨別左右腎時，才舉出了這一病例，[17]這才解開謎底。不過，當時梁的疾病乃至死因的判斷，可說是一誤再誤，到死後都還被錯誤的「事實」牽絆。

三、此案所反映之中西醫技術與醫療環境

　　此案可以從兩個角度來分析：當事者梁啟超與當時的質疑者，包括梁的家人和知識分子等人之言論。不瞭解的讀者可能想問：這關中醫什麼事？其實，這是因爲梁本身就有看中醫的習慣，梁也有中醫的好朋友，而在中西醫論爭相當激烈的民國初年，這件誤治案，就成了論爭的好題目。

　　關於梁這次手術的失誤，西醫當然並未公開道歉，整個爭論的焦點，其實著眼於「右腎並無病變」，「血尿症狀未好轉」。當時認爲，整個「誤割」案只是割了個似乎「健康」的腎臟被人質疑，但是四十年後才知道，這「誤割」其實是把另一顆健康的（左）腎臟給割下來了，西醫還隱瞞此事，病人則至死都被蒙在鼓裡。當時西醫堅持不公開道歉和梁啟超能夠諒解的原

---

16 孟慶雲，〈梁啟超枉失「腎命」〉，《中醫百話》，頁143。

17 張清平，《林徽因傳》（天津：百花文藝出版社，2007），頁79。另一本傳記也揭露此事，參考林杉，《林徽因傳：一代才女的心路歷程》（北京：九洲圖書出版社，1998）。其實，關於這份陳述，也有人認爲不可信，持這種觀點的作者認爲，割下的確實是「右腎」，只是沒有任何病變；但沒病的器官被割除，仍算是「誤割」吧。

因，還在於院方把錯割的腎切開來看時，確實發現腎內有一黑點，但它卻與病情無關，西醫也未解釋，那個黑點代表什麼？會不會是正常的組織顏色變化；或許，可能也代表不了什麼，因為梁的病症根本沒有任何好轉。只能說，那個黑點可以解釋X光照片上的某些「可見的事實」，卻對治病沒有幫助。[18]當時產生的爭論，所牽涉的是當時西醫整個醫療制度轉移至中國之初，那種粗糙與不盡理想之處。

　　陳源（筆名西瀅）是對此案反應較大的一位作家，他認為梁啓超是盡人皆知的名人，照理說醫院遇到這樣的病人，一定加倍愼重，沒想到還是發生意外，可見醫院問題之嚴重、日常治療之馬虎了。陳指出，梁氏最初被告知腎臟檢測「有些腫物」，今日不除明日還是要除，而且有進一步病變的風險，於是就割了，當時有其他人建議梁多多檢查後再作決定，梁並沒有採信。陳的敘述中最有意思的，在於他說梁被錯割的是「左腎」，其實，當時所知被割下的，是大家都以為「健康的右腎」，但幾年後梁思成才知道，原來割的那個是「左腎」，所以陳西瀅的誤指「左腎」，反而是對的，這是非常有趣的巧合。[19]更有意思的是，劉瑞恆手術後曾說：「從右脇剖開，取出者當然是右腎，焉得有錯。」如果就後來的結果來看，劉隱瞞了割錯位置的事實。[20]既然割錯，何來康復之可能？當時發現梁的尿血症並沒有轉好，協和醫院的醫生竟然說，問題出在牙齒內，於是「一連拔去了七個牙」，這是非常奇怪的診斷，到今天都沒有人出來分析為什麼要拔去這麼多牙齒，最不可思議的是，梁竟然也相信了。[21]著名作家徐志摩論述的，也大同小異，還說到了「胃」的問題，其言：

　　梁先生受手術之前，見著他的知道，精神夠多健旺，面色夠光彩。協和最能幹的大夫替他下了不容疑義的診斷，說割了一個腰子，病就去根。腰子割了，病沒有割。那麼病源在牙，再割牙，從一根割

---

18 梁仲策，〈病院筆記〉，收入夏曉虹編，《追憶梁啓超》，頁362。

19 陳西瀅，《西瀅閒話》（石家莊：河北教育出版社，1994），頁280。

20 梁仲策，〈病院筆記〉，收入夏曉虹編，《追憶梁啓超》，頁361。

21 陳西瀅，《西瀅閒話》，頁281。

起割到七根，病還是沒有割。那麼病在胃吧，餓瘰了試試：人瘰了，病還是沒有瘰，那究竟為什麼出血呢？最後的答話其實是太妙了，說是無原因的出血：Essential Hoematuria。所以鬧了半天的發現，是既不是腎臟腫瘍（Kidney Farmour），又不是齒牙一類的作祟；原因是「無原因」的！我們是完全外行，怎懂得這其中的玄妙，內行錯了也只許內行批評，哪輪著外行多嘴！[22]

　　最後病因竟是「無原因」，這個答案恐怕令許多人都感到無法接受。陳西瀅評論說：「在梁先生初進病院的時候，上海一位懂得中醫的朋友，寫信給他，說他的病是不用施行手術的，只要飲什麼湯就會好。這話不但西醫們聽了好笑，就是我們也一點不相信。可是這中西不同的推斷究竟有多大的分別呢？大家都在暗中摸索，誰能說什麼湯一定不能治癒這病症，即使不然，病人所受的損失，也不至於會比丟掉一個腰子和七個牙再大吧？」[23]陳的話已帶有當時中西醫論戰的煙硝味，意指如果能看中醫就好，為什麼要割腎拔牙？這讓中醫，從未參與這場醫療的旁觀者，也加入論戰中。
　　在談中西醫論爭之前，我們先來看看當時爭辯言論中所反映的西方醫學在中國發展的一些情況。事實上，當時中國的西醫院管理尚屬草創，很多醫療行為並不合理，民眾檢舉和醫院聽到病人反映問題的管道並不多，往往都是一些事件發生後被報導文章揭露，才受到注目。陳西瀅敘述：當時一個「中國化」的西醫院，恐怕是毛巾、肥皂都得自己帶，不過現在也大概如此，但民眾可以在大醫院買到各種日用品，但在當時卻沒辦法。陳還說：「一個看護婦招呼七八間病室，時常可以半天見不到人影。房中床上、桌上、杯上、碗上、藥瓶上都是傳佈病疫的蒼蠅。住在這樣的地方，不病的也許會病了。」有錢的中國人，甚至把丫環、老媽子都帶去，至於「如果你已經是闊人或經闊人的介紹，就有兩個看護婦服侍你一個人，如果你不是闊人而且認不得闊人，你在入院之先得送一分重重的厚禮。」[24]這已經突顯出當

---

[22] 韓石山主編，《徐志摩全集》第3卷・散文（三），頁74-75。
[23] 陳西瀅，《西瀅閒話》，頁281。
[24] 陳西瀅，《西瀅閒話》，頁134。

時醫院本身就是一個高度資本主義下的產物，沒有錢、沒有權，是根本享受不到好的醫療的，而且西醫院具有代表西方帝國主義的特徵，徐志摩說：只要有錢有勢，就不用怕生病，什麼醫生、設備、調理，都可以用高規格的對待。[25]

而其他次級的西醫院就更不用說了，在裡面甚至充滿了逃避的失意政客，[26]徐志摩說：「凡是外國人，說句公平話，他們所得的待遇就應有盡有，一點也不含糊，但要是不幸你是黃臉的，那就得趁大夫們的高興了，他們愛怎麼樣理你，就怎麼樣理你。據說院內雇用的中國人，上自助手下至打掃的，都在說這話：中、外國病人的分別大著哪！」[27]這種中西民族主義在體格與醫病文化上的差異非常巨大，中醫朱良鋮認為：梁啓超不怨恨西醫的「自我犧牲」精神，何苦來哉？竟任了西醫侵略中國人身體的行為。[28]而且當時西醫院常被抨擊「簡直不知道中國人和外國人的體格有許多不同的地方。那裡的醫生只知道守著教科書上的陳言，用醫治外國人的方法來醫治中國人。譬如生產之後，外國婦人可以飲冰吹風，他們也叫中國女子去飲冰吹風，往往因此得到終身不治的病症。」更誇張的是，有一則故事，顯示當時外科手術是極具風險的，例如陳西瀅說：

我有一個朋友的夫人因難產到那裡去開割。那位著名大夫正在施行手術的時候，總統府忽然來了一個電話，請他去赴茶會，他便不顧事畢就去了，臨行叫助手多上些麻藥！過了幾點鐘他回來了，病人幸還沒有死，他把創口縫上了。可是病人出院，腹中常覺劇烈的痛苦，再去見那著名的大夫，他用X光照看之後，發見了縫創口的時候，忘記在腹內兩個小小的鉗子。於是又割開了一次。回家之後，某處還覺著痛苦，再去見這大夫，他又發見了某處的骨節忘記了接上，須得再

---

[25] 韓石山主編，《徐志摩全集》第3卷‧散文（三），頁71-72。

[26] 陳西瀅，《西瀅閒話》，頁136。

[27] 韓石山主編，《徐志摩全集》第3卷‧散文（三），頁73。

[28] 朱良鋮，〈與梁任公先生談談中西醫學〉，《醫界春秋彙選第一集》（上海：醫界春秋社，1927），頁205。

割一次，可是我們的朋友實在不敢再請教他了，還是請了一個外國的
大夫接上了。這種事，要不是一個朋友親得的經驗，叫我們怎樣能相
信？[29]

　　並且，甚至是「進院的產婦放在屋子裡沒有人顧問，到時候小孩子自己
（生）下來了，醫生還不到一類的故事！」[30]大概也常常流傳在病人的耳裡。
陳西瀅說：「平常的醫生，施行手術是萬不得已的事情，在施行的前5分鐘，
他也許正想打牌或同太太去看電影，施行後5分鐘，他已經打牌或同太太看電
影去了。他們對於病人，無非是一般商店伙友對於顧客的情形。」[31]

　　伴隨這次「失腎記」，西醫的「科學精神」也被質疑了。陳西瀅認為：
西醫同中醫雖然都是暗中摸索，胡亂瞎猜，可是中醫只知道墨守舊方，西醫
卻有了試驗的精神，可是他最懷疑的就是試驗精神。陳質疑說：「醫學是介
乎自然科學和社會科學之間的。自然科學的對象是物質，化學家盡可以做他
們分析化驗的工作，就是植物學者也不妨做移花接木的試驗。可是社會科學
的對象是人類，誰沒有父母，誰沒有夫妻子女，誰不感覺痛苦悲哀，我們怎
能把我們同類做試驗品？」[32]徐志摩則認為：付錢的應是醫院，不該是病人，
因為醫院太有科學精神了，所以把病人當實驗品或標本，總是經過反覆不斷
的折騰，才找出一個病因，「究竟誰負責看這病，你得繞大彎兒才找得出
來。」[33]陳西瀅則認為，近代的一般醫生，眼中只見病症，不見病人，醫院也
成了一種冷酷無情的試驗室。也許科學是冷酷無情的東西，也許向來真理者
不用有「仁愛」的動機在後面。那麼我們至少希望醫者在施行手術之先，聲

---

29 陳西瀅，《西瀅閒話》，頁135。對於民初國人對西醫手術之害怕，可參考：
　　趙婧，〈柳葉刀尖——西醫手術技術和觀念在近代中國的變遷〉，《近代史
　　研究》5期（2020），頁46-63。
30 韓石山主編，《徐志摩全集》第3卷·散文（三），頁73。
31 陳西瀅，〈西醫問題討論〉，《西瀅閒話》，頁292。
32 陳西瀅，《西瀅閒話》，頁282。
33 韓石山主編，《徐志摩全集》第3卷·散文（三），頁74。

明他做的是試驗，並且，病人既然是試驗品，當然沒有再花錢的道理。[34]也或許不是「科學精神」，而是「醫院機構」出了問題，徐志摩認爲，協和算是北京資本最雄厚，設備最豐富，人才最濟濟的一個機關。它一年所花的錢，一年所醫治的人，一定是令人驚訝的數目。但奇怪的是，該醫院大概「人緣不佳」，凡是去看過的病人，大多都有抱怨。[35]陳西瀅則抨擊：近代的醫學雖然沒有成完美的科學，協和醫院實在還不足以做它的代表。協和的醫生在美國，也許最多是二三流的西醫罷了。[36]

後來，協和醫學校的學生陳志潛在5月19日發了一封信，針對陳西瀅抨擊梁啓超醫療疏失的文字提出質疑。陳志潛先說了一段好話，他認爲，西瀅先生既學識淵博，也是一個「留心醫學進步者」。[37]但是話鋒一轉，陳志潛舉反中醫大將余巖之研究，幫西醫辯護，說中醫本於「經驗」，還未進化到西醫的「實驗」，中醫根本無法與西醫相比。他認爲：病人就是西醫的「飯碗」，西醫只可能迎合病人心理，絕不會去砸自己飯碗，不顧看診品質。[38]最後，他指出，梁的「失腎記」只是個案，協和醫院也不過是一所醫院，不能代表整個西醫界，「因一個病人而推倒無數病人」，不免因噎廢食了點吧。[39]他質疑陳西瀅沒學過醫，「以局外人來批評局內事，往往有過甚其辭的地方。」並言自己本來是一個迷信中醫者，但是這幾年學了一點新醫學，對中醫的信仰已減少了，他想攻擊中醫，但總覺得沒學過，還是保持緘默，其實是在影射陳西瀅「不懂西醫不要隨便評論！」有意見應該「向協和醫院辦事人直接交涉」，不要隨意對外界放話。[40]

收到這封評論後，陳西瀅很快做出回應，他認爲醫療之事不僅只有醫生等專業人員可以評論，醫事乃社會之事，而不僅只是專家之事。他說：

[34] 陳西瀅，《西瀅閒話》，頁283。
[35] 韓石山主編，《徐志摩全集》第3卷‧散文（三），頁73。
[36] 陳西瀅，《西瀅閒話》，頁283-284。
[37] 陳西瀅，〈西醫問題討論〉，《西瀅閒話》，頁285-286。
[38] 陳西瀅，〈西醫問題討論〉，《西瀅閒話》，頁286-287。
[39] 陳西瀅，〈西醫問題討論〉，《西瀅閒話》，頁287。
[40] 陳西瀅，〈西醫問題討論〉，《西瀅閒話》，頁288。

　　像教育一樣，醫學是與我們有切膚的關係的，尤其是在中國。我說尤其在中國，因為中國是一個極大的微菌生殖園，疫病傳染所。酒樓飯店以及一般人家的廚房裡都聚滿了蒼蠅、胡同裡到處可以做居民的廁所；塵埃在半天飛舞，灑水夫又灑上些糞水。我們生活在這種環境內，隨時隨地，都可以有傳染疾病的機會。我們寫這幾句的時候，就有一個朋友生死莫卜的睡在傳染病醫院裡，他的病是坐街上洋車時一個虱子傳給他的。我沒有進過醫學校，也從沒有研究過醫道。我所有的就是什麼人都有的候補病人的資格。在醫學者的眼中，我們上次所舉例也許微乎其微，可是在我們候補病人的眼中，就非常可怕了。我是一向對於協和比較有信仰的，朋友們有了病，我曾經勸人進協和。可是我現在怎樣再敢勸人家？這不是說，西醫靠不住，便應當相信中醫了。不過，中醫固然靠不住，西醫也離開一般人所迷信的西醫萬能還差得遠。在功效方面，西醫不能全活人，中醫也沒有全殺人，他們的相去，不過五十步與百步，自然是大家公認的事實。[41]

　　如對比上一章魯迅所言，就可以發現不少知識分子對中醫採不信任的態度，但他們對「中國西醫」的觀感，似乎也沒好到哪裡去。至於中醫，也意外地被捲入這場論爭。陳西瀅說：中醫經驗雖不及實驗，但總是一種理性之判斷，「一般平常的西醫，又何嘗不是只知道謹守教科書上的話呢？」又何來實驗精神？至於說中醫墨守舊法不肯實驗，墨守舊法，他說：「我們朋友的裡面，曾經有過被西醫所認為毫無希望，而一經中醫醫治，不半月便霍然病癒的人，而且不只一二位。要是這樣的事情繼續發生，無論如何的攻擊中醫，我想中醫也不至於打倒的。」與其攻擊中醫，不如今後充分研究中醫。[42]而所謂的實驗精神，只有少數西醫有，反倒是「迷信」，卻是中西醫皆同的，只是表現形式不同，他說：「信神的求了一個仙方，吃好了是神靈的應驗，吃死了又是命中注定。同樣醫生醫好病是他的手術高明，醫死了又因為

---

[41] 陳西瀅，〈西醫問題討論〉，《西瀅閒話》，頁289-290。
[42] 陳西瀅，〈西醫問題討論〉，《西瀅閒話》，頁290-292。

病人犯了不治之病症。」[43]不是一樣「迷信」西醫嗎？徐志摩且自稱：「我個人向來也是無條件信仰西洋醫學，崇拜外國醫院的，但新近接連聽著許多話，不由我不開始疑問了。」並說，傳統中醫「開口是玄學，閉口也還是玄學，什麼脾氣侵肺，肺氣侵肝，肝氣侵腎，腎氣又回侵脾，有誰，凡是有哀皮西（哀皮西，即ABC，指基礎科學知識）腦筋的，聽得慣這一套廢話？沖他們那寸把長烏木鑲邊的指甲，鴉片菸帶牙污的口氣，就不能叫你放心，不說信任！同樣穿洋服的大夫們夠多漂亮，說話夠多有把握，什麼病就是什麼病，該吃黃丸子的就不該吃黑丸子，這夠多乾脆，單沖他們那身上收拾的乾淨，臉上表情的鎮定與威權，病人就覺得爽氣得多！」[44]徐志摩不諱言他信任西方科學醫學的態度，而且抨擊中醫非專業性和不衛生的個人習慣；但西醫也不能因此就無條件的亂來。徐說：他是期待進步的，不願意「開倒車」，「從新醫術跳回黨參、黃耆，從黨參黃耆跳回祝由科符水，從符水到請豬頭燒紙」，但西醫「查驗的疏忽、診斷的錯誤、手術的馬虎，在在是使病人失望的原因」，故言：「我們即使大量，也不能忍受無謂的災殃。」[45]

其實，這場醫療疏失根本不關中醫的事，因為中醫在民初是沒有資格進西醫院進行診療的，在地方小醫院或許還可以，但在有制度的大醫院，像是協和醫院，尤其如此，前述孫中山的例子，可資參照。梁本身其實也相信中醫，梁在被割腎後，6月2日發了一分「言不由衷」的聲明，他說：「我們不能因為現代人科學智識還幼稚，便根本懷疑到科學這樣東西。即如我這點小小的病，雖然診查的結果，不如醫生所預期，也許不過偶然例外。至於診病應該用這種嚴密的檢查，不能像中國舊醫那些『陰陽五行』的瞎猜，這是毫無比較餘地的。我盼望社會上，別要借我這回病為口實，生出一種反動的怪論，為中國醫學前途進步之障礙。」[46]可是，這樣的聲明，和梁本人的看診習慣根本不同，因為梁在割腎前、後，其實都持續看中醫；並且，梁這份聲明，也看不出他後來遭遇到的一連串拔牙、挨餓的慘況。更誇張的還有，西醫在拔牙之前，還說梁的血尿和流鼻血一樣，流他個二、三十年也無妨！真

[43] 陳西瀅，〈西醫問題討論〉，《西瀅閒話》，頁292。

[44] 韓石山主編，《徐志摩全集》第3卷‧散文（三），頁72。

[45] 韓石山主編，《徐志摩全集》第3卷‧散文（三），頁74。

[46] 祖述憲，《哲人評中醫：中國近現代學者論中醫》，頁70-71。

是匪夷所思的見解，當然，在割治之前，中醫也說過類似的話。只是，梁的家人覺得：西醫竟和中醫一樣誇張，「同是幼稚而已」。[47]

四、餘波盪漾：中西醫論戰與最後的真相

「失腎記」在當時社會上所引發的論爭是廣泛的，礙於篇幅，無法顧及很多報紙的相關言論，但對於作為西醫對手的中醫言論，則是中西醫論戰史中不可忽略的一頁。簡單回顧一下梁啓超過去看中醫的經歷。民國元年時，梁回到北京，應邀參與許多演講並接見許多賓客，他形容當日「各界歡騰、萬流輳集」、「為應酬苦極，夜不得睡，今日虛火湧上，牙痛大作。」[48]他用了非常多中醫的術語來描述自己的身體狀況，他說：「每夜非兩點鐘客不散，每晨七點客已麕集，在被窩中強拉起來，循例應酬，轉瞬又不能記其名姓，不知得罪幾許人矣。吾演說最長者，為民主黨席上，凡歷三時，其他亦一二時，每日談話總在一萬句以上，然以此之故，肺氣大張，體乃愈健。又每日坐車總有數時，車中搖動，如習體操，故胃病若失。」[49]可看出梁很注意自己的身體狀況，但每當繁忙、應酬眾多或寫作辛勞時，他的身體就會出現狀況，這時中醫就成為他調整身體的一種方式。

1918年，梁時年46歲，其年譜記載：「自去臘以來，先生治碑刻之學甚勤，故是歲所為金石跋、書跋、書籍跋最多。春夏間先生摒棄百事，專致力於通史之作，數月間成十餘萬言。至8、9月間已著述過勤，致患嘔血病甚久，而通史之作也因此擱筆。」[50]梁自言他常常寫書寫到「徹夜不眠」，這次甚至用功過度導致嘔血。早在5月間已慢慢養成習慣，每天晚上11點以前必

47　梁仲策，〈病院筆記〉，收入夏曉虹編，《追憶梁啓超》，頁362。

48　梁啓超，〈民國元年十月十七日與嫻兒書〉，收入丁文江，《梁任公年譜長編初稿》（臺北：世界書局，1962）下冊，頁407-408。

49　梁啓超，〈民國元年十一月一日與嫻兒書〉，收入丁文江，《梁任公年譜長編初稿》下冊，頁411。

50　丁文江，《梁任公年譜長編初稿》下冊，頁541。

定睡覺，早晨6點以前必定起來，開始寫書，一直寫到中午，大約每天可以積稿二千餘字。梁希望養成一種寫作規律，他認爲這種規律對身體好，有助於創作的工作。但9月時，梁因著述過勤，曾患嘔血病甚久，他在和友人通信時談到：「病初起本不輕，西醫言是肋膜炎，且微帶肺炎，蓋蓄病已旬日而不自知，每月仍爲長時間演講，餘暨即搦管著述，頗覺憊而不肯休息，蓋發熱殆經旬矣。後忽喀鮮血約半碗許，始倉皇求醫，服東醫藥旬日，病不增而已，而憔悴日甚。老友（中醫）唐天如自粵急難來相視，服其藥五日，病已去八九，賤軀素頑健，必可無慮，再數日當全平復矣。病中飲食如恆（原注：胃始終健），讀書亦不少，知念謹聞。」[51]朋友們並囑咐梁啓超「戒酒」與「少看書」，調養爲先，但梁還是在病中迷上佛書，不肯罷手。引文中唐天如即一位中醫，乃梁氏好友，梁在當時患病時曾去遍訪中西醫的治法，[52]其自言服西醫之藥，病情沒有加重，但卻日漸憔悴。反倒是唐所提供的中藥，梁服用了，自言感覺甚好，大讚其神奇之功。他說：「賤恙直至最近數日始服天如藥，見效至速，或竟可痊癒也。……服天如藥，日起有功，中秋後嘗可出遊矣。田村（西醫）前尚言恐須以藥針吸取肋膜之水，頃乃大訝其痊之速，自今以往，不敢菲薄國醫也。」[53]西醫原本要用針來抽出肋膜的積水，當時很多肺炎、肺結核導致的積水，西醫都靠抽吸，有時抽吸不當，甚至會嘔出鮮血，[54]而中醫卻給藥即可，令梁氏與西醫直呼「不敢菲薄國醫」。「割腎案」後，直到1928年，梁都在看中醫，也看西醫，但似乎看中醫都要偷偷摸摸的，不對外公開，多只在家書史料中呈現。

當時許多中醫對梁的遭遇提出看法，如朱良鈘指出，梁在手術後發表的

---

[51] 梁啓超，〈民國七年致菊公、陳叔通君書〉，收入丁文江，《梁任公年譜長編初稿》下冊，頁545-546。

[52] 梁啓超，《梁啓超全集》（北京：北京出版社，1999）第8冊，頁6021-6022。

[53] 梁啓超，〈民國七年九月八日致季常足下書〉與〈民國七年九月十二日與季常七兄書〉，收入丁文江，《梁任公年譜長編初稿》下冊，頁546。

[54] 這樣的故事，可參考張耕華，《人類的祥瑞：呂思勉傳》（上海：華東師範大學出版社，1998），頁231-232。

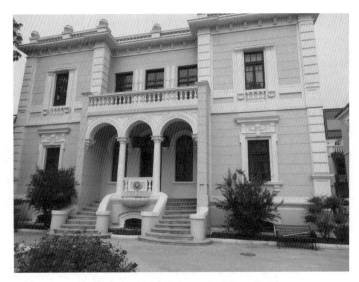

▲圖二　梁啓超的「飲冰室」書齋

〈我的病與協和醫院〉，無非是希望說明疾病之真相和澄清社會上的誤會，
不過，文中卻說「用X光機照右腎有一黑點，應該是腫瘍物，但割下來卻完
全沒有」，這豈不是梁承認西醫的診察不確實、醫療機械不可靠嗎？那麼，
社會上質疑西醫的聲浪，是完全正確的。[55]中醫聶雲臺則說：梁啓超原本要讓
他的中醫好友看診，可惜晚了一步，代價為一顆腎臟，他說：「任公曾函約
唐君往診未克，致遭刮割，不知此腰子如何呼冤也。西人醫術不講病源，誤
事多矣。」[56]至於擁護西醫者則認為，梁之疾病，無論病因為何，清不清楚，
都必須請大家認清：只有西醫能有一個可能「研究得清楚」之將來，而中醫
是沒有能力的。一位自稱中學教員的作者指出：人們不應該對科學失望，因
為這是一場醫學革命，必須相信科學的西醫才有未來，而非中醫，他還認為

---

55 朱良鉞，〈與梁任公先生談談中西醫學〉，《醫界春秋彙選第一集》，頁
　204。
56 聶雲臺，〈追記梁任公小便下血〉，《衛生報》21期（1928），頁162。

陳志潛質疑陳西瀅的文字太客氣了，應該更強硬一點。[57]中醫朱良鉞認為，治病要以「最後的效果為效果」，他說他看過很多經過西醫治療的病患，當下都非常好，但幾乎到後來都出了大問題，例如鼓脹症的放水、瘰症的開刀等治療，往往發生變症，這是「頭痛醫頭」的機械性療法；他還說，梁的身體一定會出現很多不好的併發症，這不幸言中了。[58]

最為擁護西醫者無話可說的，可能是手術後約半年，梁啓超服用好友唐天如的中藥，竟然好了大半。梁寫下：「我的病真真正正完完全全好得清清楚楚了！」梁於1926年8月22日寫信給女兒梁令嫻報告病情，自從服了唐天如中藥三帖後，小便顏色即轉為正常，尿味也正常，沒有血腥味了。並自言：「前後共服過十劑，現已停藥一禮拜了。總之，藥一下去，便見功效。」當然，若犯勞累、睡眠少、傷心，則仍會發病，但服中藥即好，[59]這件事情就更映出西醫「割腎」的無謂。這件事後來還在報刊上披露，連藥方都一併附上了，《衛生報》記載：「任公在白戴河，唐君天如在長幸店，電約往診，曰：分泌膽經司之，今脈象左關濇、左尺弱，左寸浮大，以心不能收攝，而膽失分泌功能也。擬方服一劑，病年半矣，兩劑痊癒，知友咸以為奇。」[60]梁也轉述中醫的說法，可資讀者對照：「據天如說，病源在膽，因驚惶而起，膽生變動，而鬱積結於膀胱，其言雖涉虛杳，但亦有幾分近似。……天如說的病理對不對，（但）他的藥真是其應如響，一年半之積痼，十日而肅清之，西醫群束手謂不可治，而一舉收此奇效，可謂能矣。」足見梁也認為中藥功效卓著。民國著名中醫惲鐵樵認為，中醫雖療效卓著，但總說不出一個道理來，他引《梁任公演說集》云：「中醫儘能癒病，總無人能以其癒病之理由喻人。」所以，他認為中醫第一要義，在將古書晦澀之醫理，詮釋明

---

57 樊績，〈讀「從中醫說到梁任公的病」〉，《醫學週刊集》第4卷（1931），頁196-197。

58 朱良鉞，〈與梁任公先生談談中西醫學〉，《醫界春秋彙選第一集》，頁204-205。

59 丁文江、趙豐田編，《梁啓超年譜長編》第11冊，頁1086。

60 聶雲臺，〈追記梁任公小便下血〉，《衛生報》21期（1928），頁162。

白，使盡人可喻。[61]但是，唐天如說了半天，其實也是在說明一種病因和症狀之間的關係，仍未說病名，梁依然信之無疑，不得不說中西醫論戰雖壁壘分明，但病人在選擇有效醫療時，中西醫之間的差距還是不分明的，一切以療效爲依歸；也可以說，病人多數時候是滑頭的，不會只選一邊，至少梁就不是像某些人宣稱的，他「唯一」相信科學的西醫。可惜，梁是在寫給女兒的信中第一次揭露中藥療效，如果他當下即公開發表，預料一定引起更激烈的中西醫論戰。[62]而且，中醫這次的藥方，也在兩年後披露，《衛生報》公布方子爲：「阿膠錢、澤泄錢半、當歸錢半、白茅根三錢、小茴香錢半、肉桂二分、苦楝子二錢、焦黃連一錢、浮小麥三錢、黑蒲黃一錢。」[63]唐天如在梁過世之前，其實一直都在幫梁調理身體。

1926年9月14日，梁又寫信給家人，談到他曾拿「割腎」後復發後的血尿給伍連德（1879-1960）看，伍氏曾用現代衛生防疫之法阻止清末東三省鼠疫蔓延，可謂威震東亞，[64]此次看過梁的血尿後，伍說：「這病絕對不能不理會。」伍返京後曾和克禮等醫生商議，瞭

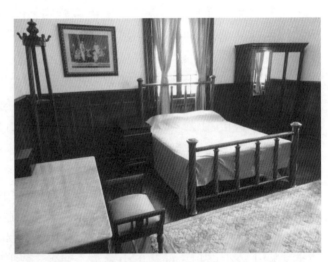

▲圖三　梁啓超臥室一隅

---

[61] 惲鐵樵，《論醫集》（臺北：華鼎出版社，1988），頁1。

[62] 丁文江、趙豐田編，《梁啓超年譜長編》第11冊，頁1086。

[63] 聶雲臺，〈追記梁任公小便下血〉，《衛生報》21期（1928），頁162。

[64] 參考Sean Hsiang-Lin Lei, "Microscope and Sovereignty: Constituting Notifiable Infectious Disease and Containing the Manchurian Plague," In Angela Ki Che Leung and Charlotte Furth（Eds）, *Health and Hygiene in Modern Chinese East Asia : Policies and Publics in the Long Twentieth Century*, pp. 73-108。

解狀況。等梁到北京再見著伍時，梁當時已服中藥治好，伍連德大驚，並且「很讚嘆中藥之神妙」，認爲目前當靠中藥治療。素來不鄙薄中醫的伍氏，還把藥方抄了去，唐天如當時是以黃蓮、玉桂、阿膠三藥爲主，有其他中醫看過，覺得會將黃連和玉桂混在一起用者，「必是名醫」，可見唐氏開藥具有一定的水準。[65]伍連德進一步表示，透過梁轉述說：「手術所發生的影響，最當注意。他（伍）已證明手術是協和孟浪錯誤了，割掉的右腎，他已看過，並沒有絲毫病態，他很責備協和粗忽，以人命爲兒戲，協和已自承認了。這病根本是內科，不是外科。在手術前克禮、力舒東、山本乃至協和都從外科方面研究，實是誤入歧途。但據（伍）連德的診斷，也不是所謂『無理由出血』，乃是一種輕微腎炎。西藥並不是不能醫，但很難求速效，所以他對於中醫之用黃連和玉桂，覺得很有道理。」[66]梁啓超言，伍連德證實協和說謊了。受了手術後一年後，梁還是回醫院檢察，醫院的回覆竟然是：「梁的腎功能完全回復了，只要節勞即可。」這完全是誤診，只有兩個可能，第一、梁的腎自己長回來了，其實留下的那個是壞掉的腎，何來功能回復之有？其次是第二種可能：唐天如的中藥確實很有效；但協和的意思其實是：手術成功，病人恢復良好吧。當然，血尿仍不算眞的痊癒，時不時還來「拜訪」一下，[67]梁也是閒不下來之人，自言不想當廢人，否則精神更痛苦，故其生活依舊忙碌。[68]例如1927年5、6月間，梁批改學生成績太勞，又逢王國維（1877-1927）自殺的刺激，就讓梁啓超連續血尿四十天。其間，梁有個肚疼、發熱的，血尿也會來攻，但唐天如又特製膏方，同樣能讓梁康復。[69]大概中西醫「不公開合作」的結合，是梁生命中最後的診療方式吧。

　　1928年底，梁又因病求診於協和，10月5日，自言從北京就醫後返天津，途中感冒發燒，這對梁的身體是一次大警訊，[70]隨後又入醫院醫治，他說到：

[65] 丁文江、趙豐田編，《梁啓超年譜長編》第11冊，頁1088。

[66] 丁文江、趙豐田編，《梁啓超年譜長編》第11冊，頁1088-1089。

[67] 丁文江、趙豐田編，《梁啓超年譜長編》第12冊，頁1123。

[68] 丁文江、趙豐田編，《梁啓超年譜長編》第12冊，頁1168。

[69] 丁文江、趙豐田編，《梁啓超年譜長編》第12冊，頁1155。

[70] 丁文江、趙豐田編，《梁啓超年譜長編》第12冊，頁1103-1104。

「這回上協和醫院一個大當。他只管醫痔，不顧及身體的全部，每天兩杯瀉油，足足灌了十天，把胃口弄倒了。也是我自己不好，因胃口不開，想吃些異味炒飯、臘味飯，亂吃了幾頓，弄得腸胃一塌糊塗，以致發燒連日不止。人是瘦得不像樣子，精神也很委頓。」[71]可見他在西醫院受了不少折磨。北京17日的新聞記載：「梁啓超氏因歷年研究學術。致身體衰弱，終有痔瘡，及下血之症。在四年前，曾將腎臟割去一個，然未斷根，在四個月前復大發，並咳嗽。」在天津治療無效後，梁又再次於11月28日轉往北京協和治療，可惜之後就沒有再康復過來了。

　　這次最後的檢查，竟有驚人發展。梁入協和醫院檢查後，因患有咳嗽之症，被懷疑可能有「肺病」，當時通常是指肺結核，於是醫方開X光檢驗，竟發現肺尖有許多斑點，遂將梁咳出的痰去化驗，結果發現梁的痰內沒有結核菌，反而有許多「末乃利菌」，再抽血複驗，發現血內也有很多同樣的菌。當時在協和的外國醫士指，大概梁的宿疾都是此種菌作祟，並言：「惟此種菌，各人體中，均含有相當數量，本無毒性。惟梁氏體中特多。本無可疑，乃將取出之痰及血液培養，見其生長及蔓延均甚速，注入專供試驗之鼠體中。不久即發現與梁氏同一現象之病症，始確知此種菌類，亦有致病之力。」但是遍查醫書，都查不到此種菌類致病之紀錄，只有某醫學雜誌，有記載因此菌而致病者，全世界只有三例，一死、一癒，另一人則纏綿終身，實為罕見疾病。[72]但是要怎麼進行治療呢？當時也披露：「滅除此種菌類，惟一藥劑為錪（碘）酒，而梁氏積弱過甚，又不便多用，杯水車薪，無濟於事，故日趨險惡，諸醫已覺束手，惟日打強心劑數次，保持梁氏之精神而已。」[73]梁在最後的生命中，「病勢轉惡，寒熱交作」，而西醫則謂「藥菌劇鬥，太傷元氣」。遂停藥，梁於1929年1月11日下午2時15分逝世，其最終的死亡原因，是因為細菌感染、身體出現持續發燒的症狀，不治而死。[74]報刊報

[71] 張清平，《林徽因傳》，頁77。

[72] 〈梁啓超超脫人間之病症〉，《衛生報》62期（1929），頁10。

[73] 〈梁啓超超脫人間之病症〉，《衛生報》62期（1929），頁10。

[74] 梁思成等，〈梁任公得病逝世經過〉，收入夏曉虹編，《追憶梁啓超》，頁432。

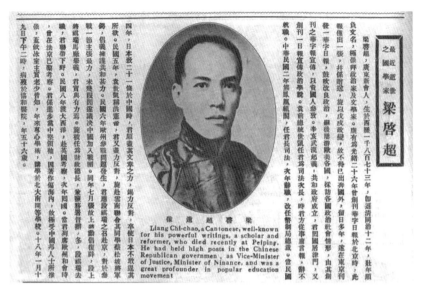

▲圖四　梁啓超死亡的新聞

導：「梁氏晚年頗信科學能力，前經醫生推斷病端在牙，要拔三齒。三齒不癒，更拔其四，七齒既去，又割睪丸，均徒受痛苦。今由白克倫教授辨斷，認為末乃利菌作祟，然而事勢已遲，無法救治，於是梁啓超於1月19日午後2時，超脫人間矣。」[75]令人驚訝，梁氏被「割腎」之外還「割睪丸」，若非報導有誤，就是梁啓超真的還割掉睪丸，真可謂慘不忍睹，但現在還梁「清白」，原來是細菌作祟！

　　這段令人感到驚訝之病例，又讓不少人將「失腎記」併在一起看了。當然，這時輿論似乎也將梁的血尿宿疾，和「細菌致病論」結合在一起，《衛生報》即載：「梁氏下血之症，從前醫生說為腎臟出血者，亦證明係此種菌類所致。因腎臟出血，應係鮮血。而梁氏所下，多係積血也。」[76]在實驗的鼠體中，也確實發現和梁氏顯現一樣的病症。[77]中醫觀此，則批評說，那為何之前不一開始就說是「細菌」導致？卻在割掉腎臟後的三年，突然「發現」說

[75.76] 〈梁啓超超脫人間之病症〉，《衛生報》62期（1929），頁10。

[77] 北京通信，〈梁啓超不起之原因〉，《醫界春秋》33期（1929），頁2。

是「細菌」導致，此眞可謂「一誤再誤，終乃定案。」[78]又質疑梁後來罹患的
痔瘡與下血症，本來就跟失去的腎臟無關，現在證實是細菌作祟，那麼西醫
爲何不道歉，並承認以前的診斷和手術的錯誤呢？[79]而且，該中醫將痔瘡之治
療失誤也歸在割腎的頭上，認爲痔瘡用手術割掉即可，中醫的走方瘍醫，也
可以治好，不知跟割腎有何相干，腎臟何辜？又，若爲腎臟出血，應該內服
西藥麥角單寧酸之類的藥，而不是割去腎臟；他說自己曾查閱西醫書籍，從
來沒有一招叫割腎治療法。[80]我們必須注意，梁啓超一但入西醫院，即便是
梁的好友唐天如，也無法干預西醫的治療；在西醫院中，當時是不允許中醫
看診的。所以中醫在看了梁啓超的死因後，都表示非常不能認同，一位中醫
余不平（應爲化名）閱讀梁的相關報導後，自言以爲會在醫學上增加不少知
識，但看完後卻不禁拍案而起、失聲大罵曰：「殺人者，西醫也。」[81]他質
疑，如果這個「末乃利菌」（Monelli）沒有毒性，怎麼殺人？相對地，「既
有毒性，何不傳染？」他質疑，如果這個菌在鼠體內蔓延迅速，可見菌毒很
強，但怎麼全世界只有三例？既然毒力甚強，卻又說病例很少、不多見，這
不是說法矛盾嗎？[82]爲何「科學」不給個交待？

其實，民國初年的細菌論，也導致不少中西醫論爭的故事，例如民初一
位著名的新聞學者戈公振在1935年過世時，也是身上一大堆細菌，最後西醫
也說，是感冒菌致死，引起中醫一陣撻伐；因爲，在醫院死掉的人，身上恐
怕有各種菌，到底哪種菌引起哪種病，西醫並不能判斷，當然就受到中醫的
攻擊。[83]其實，就在梁割腎前後，有一位農業大學學生之死，報載也說是手術

---

[78] 余不平，〈梁啓超不起之原因的辯論〉，《醫界春秋》33期（1929），頁3。
[79] 余不平，〈梁啓超不起之原因的辯論〉，《醫界春秋》33期（1929），頁2。
[80] 余不平，〈梁啓超不起之原因的辯論〉，《醫界春秋》33期（1929），頁3。
[81] 余不平，〈梁啓超不起之原因的辯論〉，《醫界春秋》33期（1929），頁2。
[82] 余不平，〈梁啓超不起之原因的辯論〉，《醫界春秋》33期（1929），頁2與
3。
[83] 參考皮國立，《「氣」與「細菌」的近代中國醫療史：外感熱病的知識轉型
與日常生活》（臺北：國立中國醫藥研究所，2012），頁174-176。

時不慎導致病菌進入血中，最後救治不及。[84]當時細菌的化驗技術還非常粗糙，要能迅速精準判定「唯一」致死的細菌，在法定傳染病之外，恐怕檢驗都非常困難。如果就後來我們知道的，梁的腎是被割錯了，那麼，梁的細菌導致病死說，也有很大的問題。回到梁的病，余不平還指出了：「治療唯一藥劑，厥爲典（碘）酒，可發一笑，既知不救，何必打強心針？」該中醫認爲，碘酒根本無法入肺、入腎，能直接喝嗎？真的可以「殺菌」嗎？難道外擦的有用嗎？所以說碘酒可以治療，也屬於廢話，言梁啓超身體衰弱不適宜用碘酒治療，則更是廢話。[85]其實當時碘酒是用注射的，至於真實效果如何，筆者非細菌學專業，也無法評論對錯，至於他說：「愛克司光不足恃，不論何種咳嗽，其肺組織發炎之處，鏡檢皆有斑點。」[86]則是質疑西醫X光檢驗之效果，他認爲精準性不足，不過，梁啓超已經撒手人寰，X光的問題，也就不那麼重要，逐漸爲人們所淡忘了。

五、小結

　　梁啓超死前，可說完全不怨恨西醫，他竟承諾將遺體的腦部送給協和醫院解剖，作醫學研究，真是大師風範，心胸無比寬大。[87]有關梁的死，1971年趙效沂還回憶說：梁啓超是死於腎臟病，是另一個腎臟也壞了，罹患同樣的病症，醫者無能爲力，終告不治。[88]或許應該說，不是「另一個腎壞了」，是壞的那個腎還留著吧！好的那個左腎被割下了，壞的那個、有斑點的右腎還在，最後導致病變，和什麼菌不菌的，也就沒有多大關係了。細菌致病論，合理的解釋或許應該是梁的體質每況愈下，才導致感染的，可以說「失腎」

---

84 韓石山主編，《徐志摩全集》第3卷・散文（三），頁74。

85 余不平，〈梁啓超不起之原因的辯論〉，《醫界春秋》33期（1929），頁3。

86 余不平，〈梁啓超不起之原因的辯論〉，《醫界春秋》33期（1929），頁2。

87 熊佛西，〈記梁任公先生二三事〉，收入夏曉虹編，《追憶梁啓超》，頁355。

88 趙效沂，〈梁啓超父子一二事〉，收入夏曉虹編，《追憶梁啓超》，頁359。

是遠因、「細菌」是近因吧。從這則略有錯誤的回憶來看，也可以發現大家總是對梁的「腰子」很有意見，致使傳聞、猜測不已。

有時人病死的時候，身上總是帶有許多病，但眞正的死因，應該只有一種、死法只有一種，要有醫學專業認定。可以想見，不會有西醫歸爲是腎臟的問題，梁啓超眞正的死因，絕對是「細菌感染」。醫療疏失在這則案例中只是中西醫論戰的談資，只要梁啓超家屬不提告、沒有疑問，法律上就不會產生任何刑責，但從時人對當時西醫院的指責與描述，讀者也可以大致瞭解當時的醫院是充滿風險的地方。還有，今天做了一個手術，結果病患幾年後才死掉，是沒有任何有效「證據」可以判西醫罪的，當然也就不能說是「割錯」了，至少在民國時期絕對如此。[89]梁不「告」西醫，也許是要維護他那「信仰科學」的超然形象；中醫朱良鍼認爲：西醫割腎後所謂「無理由的出血」這句診斷實在很妙，梁啓超的辯護更荒謬，即使要幫西醫說話，以梁之文筆，也無法杜撰出「無理由的理由」。在整個文章最後，梁又說了什麼「中醫不足信」的論調，顯然是「梁先生聽著片面之詞，犯著感情用事的毛病了。」[90]筆者也合理懷疑，梁在1926年6月2日《晨報副刊》上的聲明，很可能是西醫（或擁護西醫者）去拜託梁寫的，梁說的一些違心之論，顯然不是出自於他的本意。事實是，梁不但抱怨西醫，也不斷尋求中醫的幫助，也許反映了：選擇醫生，不一定是一種什麼了不起的「信仰」，這種對宣稱的堅持，終究是擋不住疾病來折磨的，選擇多樣化且有效的醫療，才是現實之抉擇。

這時，本書所談的孫中山之死又成了一則具有意義的對照組故事，陳西瀅指出：「近年來，不信中醫的人漸漸地多了，可是他們又把對於中醫的信仰，移在西醫的身上。他們好像覺得外國醫生都是活神仙，他們的話斷不會錯的。去年孫中山先生病危，西醫說不能有救了，中醫說也許有萬一的希

---

89 有關當時具體的醫療訴訟，可參考姬凌輝，〈醫療、法律與地方社會：民國時期「劉梁醫訟案」再探〉，《中央研究院近代史研究所集刊》104期（2019），頁37-76。

90 朱良鍼，〈與梁任公先生談談中西醫學〉，《醫界春秋彙選第一集》，頁205。

望，左右的人就決計改請了中醫，當時就有些人很不贊成；他們說這種態度太不科學了，這種迷信實在應當打破的。我們聽了都不免覺得他們自己倒有些不科學，因為他們不願意得到那萬一的希望的試驗；他們自己脫不了迷信，因為他們以為西洋醫學已經是發達沒有錯誤的可能。我疑心就是西洋醫學也還在幼稚的時期，同中醫相比，也許只有百步和五十步的差異。」[91]他的意思，是認為病患選擇看中醫的態度又何嘗不是一種科學、一種「看西醫」以外的實驗精神，不試試看，怎麼知道效果？但是，這種「試試看中醫」的態度，惹得許多反中醫的人大為惱火，例如魯迅就對這段時期的「中醫了不得論」表示非常反感，認為這代表科學精神大有倒退之勢！最後的反思，也讓筆者覺得非常可惜的是，梁啓超最後一旦步入西醫院，則中醫就無插手餘地，對照今天，或許我們應該來好好思考，中西醫結合的具體施行方式。中醫如何在大醫院體系中生存，怎麼介入西醫的治療，中西合作治病的模式應該怎麼進行等等，為病人主動打造一個良好的中西醫結合環境，而不是單靠病人微弱的和賭一把的「信仰」（西醫或中醫），來選擇醫療方式，這是梁啓超「失腎記」帶給中西醫匯通理想的另一層啓發吧。

---

[91] 陳西瀅，《西瀅閒話》，頁279-280。

陸

國家與身體的公與私：
抗戰前蔣介石的日常醫療
與國族衛生觀

一、前言

蔣介石來臺灣後，衛生署曾彙整、編輯了一本書，把蔣對醫療衛生的發言匯集起來，顯見蔣對臺灣的醫療衛生頗爲重視，該書開宗明義即言：「清潔衛生是一個做人的起碼條件。」[1]這非常耐人尋味，因爲縱觀各國政治上的領導人物，恐怕很少人像蔣這麼重視「衛生」的。那麼，蔣對「衛生」事務的重視與觀點，是怎麼開始的，其背後有無一條歷史的脈絡可供探討呢？在日常生活中，蔣一向對自己的身體甚有自信，他也有許多獨特的養生之法，有不少通俗研究已做了初步論述。[2]本章著眼於探索早期（抗戰前）蔣在日常生活中個人的醫療與身體觀，是如何形成的？而它對公領域的事務：包括在軍隊管理、國家發展上，有無任何關係。[3]由於這方面的資料相當龐大，所以書寫的策略是僅處理蔣個人的經驗，在國家事務上的影響，僅部分輔助說明，主要是希望扣緊蔣與日常生活這兩個主軸，並依據時間先後的脈絡來鋪陳蔣的個人經歷，以免全文過於跳躍。

蔣介石日記的公布，使得民國史的研究興起了新的熱潮，並且，從蔣的日記來重新反思民國史，更成了新興「蔣學」的重點。雖然談「改寫」民國史仍言之過早；然而，日記敘事之主要內容，即爲蔣之日常所見所聞與個人經歷的薈萃，它不單牽涉到蔣個人傳記之研究，可以讓蔣從「神壇」上走

---

[1] 行政院衛生署編，《總統指示有關改善環境衛生事項彙編》（臺北：行政院衛生署，1971），頁1。

[2] 例如實應泰就書寫大量有關蔣日常生活中的「養生」內容，但較少與政治公領域有關之連結，而且無出處註釋，較為不足。參見氏著，《破譯蔣介石養生密碼》（北京：作家出版社，2009）。還可參考皮國立，〈從口述歷史視野看兩蔣總統的醫療與健康〉，《東吳歷史學報》35期（2016），頁107-145。

[3] 私人的經歷與政治領域的事務，本來就是有互相影響的層面。學界關於公與私的一些研究，可參考黃克武、張哲嘉主編，《公與私：近代中國個體與群體之重建》（臺北：中央研究院近代史研究所，2000），特別是引言與頁59-61的定義。

下，不要僅僅做「擁蔣」與「反蔣」的單一歷史觀，而是將他視爲一個有血有肉的「歷史人物」來研究。[4]身爲一個重要的政治人物，其個人患病之細微經驗，還不一定有特別的意義，但他在政治生活上所受的磨練與日常經驗的積累，及其所見所聞，卻細膩地形塑了中國現代衛生與身體觀之藍圖。是以蔣對日常生活之敘事，就可以做爲研究民國衛生史的延伸資料庫，提供我們各種視角的佐證。目前蔣的日記尚未正式出版，閱覽頗爲不易，但可以先從有節抄蔣日記和其函電、演講等資料的《蔣中正總統檔案‧事略稿本》（以下簡稱《事略稿本》），[5]以及蔣早年秘書毛思誠所抄錄部分日記內容與後來編修的《蔣介石年譜》（以下簡稱《年譜》），[6]做爲一個初步入門的工具，先行搜索蛛絲馬跡，來初步建構一個有血有肉的歷史人物。

　　至於切入的視角與研究方法，也必須有所創新，本章撇開政治上的成王敗寇、善惡評價的、非此即彼的二分論述，轉而運用醫療、衛生與身體史的視角來撰寫蔣的日常生活史，呼應本書主軸，強調「病人」觀點，又彰顯個人與國族衛生之各種關係。這個領域的研究，在臺灣雖然比較新，但也已有二十年以上的歷史，此處不擬細部討論。[7]惟須指出，這個領域一開始的研究

---

[4] 參考陶涵（Jay Taylor）著，林添貴譯，《蔣介石與現代中國的奮鬥》（臺北：時報出版，2010）上冊，呂芳上導讀，頁5-11。而這樣的嘗試，也已有初步的成果，例如呂芳上等合著，《蔣介石的親情、愛情與友情》（臺北：時報出版，2011）。還有呂芳上主編，《蔣介石日記與民國史研究的回顧》（臺北：政大人文中心，2020）。

[5] 其介紹、運用與一些問題，可參考陳紅民，〈《蔣中正總統檔案‧事略稿本》中的一則錯誤〉，《史學月刊》2期（2007），頁134-136。

[6] 本章主要採用中國第二歷史檔案館所編的《蔣介石年譜》（北京：中國檔案出版社，1994）爲考察蔣早期日常生活史的主要資料。該書是以蔣介石的啓蒙老師毛思誠所撰《蔣公介石年譜初稿》爲基礎，並參照《民國十五年以前之蔣介石先生》的有關記載而編成。

[7] 參考陳秀芬，〈醫療史研究在臺灣（1990-2010）：兼論其與「新史學」的關係〉，《漢學研究通訊》29卷3期（2010），頁19-28。以及杜正勝，〈另類醫療史研究20年：史家與醫家對話的臺灣經驗〉，《古今論衡》25期（2013），頁3-38。

就是以「社會史」爲基調，包括日常生活的種種面向，[8]但是醫療史與政治史之間的關係，始終沒有好好開展，這也是該研究領域目前的缺憾之一。[9]所以本章藉著一次醫療衛生、身體與政治史的結合，希望能激盪出一些新的火花。[10]

二、個人生活經驗：1924年前的蔣介石

一個人的日常生活經歷，不可能一成不變。與其所接觸的人、看到的事情乃至心中有所感觸，及至後來擔任的工作和職務，進而將心中理想付諸實踐之過程，其實都有脈絡可循。

蔣在1928年元旦愼重地訂立了每日作息時間，規定自己每晨6時必須起

8　可參考兩文，收入杜正勝，〈作爲社會史的醫療史〉，《從眉壽到長生：醫療文化與中國古代生命觀》（臺北：三民書局，2005），頁1-36。以及〈什麼是新社會史〉，收入氏著，《新史學之路》（臺北：三民書局，2004），頁22-37。

9　醫療史與政治史結合研究的例子，已開始有所進展，例如金仕起寫的《中國古代的醫學、醫史與政治》（臺北：國立政治大學出版社，2010）可爲代表。杜正勝寫了一篇長序於書前，即在探討醫療史與政治史之間的關係。其文〈醫療社會文化史外一章：金仕起《中國古代的醫學、醫史與政治》序〉，另收錄於《古今論衡》21期（2010），頁133-154。至於其他政治與衛生史相關的研究，其實已經有不少成果，詳下。

10　這樣的研究非常多，牽涉的問題也各有不同，可參考Wendy Parkins, *Fashioning the Body Politic: Dress, Gender, Citizenship.*（Oxford ; New York : Berg, 2002）.所收錄的論文。中國史的部分，有王秀雲，從性別醫療角度切入的研究：〈不就男醫：清末民初的傳道醫學中的性別身體政治〉，《中央研究院近代史研究所集刊》59期（2008），頁29-66。另外還有楊念群的研究是比較好的，主要從中西近代醫療史來切入，突顯政治與醫療之關係：《再造「病人」：中西醫衝突下的空間政治（1832-1985）》（北京：中國人民大學出版社，2006）。

床，晚上10時必定就寢。結果在1月3日時，他7點才起床，竟用力擊床自責說：「人多輕我、笑我，而我固自謂有志，不以人之輕笑在意，今何尚貪睡昏惰不起耶！介石乎！爾苟不奮勉自強，堅忍自立，無不敬不貳過，復何以能完成革命乎？」起床後，蔣立刻寫日記反省，曰：「立志養氣求賢、任能、沉機觀變、謹言慎行、懲忿窒欲、務寔求真。」這是蔣當時立下的自勵之語。[11]但這已是北伐的後期，此時的蔣已經在思索未來的中國要走向何種改革道路了；雖然，他後來一直不斷強調「立志」和嚴以律己的重要性，但在此之前，蔣還經歷了好色之徒、上海十里洋場的投機者、刺客、以及「做遊俠浪人之傾向」等等人生經歷。這些已非新鮮事，黃仁宇（1918-2000）的解讀頗有道理，他說：「蔣介石最大的困擾則是找不到一個現代性的楷模，適合於當日中國之環境和他預備領導之群眾。即以軍隊而論，其本身即為社會產物，當組織新社會尚未曾著手之際，不能立即期望個人『預度』此新社會內『應有的』行動標準。」[12]筆者以為，蔣擔任軍校校長以前的荒唐作為，大抵就是如此。他應該是後來才感覺到，如此浪蕩、不自愛的身體，正象徵著中國近代政治的脫序與衰弱，要改革中國國民性，或許必先從人的行為開始著手，這已是後話了。

若以個人的醫療與身體史角度來看，蔣幼年時以頑皮著稱，常受意外傷害，曾自言：「中正幼年多疾病，且常危篤，及癒，則又放嬉跳躍，凡水火刀棓之傷，遭害非一，以此倍增慈母之憂。」[13]這段經歷，已有學者做過細部梳理。[14]即至青年時期，蔣實未特別注意身體健康的問題，能掌握或運用的醫

11 周美華編，《蔣中正總統檔案：事略稿本》（臺北：國史館，2003）第2冊，民國17年1月3日，頁221-222。
12 黃仁宇，《從大歷史的角度讀蔣介石日記》（臺北：時報出版，1994），頁13-14。
13 秦孝儀主編，〈先妣王太夫人事略〉（民國10年6月25日），收入《總統蔣公思想言論總集》（臺北：中國國民黨中央委員會黨史委員會，1984），卷35，頁63。
14 例如劉維開，〈蔣中正記憶中的童年〉，收入呂芳上主編，《蔣中正日記與民國史研究》（臺北：世界大同出版有限公司，2011），頁139-155。以及

療資源也不多。但也就是這些個人的經歷，使他瞭解到自己個性或舉止的某些缺失，將對身體產生負面影響，由個人之身體推想至整個國族衛生、強健身體之重要性。此時期他尚未明顯表達身體與政治之間的連結，因為蔣當時仍未找到自己在政治上的定位，所以仍未具備站在比較高的視角來省思中國問題之可能。

　　1909年那個冬天，蔣從振武學校畢業，升入日本高田野炮兵第十三聯隊為士官候補生。對這段時期的生活，《年譜》有如下之記載：「其時天氣洹寒，雪深丈餘，朝操刷馬，夕歸刮靴，苦役一如新兵。嘗奮然曰：將來與臨邦作戰，情況當不只如今日而已，是固尋常，有何難耐者。故咬定牙根，事事爭先，不自感覺其苦。而日本兵營階級之嚴，待下之虐，與營內之整潔，皆於此親見之。」[15]可見早期日本之軍校生活經驗，對蔣影響甚大，它形塑了蔣日後對軍隊生活與整潔衛生的種種想法。另外，蔣的某些經歷，恐怕形成了他在中國人「不衛生」與「國族衰弱」之間，一種負面的連結，這和魯迅早年的經歷有些類似，這些屈辱感都來自日本的嘲笑與輕視。[16]1907年蔣就讀保定軍官學堂時：「一日課間，日本教官於講衛生時，取一立方寸之土置案上，謂學生曰：『此土計可容四萬萬微生蟲。』已復曰：『此土有如中國，而土上之微生蟲，有如中國之四萬萬人民。』公聞而憤甚，乃立碎土為八塊，瞪目反詰之曰：『日本有五千萬人，是否亦如五千萬微生蟲，寄生於此八分之一之立方土上耶。』教官語塞，愬諸學校當局，然以曲在日本教官，未甚督過之也。」[17]那位日本教官為何以「微生蟲」來比喻中國人？清末民初，致病之物多以微生物或微生蟲稱之，它存在於「臭惡之氣中」，而且最

王奇生，〈從孤兒寡母到孤家寡人：蔣介石的早年成長經歷與個性特質〉，《南京大學學報（哲社版）》5期（2010），頁83-93。

[15] 中國第二歷史檔案館編，《蔣介石年譜初稿》，頁16。

[16] 魯迅，〈自序〉，《吶喊》（臺北：風雲時代，2004），頁3。魯迅的經歷，請直接參考本書。

[17] 秦孝儀主編，《總統蔣公大事長編初稿》（臺北：中正文教基金會，1978）卷1，頁15。

能傷人、害人，是「不衛生」生活的代表。[18]以此來比喻中國人之生活，恐怕以「不衛生」與傳染病「危險」之形象脫不了關係，是十足貶低中國國民性之用語。[19]蔣在此刻與之後的軍校生生涯，都受到這些來自日本對中國負面評價之深刻影響，這是不能忽略的面向。[20]

　　至於在個性方面，蔣早年即自知其脾氣和個性上的缺點，他在1923年時反省說：「某日晨醒，自省過去之愆尤，為人所鄙薄者，乃在戲語太多，為人所妒嫉者，乃在驕氣太盛，而其病根皆起於『輕躁』二字。此後惟以拘謹自持，謙和接物，寧人笑我迂腐，而不願人目我狂且也。」[21]蔣雖言自己「輕躁」，但很顯然的，他後來非常討厭別人或他的部屬也出現這些行為。筆者對心理史學並未深入研究，不敢妄下斷言，但是蔣把早期自己的缺點，作為改造中國人身體、行為和舉止的可能性是存在的，而其欲達成的某些身體控管技術，又依其「自省」的經驗出發，強調「個人」的自覺，這一點後面還會論及。

　　論到失眠，則是蔣早年身體上的一大毛病，甚至一直伴隨他至老年，可見此病根之起源甚早。曾擔任蔣私人醫生的熊丸（1916-2000）就回憶說：「蔣先生的睡眠一向不太好，大概因為平常事情多，心情較沉重之故。且他平常上床時間太早，這也是睡眠時間不好的原因之一。我幾乎每天都要給他

---

18 丁福保，《蒙學衛生教科書》（上海：上海文明書局，1906），頁7b-8a。

19 關於衛生話語的近代考察，研究很多，特別是著重華人「不衛生」之形象確實是清末以來外國人的主觀認知，參考胡成，〈「不衛生」的華人形象：中外間的不同講述：以上海公共衛生為中心的觀察（1860-1911）〉，《中央研究院近代史研究所集刊》56期（2007），頁1-44。以及李尚仁，〈健康的道德經濟：德貞論中國人的生活習慣和衛生〉，收入《中央研究院歷史語言研究所集刊》76本3分（2005.9），頁467-509。

20 至於日本對衛生、清潔話語的吸收與定義，開始得很早，而日本人也用這些策略來治理國家，甚至推向殖民地，而成為一種身體控制的日常策略。參考劉士永，〈「清潔」、「衛生」與「健康」：日治時期臺灣社會公共衛生觀念之轉變〉《臺灣史研究》8卷1期（2001），頁41-88。以及范燕秋，《疫病、醫學與殖民現代性》（臺北：稻香，2010）。

21 中國第二歷史檔案館編，《蔣介石年譜初稿》，頁146。

一些藥，以幫助他睡眠。」[22]失眠恐怕與蔣常常過分擔憂、愛發脾氣的個性高度相關。早在1919年6月，蔣就以陳炯明「外寬內忌，難與共事」，故憤而求去。在一封信中，他寫下自己因精神上受到苦痛，乃發生「耳鳴、腦暈、胃傷、腹瀉不止」，並謂「偶有思慮，則徹夜不寐，若非及時攻治，必成痼病。」並謂希望能加以休養云云。[23]另外，1924年3月蔣回信給胡漢民（1879-1936）時指出：

> 弟本一貪逸惡勞之人，亦一嬌養成性之人，所以對於政治只知其苦，而無絲毫之樂趣，即對於軍事，亦徒仗一時之奮興，而無嗜癖之可言。五六年前，懵懵懂懂，不知如何做人，故可目為狂且也。近來益覺人生之乏味，自思何以必欲為人，乃覺平生所經歷無一非痛感之事。讀書之苦，固不必說；做事之難，亦不必言，即如人人言弟為好色，殊不知此為無聊之甚者至不得已之事。自思生長至今，已三十有七年，而性情言行，初無異於童年，弟之所以能略識之無者，實賴先慈教導與夏楚之力也。迨至中年，幸遇孫先生與一、二同志督責有方，尚不致於隕越，然亦惟賴友人誘掖與勗勉之力耳。至今不惟疲頑難改，而輕浮暴戾更甚於昔日，如欲弟努力成事，非如先慈之夏楚與教導不可，又非如英士之容忍誘掖亦不可也。[24]

蔣此時並不熱衷於政治，和同黨同志之間相處似乎也有問題，僅有幾位知己，這主要還是基於他個性上的缺失，以及沒有後來他所說的「立志」問題：政治目標尚未能確立，當然也就沒有一種政治上「個人的自覺」產生；而後者，正是他今後將會一直拿來當成演講與改革國民性的素材。

從家書中，也可看到蔣對身體與疾病的一些看法。在1923年寫給蔣經國（1910-1988）的一封信中談到：「我接到你9月24日晚間所寫的信，非常喜

---

22 陳三井訪問、李郁青紀錄，《我做蔣介石「御醫」四十年：熊丸先生訪談錄》（北京：團結出版社，2006），頁94。

23 中國第二歷史檔案館編，《蔣介石年譜初稿》，頁37-38。

24 中國第二歷史檔案館編，《蔣介石年譜初稿》，頁171。

歡，你說你的身體比上年不好，又覺很是愁悶。我前次寫信給你，要你身體自己當心，並且要勤習體操。你每日早晨起床的時候，可以自練柔軟體操或啞鈴體操。」他解釋蔣經國的流鼻血症狀和頭暈乃「15、6歲的人身體發育時候必有的徵象」，並言「看書到一個鐘頭的時候，必定要休息遊戲十分鐘，因為用功讀書，總是低下頭來的，低頭的時候太久了，自然就要頭暈的，就是出鼻血也是這個緣故。」[25]可見蔣相信身體可以靠個人之鍛鍊而達到健康之目的，而對於身體狀況的一些解釋，蔣也很有自己的看法，認為蔣經國的頭暈和流鼻血是發育中的自然現象，日常生活中別忘記鍛鍊身體的重要性。

至於蔣的風流韻事，更是常被拿來作文章。在與陳潔如（1906-1971）相戀之前的1920年初春，蔣於法租界租屋，和姜姚氏同居，「身常染恙（沙眼、蟲牙）」。王太夫人甚至由故鄉至此照顧蔣，過了短暫母子相依的日子。後來5月20日時，蔣又罹患傷寒症，進入篠崎醫院診治，約待了27日出院。這個醫院應是日人開的西醫院所。1922年農曆新年後兩天，蔣思念親人，寫信給蔣緯國，說他自己舊病經常發作，頗可憂慮，這個「舊病」指的是什麼呢？信中並無交代。[26]但至年底時，蔣又「因目病不能用功矣。」[27]隔年（1923），蔣回到溪口，汪兆銘寫了一封信給蔣說，大意說：「得來書，知目疾未癒，甚以為念。目疾關係重要，而病源病狀非眼科專家不能剖明，決不可以意為之，致終身受累。村居極好，苦無良醫，兄為治癒目疾計，必須來滬，瑣事斷不擾兄。」汪勸蔣要聽醫生的話，他說自己也生病了，醫生說要靜養一個月，結果汪不聽，急著下樓至書室小坐，晚上果然大咳不止。有了這樣的經歷，汪對蔣說：「醫生所言固不可違，只有忍耐而已。」[28]後來，蔣回憶他在1923年上半年的經歷有謂：「久困目疾，不能閱書，不能治事，憤欲自殺者再。繼而自慰曰：『天欲吾負黨之使命，豈其損此精明，靜養待癒而已。』」[29]在當軍校校長以前，蔣的生活不能算是嚴謹，早歲沒有私

---

25 中國第二歷史檔案館編，《蔣介石年譜初稿》，頁147。

26 中國第二歷史檔案館編，《蔣介石年譜初稿》，頁80。

27 中國第二歷史檔案館編，《蔣介石年譜初稿》，頁109。

28 中國第二歷史檔案館編，《蔣介石年譜初稿》，頁116。

29 中國第二歷史檔案館編，《蔣介石年譜初稿》，頁146。

人醫生照料，蔣對養生一事似乎也並未特意重視；但於1915年時，他倒是已
注意「朝夕靜坐」之功。[30]這段時期蔣身體不時有一些小毛病，但是基本上
影響不算大。整個生活習慣上除「靜坐」一事外似無規律化的傾向，似乎也
沒有後來早睡早起之生活習慣。至於1924年冬，他在寫給蔣經國之家書內曾
說：「緯兒在滬出瘄（痧），你去看過否，現在有否痊癒？」[31]可見蔣也會使
用傳統之病名，這不牽涉中西醫之爭，可能僅是家鄉的慣用語，用中醫病名
來詮釋的吧。[32]

---

[30] 秦孝儀主編，《總統蔣公大事長編初稿》卷1，頁21。

[31] 中國第二歷史檔案館編，《蔣介石年譜初稿》，頁282。

[32] 在秦孝儀主編，《總統蔣公大事長編初稿》卷1，頁87內，記載蔣緯國是出
「疹」，這和原記載之「痧」有些不同。「痧」是一種包含多種疾病的統
稱，其主因在中國醫學之解釋乃感受夏秋之間的風寒暑濕之氣，或因感受疫
氣、穢濁之邪而發生的具有傳染性的溫病。參看李順保主編，《溫病學大辭
典》（北京：學苑出版社，2007），頁268。張綱解釋：明清以來，或有以
乾霍亂、「解㑊」，或有以疫喉痧、麻疹為痧者。然痧名應源自「沙」，他
說：「魏晉時期之本所謂沙者，乃沙虱入肌之病耳。以沙虱入肌旋生皮疹而
發病，古人遂取茅茗之葉以挑、刮。此病以沙稱之初旨，亦挑痧、刮痧之
所由來也。而後世既昧其義，又轉相附會，遂至於痧名無定指，所論之痧
人人異矣。」參考氏著，《中醫百病名源考》（北京：人民衛生出版社，
1997），頁98-102。祝平一有過初步的探討，參考氏著，〈清代的痧：一個
疾病範疇的誕生〉，《漢學研究》31.3（2013），頁193-228。大陸學者紀徵
瀚也有許多文章探討「痧」之問題，她的博士論文即探討相關問題：《古代
「痧」及治法考》（北京：中國中醫科學院中醫醫史文獻研究所博士論文，
2008），頁32-55。其他論文僅舉一篇做為代表：〈清代痧症醫籍系統考〉
《中醫文獻雜誌》4期（2009），頁1-4。還可參考皮國立，〈中西醫學話語
與近代商業論述：以《申報》上的「痧藥水」為例〉，《上海學術月刊》45
卷1期（2013），頁149-164。大抵清末以來，「痧」是一般下層社會非常喜
歡使用的疾病名詞，很多不知名的外感症狀或出疹，都稱為「痧」。

三、軍校校長與北伐時期

　　蔣早年即喜愛曾國藩（1811-1972）、胡林翼（1812-1861）、左宗棠（1812-1885）、李鴻章（1823-1901）之書與戰法、戰史等書，似不特別喜愛研讀王陽明（1472-1529）的著作，[33]雖在1918年已有記載蔣「頻年夜坐習靜，……至是歲則增王陽明萬象森然，沖漠無朕之條、去人欲存天理之條、靜坐收心之條」等要目，[34]但見其早先所讀之書，似未見特別喜愛陽明學之書籍，與後來所形成的想法還是有所差異。[35]反倒是在民國13年10月，蔣將《增補曾胡治兵語錄》輯成，即希望黃埔同志每人都有一本。[36]後來蔣所言之修身、齊家的這些功夫，一直到新生活運動之前的整個哲學思想，並沒有在早期即成形。許多蔣對身體之想法與日常衛生之概念，除了基於個人經驗以外，最先影響他的恐怕還是一種軍隊內之文化教養和現代化的衛生觀與身體管理技術。

　　蔣自從1924年受命當了軍校校長之後，在自我期許與要求方面，有了正向的增強。他曾對陳潔如說：「我很有野心」、「我不以做一個普通的領導人為滿足，為了更加使妳可以看重我——有了孫先生的影響力和關係，我的前途會順利。」[37]這是蔣開始嶄露頭角之刻，也是蔣將他私人的身體與衛生觀點化為一種公共的政治論述——現代性軍隊文化與管理技術的開始。

---

33 蔣喜愛讀曾國藩著作的歷史甚久遠，可推至他18歲時，進入寧波的箭金學校，其師顧清廉系統地講解國學，教導蔣讀書要有次序，循序漸進，推薦《曾文正公家書》等書給蔣閱讀，此後曾國藩成了蔣心目中學習之榜樣。出自陳紅民、張莉，〈蔣介石追憶青少年生活：《蔣介石日記》解讀之七〉，《世紀》6期（2010），頁44。

34 筆者未做過嚴格統計，僅就瀏覽蔣後來所讀之書做一推測。引文自秦孝儀主編，《總統蔣公大事長編初稿》卷1，頁27-32。

35 中國第二歷史檔案館編，《蔣介石年譜初稿》，頁281-282。

36 中國第二歷史檔案館編，《蔣介石年譜初稿》，頁256-257。

37 陳潔如，《我與蔣介石的七年之癢：陳潔如回憶錄》（北京：團結出版社，2002），頁107。

　　蔣於該年4月26日正式入軍校視事後，就展開一連串密集之「訓話」。他說：「要看一個軍隊優劣，只須看它帶兵的人怎樣。今天有幾位對於上級官長行禮，似乎缺少請神，這就是自己個人心意上不誠的表現。你不尊重你的上級官，你的下級要看你的榜樣，也就不尊重你了。」[38]蔣不單只希望成就一種上教下、官帶兵的制式分層關係，而這裡面還存有中國傳統的上下倫理關係與道德分際，蔣說：「我最所盼望於諸同志的，就是大家相親相愛，和衷共濟，如同手足一般。」[39]蔣將「仁愛」的道德精神融入具現代性身體控管的技術中，他曾說：「官長要注意兵士的冷熱與衛生，有掀去棉被毛毯者，要幫其蓋好。」[40]他著眼的不僅是在軍隊規則、衛生法條等生硬的規章上，還將儒家的思維放入衛生觀的培養內；而這種思想的形成，恐怕也與蔣在日本受訓時，見日本軍人「待下之虐」的經歷，[41]及其當校長時的日常生活所見吧。1925年11月21日蔣即言：「近來士兵告發的困難苦痛太多了，而且親眼看見的亦不少，甚至有排長以糞塞士兵之口，或痛打毒罵，而士兵之飢凍不管，更屬視爲常事。」[42]蔣也許是希望建立一種中國式的軍隊管理；更有甚者，這種分層的、上教下的身體管理，又充分展現在蔣認爲「衛生」是需要被教導的，而擔負責任與考評者，往往都是長官，蔣對他們的要求都比士兵更爲嚴格，蔣曾說：「軍隊裡面最巧妙的東西，就在最粗淺東西當中。」要關心士兵生活、有沒有吃飽、身體狀況如何等等；還說軍隊就像一個大家庭，官長要好好對待士兵，「寒則衣之，病則衣之」，這樣不但可以減少逃兵，也可以使士兵成爲好子弟、好國民。[43]

　　從蔣的言論中可以看出，軍隊內的醫療與衛生，和身體管理有密切的關係。當兵就是爲了要和敵人拼鬥，所以必須保持身體健康，蔣對此相當重視。對初入軍校的學生，必請醫官詳加檢查，見到身體過於虛弱的，蔣謂：

38　中國第二歷史檔案館編，《蔣介石年譜初稿》，頁179。
39　中國第二歷史檔案館編，《蔣介石年譜初稿》，頁179。
40　中國第二歷史檔案館編，《蔣介石年譜初稿》，頁481。
41　中國第二歷史檔案館編，《蔣介石年譜初稿》，頁16。
42　中國第二歷史檔案館編，《蔣介石年譜初稿》，頁462。
43　中國第二歷史檔案館編，《蔣介石年譜初稿》，頁252-254。

「據醫官說恐怕不能十分耐勞，所以校中不能容納，這幾位最好在校外爲黨服務。」其他瑣碎的要求，包括托槍和行禮時姿勢要正確、不能對著長官笑，這有礙軍人的精神；而且，衛兵還必須「儀容要莊嚴，服裝要整齊清潔。」[44]這一些概念顯然衍生自日本軍隊的習性，與蔣早期所受的軍事教育有關。[45]蔣以自己的經驗，來說明軍隊學習的特性，他對黃埔軍校學生說：「你們要曉得過了這三個月的初學期之後，比現在還要快活幾倍，你們到那個時候，才眞正領受軍隊生活的興趣及意義了。以前我們國民黨辦不好，革命不能成功的緣故，就是黨員沒有訓練。你們要曉得軍隊的生活，是人生的眞正生活，因爲軍隊的生活什麼東西都要獨立的。凡是他人不屑做的事，我們軍隊裡都要自己來做完全，要脫了依賴的惡根性，比如你們現在在寢室掃地，總算是學生自己做的一件工作，但是我們在校裡的生活，不單是掃地一樣。凡是燒飯、煎茶、挑水、洗衣、揩地板、出糞缸，這種事將來都要自己來做，因爲人家所做的事，我亦能做的。」[46]這些軍隊教育中蘊含大量身體控管的機制與規律化要求，而衛生的日常生活，也被規範在個人行爲中，確實是比民國一般人的日常生活更被要求「衛生」與「規律」。蔣認爲一個人衛生與否，將影響個人行爲中的自覺與獨立精神之展現，而「個人的自覺與自

---

[44] 中國第二歷史檔案館編，《蔣介石年譜初稿》，頁180-181。

[45] 蔣後來曾説：「日本士官學校，他們對於初入伍的學生，起頭幾個月，完全就是教他怎樣吃飯？怎樣穿衣？怎麼戴帽子？怎麼走路？怎麼洗掃房間？乃至怎樣倒痰盂？要使痰盂洗得怎樣乾淨？盛入幾多水量？他的髮一定要剪短、胸一定要挺起、腰一定要伸直、頭一定要抬高、眼一定要平視。諸如此類種種生活習慣，都很嚴格很瑣細的一樣一樣來教，一樣一樣都要切實做到。而且他們還知一種辦法，即視初入伍的候補生，一定要爲官長和老兵服務，無論是擦皮鞋、疊被褥。種種事情都要他來做，如果做得不對，就要受罵被責。大家要知道，這並不是教他做一個僕人，乃是要他從實際生活中來受訓練，和我們古人所謂『有事弟子服其勞』，完全是這一個意思。由此可見古今中外，對於基本生活的教育，都是特別注重的。」參考周美華，《蔣中正總統檔案：事略稿本》第23冊，1933年10月2日，頁172-173。

[46] 中國第二歷史檔案館編，《蔣介石年譜初稿》，頁183。

強」，往往比長官的教導、或甚至法規的完備更為重要。[47]

　　從長官之教導、個人自覺之產生，到塑造一個衛生、負責、獨立的人格與身體，是蔣的一種階段式軍隊化教育理念。[48]其中，「衛生」更是重要項目，1924年5月27日，蔣說：「昨天我到衛兵室裡，看見鹹菜、鹹魚以及不洗的濕襪、草鞋等物，都放在裡面，以致室內發生臭氣，這是很不衛生的，並且要發生疾病，趕緊就要搬出去。以後在衛兵室內，務要每日揩掃二回，總要使得清潔而合於衛生才好。」[49]幾乎在軍校開訓後的幾個月，蔣皆著重反覆宣示與視察幾個身體控制之條目，包括紀律、衛生、整齊清潔、鍛鍊身體、吃苦耐勞等等項目，由是可見「衛生」在蔣經營軍隊時的重要性。「衛生」除了與個人的現代性將發生關係外，它也和實際的軍隊管理有相當實質層面的關係。蔣認為，大多數軍人都不是戰死的，而以病死的居多。[50]故蔣非常注意士兵疾病的問題，他時常巡視病院，也藉此掌控士兵裝病請假或藉口生

---

[47] 蔣在1926年一次演講中說：「教育這件事，一定要被教育者自立自治自強，因為他人是不可靠的，如校中官長對於學生生活非不關心，要是學生自己不注意衛生，不保重身體，無論長官如何關心，也要害病。非特官長不可全靠，就是自己父母，也不可全靠的。因為自己不能自立自強自治的人，一定不會有根本覺悟的人生觀，來改造他自己惡劣的習慣和環境，這樣就是到老死了，也是個冤枉蟲，絕不能會有成功的。」引自中國第二歷史檔案館編，《蔣介石年譜初稿》，頁518。

[48] 例如蔣曾對學生說：「各位入校時候，是在預備教育期間，當然是很嚴的。預備期滿之後，便要學生養成自治自動的能力，不必等官長來監督。但是現在我看見你們寢室外面的草鞋和裡面的毯子，亂七八糟的放著，而且塵土滿池，還有小便不在小便池裡，如此全無軍人的人格了。」可見蔣認為好的人格必須奠基在衛生的行為之上，這些都是軍隊教育的一環。引自中國第二歷史檔案館編，《蔣介石年譜初稿》，頁292。

[49] 中國第二歷史檔案館編，《蔣介石年譜初稿》，頁198。

[50] 蔣言：「……要大家時時刻刻保全身體的康健，打仗是不會死的，出征的軍人大都是病死的多，所以第一要緊是保全各位自己身體的康健，然後可以建功立業，完成革命的責任。」出自中國第二歷史檔案館編，《蔣介石年譜初稿》，頁309-310。

病而滯留醫院等問題。[51]1924年5月20日，他對第一期軍校生訓話時說：「近來生病的人有十三個之多，可以出操的時候，總要勉強來出操才好，因為缺一天的功課，就少一天進步，將來與別人不能一致了，況且人的精神，是愈用而愈出、愈練愈精的。如果生病的人能夠提起精神下操，輕的病自然會好的，因為人類應該與天然界對抗，不可為天然界壓倒的，尤其是我們革命黨員，不能屈服於天然界，這就是『人定勝天』那句話。」[52]這句話顯示蔣認同身體的健康與意志力，乃出自個人之意志與日常鍛鍊，良好之精神和強大的意志力可以克服疾病。故蔣特別重視一個人外在身體所展現的「精神」，1925年4年14日，蔣對第三期入伍生演講〈軍人的動作與紀律〉時說：「我們中國人的習慣，走路時總是兩眼向地下看，前面有什麼東西，就不留心，看不見，戰時更不消說。外國人走路時，兩眼總是看前面的，挺胸凸肚，精神勃勃。須知眼向地下看時，對於體力發達上很有妨害，因為眼向地下看，腦子就低下來，時間持久，腦筋就很痛苦，所以無論做什麼動作，眼要平看才好。」[53]其實對這些身體動作之要求，並不只是一種枝微末節的要求，只要瞭解其背後反覆說明此話語的意圖，就可以知道其論還是與人的衛生、健康有關。

　　蔣還非常注意巡視傷兵醫院，這讓他形成了日後注意軍隊「經理」以及「軍醫」這兩類人的觀察。1925年2月19日，蔣來到病院慰勞在東征時受傷之士兵，「公以衛生隊逃亡，醫治無人，傷者饑痛呻號，見之欲泣，乃曰：『軍醫不良，經理無方，軍隊要素三失其二，準備欠周，咎在予一人也。』」[54]蔣曾多次視察傷兵，早在東征時期就已有「野戰醫院」之設置。1925年，蔣對士兵溫情喊話：「你們的勞苦，本校長無一時不放在心中」、「我一定要負責，使你們安全，使你們不生病、不疲勞、不凍餓。所以我一方面代你們處處著想，使你們不致遇著危險，作無益的犧牲，一方面盼望大家自己保重身體，每禮拜終要吃一次金雞納霜丸，夜間放哨的弟兄，第二天

---

51 中國第二歷史檔案館編，《蔣介石年譜初稿》，頁366。
52 中國第二歷史檔案館編，《蔣介石年譜初稿》，頁190。
53 中國第二歷史檔案館編，《蔣介石年譜初稿》，頁343。
54 中國第二歷史檔案館編，《蔣介石年譜初稿》，頁311。

早晨終要給他吃碗薑湯，發泄寒氣，免得感受風寒。」[55]蔣其實當時身有微恙，但還是注意到他的子弟兵之健康，「金雞納」是當時普遍用於退熱的西藥，每個禮拜吃一次，應該是預防重於治療的意義。至於喝薑湯來「發泄寒氣」，則是傳統醫學的理論。可見蔣在照顧士兵的健康上，是不分中西的，講究實效。蔣在1925年7月19日曾宣令：「自是日起，軍校晨設麵包、晚豆飯以赤豆三成、米七成合煮，校中多有罹腳氣病者，醫稱食物中毒，與地氣亦有關係．沖心即不治，乃以此為預防法。」[56]食物中毒應是西醫的說法，至於腳氣與地氣之間的病因連結，則屬傳統中醫的疾病觀，[57]此處解讀也是中西醫觀念各占一半，而蔣最重實效，對病因之解釋反不定於中醫或西醫任一方，這與蔣的軍人個性大概有所關係。

尤其是對軍醫之重視，更是蔣在軍校校長時期的深刻體認。蔣除了認為軍隊衛生要有「個人自覺」和「長官教導」外，也希望有軍醫協助基本的衛生管理，1925年4月13日，蔣下〈軍校整頓令〉，談到：「整頓各事物，應先從現在毀廢雜亂之處著手，如朽敗牆屋，應即拆卸，各處無用之物，如爛木廢料，應即分別整理，儲藏使用或發賣，以無用化為有用，方能收整頓之效。此節凡辦事人員，均應注意實行，勿得疏忽。」又，「各處長及各部隊長，每日在校至少須巡查一周，管理處長早晚更應親自檢驗。凡有上下房舍塵土、垃圾、破磚、漏壺等積穢，以及廚房、廁所之清潔．與關於衛生諸事，應即會同軍醫處切實整理，方不負職務。」[58]但是，也就在這段期間，蔣正經歷東征與北伐的大小戰役，常常苦惱於軍醫素質低下的問題，大概可以從三件事情看出來：屢次巡視傷兵醫院、調動或發布新的軍醫任命狀或成立新的軍醫病院等。6月25日記載：「公宵旰焦勞，而又遭國難，校中軍醫

---

[55] 中國第二歷史檔案館編，《蔣介石年譜初稿》，頁320。

[56] 中國第二歷史檔案館編，《蔣介石年譜初稿》，頁396。

[57] 早在隋代《諸病源候總論》，已有許多地氣、濕氣導致腳氣病的論述。梁其姿研究元代以後的腳氣病，更有地域之分。元代之後的狀況可參考氏著，《面對疾病：傳統中國社會的醫療觀念與組織》（北京：中國人民大學出版社，2012），頁227-228。

[58] 中國第二歷史檔案館編，《蔣介石年譜初稿》，頁342。

處腐敗，教育長受攻擊，內外皆不幸事，刺戟深矣，病乃漸劇。」蔣在煩惱國事之餘，主要還是憂心軍校的種種問題，特別是軍醫，蔣只能透過不斷的調動，來安插他較為滿意的人選。[59]更有甚者，當年8月26日，蔣在下令軍校各部整輯歷史論述之材料時，即指出幾項各部匯報之重點，其中就包括了死傷、疾病（全年生病人數、病名統計）、衛生項目（軍醫、藥品數量、病名、生病者全年統計）等，可見蔣很注意疾病統計、醫藥衛生要編入軍事歷史資料的重要性。[60]而軍醫也負責將蔣的一些對衛生之想法，付諸落實於軍隊日常生活的實踐，例如1925年7月23日申令清潔衛生，命令曰：「暑中最易發生疫症，屬軍醫處長、院長，切實督責各部隊軍醫等，於清潔衛生，認真辦理，尤須於廚房、廁所、暗溝、浴室、倉庫、飯廳、寢室等處，每日派軍醫輪流檢查，灑石灰粉或避疫水，而對於飲料及菜蔬，會同管理處切實注意指定。總須求其清潔，不發生疾病為度，以後每月將以上各處詳細檢查一次，並督責其大掃除為要。」[61]而蔣這樣的看法與經驗，也成為今後南京國民政府夏令衛生運動的張本，而其運動之高潮則是新生活運動內的各種衛生舉措。陳調元曾言：「衛生運動，為中央年來提倡七項運動之一，繼以蔣委員長提倡新運，首重清潔，各地風行草偃。」[62]整個時令、季節性的衛生運動之成形，大概可以從這些地方觀察出來。[63]

---

59 中國第二歷史檔案館編，《蔣介石年譜初稿》，頁379。又，「調郭琦元後方病院院長。」下月2日，又載：「郭琦元為代理軍醫處處長（王若儼因營私誤公免職）。」出自該書，頁380、383。直至1925年7月22日，又「呈請任命褚民誼為軍校軍醫處處長，未到任以前，由金誦盤代理。」見該書頁396。

60 中國第二歷史檔案館編，《蔣介石年譜初稿》，頁487。

61 中國第二歷史檔案館編，《蔣介石年譜初稿》，頁397。

62 參考胡嵩山，〈夏令衛生運動的重要性和夏令衛生的注意點〉，上海申報館編輯，《申報》（上海：上海書店，1982-1987），1936年6月16日，第4版。以及陳調元，〈衛生運動與民族復興〉，《申報》，1936年6月14日，第4版。

63 張泰山，《民國時期的傳染病與社會：以傳染病防治與公共衛生建設為中心》（北京：社會科學文獻出版社，2008），頁244-245。以及朱慧穎，〈民國時期的衛生運動初探：以天津為例〉，收入余新忠主編，《清代以來的疾

　　1925年11月23日這天下午，蔣視察野戰病院，該院呈現「腐敗不堪，傷兵飲食無時，看護乏人，煎熬痛苦，公以院長喪盡良心，只圖飽私，罔恤生命，大叱辱之。」[64]2月3日，又巡視醫院一次；[65]至11日，即查辦軍醫處處長金誦盤，乃責其失職之罪。[66]1926年2月5日傍晚時，蔣再次巡視病院，見病生呻吟，大嘆：「觸目非部下棺材，即同志呻吟苦狀，焉得不爲心摧。」[67]顯示蔣爲之甚感憂傷，至18日時，又調「勞書一（軍醫處軍醫）爲入伍生第三團衛生隊隊長。」[68]同年7月1日，發布〈北伐部隊動員令〉，下令「成立野戰衛生處，組織病院（凡三所，定名一、二、三後方病院）及野戰救護大隊，並設立衛生材料庫。」[69]8月28日又發電令：「長沙總司令部陸處長轉達金處長誦盤覽：長沙病院，著迅即推進至岳州，衡州病院如已移至株州，即將該院推進。如長沙病院推進時，該院之病傷兵，可與紅十字會醫院，或其他醫院交涉，請其代爲收容，醫藥各費，由我照付。仰迅速遵辦，毋得延誤爲要。總司令蔣。」[70]接著，在9月24日電曰：「長沙總司令部軍醫處陳（方之）處長鑒：第三軍傷病官兵，此間已到六百餘人，聞第二軍傷病亦頗多，即將續到，各兵站醫院，不敷收容。著將預備病院，迅移萍鄉袁州，開設收容所治療，以便兵站醫院隨軍推進，並宜加派醫官，多帶藥品前來爲要。總司令蔣。」[71]10月6日下午，蔣又一次至醫院探視傷兵，見傷兵在草地上呻吟，感到「心情痛楚，凍寒不忍。嘆曰：『余近檢查懈疏，使屬員玩事，士兵受苦，自問罪尚可贖乎？以後戒之！』回行營，憤悶無已。」[72]隔天，蔣又一次至傷兵醫院探視傷兵，隨即發出電令曰：

　　病、醫療和衛生》（北京：三聯書店，2009），頁358-359。
[64] 中國第二歷史檔案館編，《蔣介石年譜初稿》，頁463。
[65] 中國第二歷史檔案館編，《蔣介石年譜初稿》，頁465。
[66] 中國第二歷史檔案館編，《蔣介石年譜初稿》，頁471。
[67] 中國第二歷史檔案館編，《蔣介石年譜初稿》，頁536。
[68] 中國第二歷史檔案館編，《蔣介石年譜初稿》，頁539。
[69] 中國第二歷史檔案館編，《蔣介石年譜初稿》，頁604。
[70] 中國第二歷史檔案館編，《蔣介石年譜初稿》，頁666。
[71] 中國第二歷史檔案館編，《蔣介石年譜初稿》，頁702。
[72] 中國第二歷史檔案館編，《蔣介石年譜初稿》，頁721。

樟樹俞總監、長沙總司令部朱處長、陳處長鑒：前方各病院，多辦理不善，傷兵在院，既無被服，又缺藥料，風餐露宿，形同囚犯，每一臨視，輒為痛心。如此革命，徒重罪孽，於民無益，而親愛之士卒陷死矣！此皆兵站與前方軍醫處辦理不善，準備不周，而中正督率無方之過為尤大也。務請諸公，顧念前方傷兵之痛苦，對於病院，須格外整頓，看護周到，換藥洗衣，飲食住宿，務須清潔整齊，不使我忠勇將士，傷者加重，而重者致死也。以後每院須準備傷兵者替換之襯衣褲以被單軍毯棉衣，以收容人數之量，而準備倍數；如準備收容五百傷兵之院，務須準備千套，被服藥料亦然，茶水粥飯，尤宜清潔溫熱。吾人既不能同士卒在火線上共生死，亦當謀受傷士卒減少痛苦，務請悉心研究，竭力改良，勤勞奉公，巡查督察，不使屬員偷懶，傷者受苦，稍以求心安理得則幸矣。如何整頓？盼復！中正。[73]

　　由此可見蔣對傷兵之重視，觀察軍隊衛生事務之細膩。而新軍醫之培植，實為蔣當時最急切的政策之一。他總是認為中國的軍醫沒有專業素質，1925年8月15日，蔣在〈上軍事委員會改革軍政建議書〉即指出，軍醫在內的六個戰爭必備之專科，雖目前沒有經費難以籌辦，但可以先小規模試辦，在黃埔軍校內設專科或於其他陸軍學校歸併等，並派專人負責，以期能夠速成。[74]在8月17日時，又在行政會議中討論整頓衛生隊及各師軍醫處案，皆顯見其重視軍醫之程度。[75]而此時蔣接觸的幾位軍醫，例如金誦盤、褚民誼、郭琦元、陳方之等，當然都是西醫，沒有疑問，他們皆有在德國或日本學習西醫之背景，這點與後來英美派的軍醫很不同。[76]由於本章非探討軍醫制度，只

---

[73] 中國第二歷史檔案館編，《蔣介石年譜初稿》，頁722-723。

[74] 其他五項專科為：經理、參謀、交通、軍用化學、炮工等科。見中國第二歷史檔案館編，《蔣介石年譜初稿》，頁477。

[75] 中國第二歷史檔案館編，《蔣介石年譜初稿》，頁482。

[76] 這點還需要深入研究，這只是就蔣聘用的人初步討論而已。有關國軍軍醫的歷史，可參考楊善堯，《抗戰時期的中國軍醫》（臺北：國史館，2015）；以及司徒惠康總纂，葉永文、劉士永，郭世清撰修，《國防醫學院院史正

是突顯蔣個人的日常生活觀察，以下再將焦點轉回他自己的醫療經驗。

做為一位軍校校長，蔣此時已經有私人醫生了，例如陳方之。[77]而且至少在此時期，蔣已經奉行靜坐、運動、練拳、吐納等健身功法，這一套學自傳統中國士人保養健康的方式，應是受曾國藩或新儒家的影響。[78]當然，這時蔣仍受一些小毛病的困擾。首先，疾病與他的情緒起伏有著極大的關係，例如1925年6月23日發生沙基慘案，蔣「切齒腐心，體度高熱，朝來不自勝，已乃強起，赴省垣北校場集合士兵講話，約一小時，幾暈倒。十時回埔校，處理一切。下午，臥病於要塞部。自是日記冊上，公日書仇英標語，用以自針。」這是列強給他的恥辱，但蔣此時未有一個完整的全國領導人之視角高度，大概多是在日記中抒發個人情緒而已。另外，同年11月5日，蔣「五時起，獨步望月，旋逛公園，見衛兵枕槍馳臥，前哨無人，怒而大苦。公日：『凡所且見，無不令人痛傷，嗚呼，吾黨，如何能完成革命耶？』」[79]至11月18日，「公因副官處人員辦事玩忽，恚甚，以物擲地，幾欲殺人矣。」[80]足見蔣脾氣依然火爆，部屬的日常生活有欠規矩，常導致他怒不可抑。1926年2月18日，蔣甚至感覺「公私兩敗，內外夾攻，欲憤而自殺。」[81]故蔣時常反省自己的壞脾氣，希望能靜養心性、不亂說話，行為不要輕浮躁動來勉勵自己。[82]這也是蔣個性上的特色：蔣常被人認為望而生畏，不愛說話，其實這是蔣一

編》（臺北：五南，2014）。

[77] 王舜祁，《早年蔣介石》（北京：團結出版社，2008），頁62-63。陳是蔣的同鄉，北伐時擔任過國民革命軍總司令部軍醫處處長。關於其事蹟介紹，參考祖述憲，《思想的果實：醫療文化反思錄》（青島：青島出版社，2009），頁119-133。

[78] 陶涵（Jay Taylor）著，林添貴譯，《蔣介石與現代中國的奮鬥》上冊，頁78。

[79] 中國第二歷史檔案館編，《蔣介石年譜初稿》，頁437。

[80] 中國第二歷史檔案館編，《蔣介石年譜初稿》，頁461。

[81] 中國第二歷史檔案館編，《蔣介石年譜初稿》，頁539。

[82] 蔣與部屬談話時嘗謂：「近日性躁心急，若不於此時靜養心性，則後更難期。需於『言不妄發、行戒輕躁』二語勉之。」出自周美華編，《蔣中正總統檔案：事略稿本》第2冊，民國16年9月8日，頁17。

種內斂的表現，可能有時也在克制自己的脾氣，但絕不代表蔣不在觀察和他
見面的每一位人之舉止行為。事實上，在他仔細觀察人或環境後，通常已有
自己的定見，只是不說而已。[83]

其他像是感冒頭疼類的小病，也有記載。例如1926年6月8日，蔣「回
東山寓，體熱高至一百度，發汗，當夜復元。」[84]同月29日，「傷風又
作」。[85]1926年7月19日晚，「以傷風早睡」；隔天，蔣又「體發熱，精神困
頓，屏紛攝養」。[86]這都還算是比較小的毛病。更令蔣困擾的，可能是鼻病、
牙痛和梅毒等病。1925年7月2日，《年譜》記載蔣入頤養院割治鼻瘤。[87]8日
時，「在長洲司令部辦公，因勞苦過度，（鼻）血管破裂，甚險急。」隔
天，又繼續流鼻血不止。至10日上午，情況為改善，跑到醫院就診，沒想到
在門口即撲倒、竟不省人事。被緊急扶上床，約過十分鐘，醫來輸血。原來
是填塞鼻孔的手術不良，「熬痛不堪」，晚上並住進醫院。11日，醫生要取
出鼻中塞布，竟又取不出，蔣痛苦難耐，至中午方才取出，整個過程「如解
倒懸」，凡住院（頤養院）共十二天。[88]對於蔣的鼻病，陳潔如有如下之回
憶：

　　突然間介石竟罹患了一次嚴重的鼻出血症。大量鼻血流了出來，
我嚇壞了。我再怎樣嘗試也無法使流血停止。我使他躺下仰臥，給他
敷上幾條冰冷的濕毛巾，仍然無效。最難辦的是，他拒絕安臥不動，
我請校醫急急跑上樓來施行急救，但是他也無力止住那些慢慢流出的
血。既然這樣，我就想趕快將介石送往醫院。雖然他不斷表示抗議：
尖銳刺人的抗議，但我不理，仍將救護車叫來。「我不要去醫院。我

---

[83] 翁元口述，王丰記錄，《我在蔣介石父子身邊的日子》（臺北：圓神出版
　　社，2002），頁51-56。

[84] 中國第二歷史檔案館編，《蔣介石年譜初稿》，頁596。

[85] 中國第二歷史檔案館編，《蔣介石年譜初稿》，頁603。

[86] 中國第二歷史檔案館編，《蔣介石年譜初稿》，頁622。

[87] 中國第二歷史檔案館編，《蔣介石年譜初稿》，頁383。

[88] 中國第二歷史檔案館編，《蔣介石年譜初稿》，頁392-393與396。

有太多的工作要做！」（筆者按：蔣叫著）在許多方面，我總是軟弱讓人，但遇到這椿事，我不聽他的，決心一意孤行。在醫院中，醫生說我做對了，因為這個病很嚴重。他稱這病為「鼻症」（epistaxis），是由一種小腫瘤造成的。用藥一小時後，流血止住一些，但未完全停止。介石流了太多血，因而感覺身子很虛弱。他眼睛閉著，滿面愁容，氣色非常蒼白，真把我嚇昏了。[89]⋯⋯醫生嚴格要求病人靜止不動，但介石短暫休息一會之後，看見血不流了，便要回家。他真是一位頑強的病人，拒絕聽醫生的囑咐。他不時要說話，到處轉動，於是又淌血了。護士照醫生的交代處理，才將血止住。下午黃昏時，醫生再來，叫我多對介石說話，藉以防止他自己多說話。⋯⋯第二天一早，醫生來給介石開更多藥物，但這位病人還是不能安靜，不肯躺住不動。醫生只許他進飲鮮橘汁。每一餐，他都堅持要我用一支吸管親自餵他，這種種怪相簡直就像一個難纏的嬰兒。介石甚至拒絕護士小姐們服侍他，使她們都有受侮之感。他硬要我給他做每樣事情。他只於心中願意的時候，才肯喝下橘汁，因此我不得不又要給他逗趣，又要顧到他心中的奇思異想，這種工作真是難上加難。[90]

　　如果陳潔如的話可信，至少可以看出蔣是一位不太合作的病人，有「私」一面的硬脾氣，或許也有為「公」不得不起身去處理公事的強烈責任感。至於牙齒的毛病，也長年困擾著蔣，例如1925年5月25日，蔣牙痛；[91]在8月19、20、21、22日，蔣又陸續治療牙齒。[92]1926年7月2日，也有醫牙的記載，[93]至當月11日，找了一位湖南湘雅醫院的外國醫師來幫忙拔牙，這位外國醫生對蔣的看法是：他不像一般中國人「東問西問」，很乾脆接受治療。[94]牙

89 陳潔如，《我與蔣介石的七年之癢：陳潔如回憶錄》，頁191。
90 陳潔如，《我與蔣介石的七年之癢：陳潔如回憶錄》，頁191-192。
91 中國第二歷史檔案館編，《蔣介石年譜初稿》，頁364。
92 中國第二歷史檔案館編，《蔣介石年譜初稿》，頁482-483。
93 中國第二歷史檔案館編，《蔣介石年譜初稿》，頁605。
94 陶涵（Jay Taylor）著，林添貴譯，《蔣介石與現代中國的奮鬥》上冊，頁77。

齒的毛病，在日後還不時地出來困擾著蔣。

　　至於蔣得梅毒之事，《陳潔如回憶錄》中也有不少記載。陳潔如一開始發現她身上長了疹子和像是癬的紅疤，蔣帶其去看一位好友：李（Tien li）大夫。據陳言這位醫師是柏林海德堡考克學院及漢堡特羅本學院的畢業生，專精細菌學和性病。後來陳潔如接受了梅毒血清診斷法（Wassermann test）的檢驗，證實她已罹患梅毒，陳對此結果非常生氣，蔣則解釋說：「這病是輕度的，用六〇六針藥就可以完全治癒。」這是蔣自己的舊毛病。[95]而對於梅毒，在民國時期並非絕症，好好控制確實可以治癒。可以看出，蔣還是信任具有德國醫學背景的西醫，而細菌、免疫等現代醫學名詞，蔣應該都不陌生。更為重要的是，蔣許下了放棄飲用所有酒類，甚至茶和咖啡的誓言，用以彌補他將疾病傳染給陳的過錯，而他後來真的做到了。[96]和陳的這段往事，顯示蔣漸漸形成並且強化自我身體之「自省」、「修身」的功夫，蔣在認識宋美齡（1898-2003）之後的自持，可說有目共睹，自不用多說。[97]至於蔣得

---

[95] 陳潔如，《我與蔣介石的七年之癢：陳潔如回憶錄》，頁105。

[96] 補充，據陳潔如言：「李大夫在我臂上做了六〇六靜脈注射，向我說：『妳打針十次，就可痊癒，就是說如果妳有耐心繼續治療不斷的話。我現在要很坦白地告訴妳，淋病菌進入妳的身體；或者確切點說，妳的輸卵管或卵巢之後，可能使妳不能懷孕。但是，妳的病情算是輕度的，所以如果妳繼續治療，就不必為此擔憂。』事畢後，我走進候診室，輪到介石進入大夫的診療室了。他打過針後，李大夫告訴他：『你在結婚前，本應先完成你前次的治療。但你沒有等待充分的時間，求得完全治癒，因此你傳染了你的夫人。從現在起，你必須繼續這個治療，以求完全康復。你原已患有附睪炎（epididy-mitics），已經使你不育。今後你恐不可能再生育孩子。』為了表示他之悔悟，介石對我起誓，如我答應不離開他，從今而後，他將放棄所有烈酒、普通酒，甚至茶和咖啡。」出自陳潔如，《我與蔣介石的七年之癢：陳潔如回憶錄》，頁106-107。陳的回憶不見得完全正確，也有可能是醫生的診斷有誤，因為蔣日後確實讓宋美齡懷孕，可惜最後以流產告終。見陶涵（Jay Taylor）著，林添貴譯，《蔣介石與現代中國的奮鬥》）上冊，頁108。

[97] 陳三井訪問、李郁青記錄，《我做蔣介石「御醫」四十年：熊丸先生訪談錄》，頁120-121。

梅毒，或許遠在其擔任軍校校長之前；及至擔任校長之時，他已經非常注意
個人身體與行為之間的克制、禁欲與健康的關係；1925年11月4日時，他著文
痛揭軍官弊端，談到：「駐軍繁華靡麗之廣州，少年軍人血氣未定，逸則思
淫，每當夕陽西下，聯翩外出，深夜不歸，或竟連霄外宿，連上床舖等於虛
設，而此種行動，尤以連長為多，蓋以連長握有經濟之權，而身體亦較自由
故也。」[98]這已經說明蔣體認到過度「身體自由」本身是有害的，身體需要被
控管，控管是為了整個國族之提升，否則它將造成一個人的貪縱享樂。蔣後
來屢次把這種身體自我控管的重要性和淫蕩、浪漫等負面語彙相互對照。至
1934年5月，蔣對空軍訓話時就說：「如果品德不好，也往往足以摧毀身體。
例如行為浪漫、放僻邪侈，就可以發生殺身之禍。如前次美商駕了一架運
輸機，從空中掉了下來，就是因為他在前一天晚上喝酒跳舞，到了飛行的時
候，還是筋疲力竭，酒還沒有醒的原故。又如前年在滬杭間掉下一架飛機，
也是因為他駕駛的人剛在新婚三天之後，這雖然不是品德不好亂嫖的原故，
但也可見縱慾淫心之奇禍。」[99]以這樣的思考來歸納意外之原因，是否過於
武斷了？但或許蔣的心中真的如是想，人的品德不好，行為放蕩自由，會為
「身體」帶來極大的傷害。後來，蔣在1934年對軍官團訓話時也曾說：

　　在租界以內以及外國人所能達到的地方，有的是妓女、鴉片、金
丹、賭場、洋貨以及一切使人墮落的陷阱。用種種方法在那邊引誘你
們，要使你中國的軍人，弄得烏煙瘴氣，昏天黑地，做一個頹唐腐
敗、半死半活的糊塗鬼。所以大家要曉得，你們離開了軍官團，只將
到九江附近，或是出軍官團的大門，就有許多的邪魔和敵人的偵探看
著你。如果到了九江市內，就更有無數的敵人，用種種方法在那邊引
誘你們，不使你做人，而要使你做鬼，這種環境是何等的險惡，所以
我們要格外的當心，格外的自重自愛，不可隨便放鬆、浪漫一點。把

98　中國第二歷史檔案館編，《蔣介石年譜初稿》，頁436。
99　高素蘭編，《蔣中正總統檔案：事略稿本》第26冊，1934年5月20日，頁154-
　　155。

自己的高尚人格和寶貴的身體隨便蹧蹋，永遠做一個被人家恥笑輕侮的糊塗鬼。[100]

　　至於蔣攻擊共產黨時，更是用了種種類似其早年日常生活中不好的經歷來加以說明，1931年往開國民會議第四次會議時說：「凡赤匪蹂躪之區，……利用青少年好奇心理之弱點，煽惑青年男女為種種反叛家庭之慘害舉動，而社會唯一基礎之家庭為所破毀矣。他方更乘青年血氣未定之弱點，誘使一般男女自由縱慾，則家庭之新生命又為所戕賊矣。若使此種破滅社會基礎之禍患未除，則中國民族非至滅種不止。」[101]凡此種種，對身體的那種規訓、戒律、禁慾之戒律，不能不說與蔣自身的經歷與反省所得的經驗知識有關，漸漸推及至「嫖賭菸酒」都是不好的行為，[102]成了蔣日後反覆申論的一種言論趨向。

　　1925年11月7日早上6點，蔣起個大早，望見「朝旭出升，雲呈五色，頓覺神志一軒。」不自覺地喃喃自語，自云：「邇多憤氣，凡以國人萎靡不振，皆為可殺，此實已甚，戒之戒之。」[103]蔣覺得自己「殺氣」太重，但也覺國人「萎靡不振」已到極限，顯示舊時代的國民性充滿危機，這包含了精神和身體兩方面。從軍校校長的觀察視角出發，蔣已經形成了好的人格、好的衛生、好的身體這三者關係之連結。從培養軍人到改造國民，蔣邁入了下一階段的擘劃。

---

[100]高素蘭編，《蔣中正總統檔案：事略稿本》第27冊，1934年7月25日，頁158-159。

[101]高素蘭編，《蔣中正總統檔案：事略稿本》第11冊，1931年5月12日，頁132-133。

[102]對武嶺學校學生訓話時，蔣談「孝悌力田之道」時說：「……成為世界上最有用的人，堪為一般國民的模範，不愧為武嶺學校的學生，其次我們既然要積極的做好行為，作一般國民的模範，便絕對不可再學壞的榜樣、做壞的行為。譬如嫖賭菸酒這一類的習慣，格外不可沾染。」出自周美華編，《蔣中正總統檔案：事略稿本》第28冊，1934年12月25日，頁621。

[103]中國第二歷史檔案館編，《蔣介石年譜初稿》，頁437。

四、南京國民政府時期：
蔣的「私」領域日常衛生與醫療

　　基於之前的一些經驗，蔣對醫療衛生和身體之管理有一些組織性的想法，而許多政策或規範之出現，我們都要考慮其歷史的延續性，它們都不是無中生有的。有關南京國民政府時期以及之後的衛生史論述，學界研究不算少，[104]不論是從國際外交、[105]國家施政，[106]還是從地方建設，都已有不少著墨。[107]但直接從蔣的立場和視角出發的研究，還是比較欠缺的。蔣基於自己

---

[104] 參考張泰山的《民國時期的傳染病與社會：以傳染病防治與公共衛生建設為中心》；劉榮倫、顧玉潛的《中國衛生行政史略》（廣州：廣東科技出版社，2007）。

[105] 張力，《國際合作在中國：國際聯盟角色的考察，1919-1946》（臺北：中央研究院近代史研究所，1999），頁65-128。

[106] 南京國民政府時期的衛生體系建置，例如人口學者吳景超的建議以及蔣介石所發起的新生活運動，很大的程度上就是改善中國衛生的一種運動。出自（日）家近亮子，《蔣介石與南京國民政府》（北京：社會科學文獻出版社，2005），頁152-153的介紹。關於新生活運動，可參考段瑞聰的相關著作，例如：《蔣介石と新生活運動》（東京：慶應義塾大學出版會，2006）。全國性視角的研究，可參考Yip Ka-Che, *Health and National Reconstruction in Nationalist China: The Development of Modern Health Services, 1928-1937*（Ann Arbor: Association for Asian Studies, University of Michigan, 1995）。

[107] 「國家」與「地方」視角的差別與互相滲透、參照，當是可以持續注意的論題，但現在研究很多仍是從「大城市」（上海、南京、北京、廣州）視角出發，例如：彭善民，《公共衛生與上海都市文明（1898-1949）》（上海：上海人民出版社，2007）、余新忠主編，《清代以來的疾病、醫療和衛生》，頁139-156、357-370所收錄之論文。另有潘淑華，〈民國時期廣州的糞穢處理與城市生活〉《中央研究院近代史研究所集刊》59期（2008），頁67-96。只有少數研究漸漸開始注意到其他次級的地區或省分之狀態，例如吳郁琴，〈南京國民政府時期江西衛生防疫體系述論〉，《江西財經大學學報》6期

所見所聞的想法或檢討日常生活之點點滴滴，在新生活運動以前，其實早已
累積了大量的、有關衛生之想法。究言之，私領域之經歷不見得一定會成為
公領域的一種實踐，雖然它們有時是密切相關的；另一個更重要的意義應該
是，我們希望來看看做為一個平凡人的身體、一位國家領導人身體，在此時
的一些日常生活經歷。

　　首先，蔣每每掛在嘴邊的，還是他在日本讀軍校時的身體經驗與追求
健康的方法，並經常拿出來和他的部屬分享。他說：「我少年時體格就不
好，到20歲以後，到日本學陸軍，在高田聯隊入伍的時候，自己才加意鍛
鍊，在積雪最深的地方，我自己用雪來擦身體，並在冬天用冷水洗澡，這樣
刻苦鍛鍊，後來我身體才慢慢強健起來，身體強健，精神也當然好起來。我
根據自己的經驗，就可以斷言，好的身體天生成的只有5分，其餘5分全靠鍛
鍊。」[108]可見蔣認為個人身體的健康要靠後天自我鍛鍊，他對健康的追求，
常展現一種個人主義式的自信。甚至，蔣會將這種個人經驗告訴正在患病的
友人或部屬，強調自信和自我鍛鍊的重要。例如蔣光鼐（1888-1967）因病請
辭其職務，蔣介石回電慰勉時說：「精神愈用則愈出，志氣愈提則愈盛。盼
以強毅之氣，奮克敵之誠，則宿恙亦當不難霍然。」[109]此話前二句乃出自曾
國藩所言，只是蔣把原本「陽氣」改成了「志氣」，融入蔣自己的解釋。[110]

　　在中原大戰後，蔣發了一陣牢騷，他認為檢討這次戰爭中軍隊所暴露
的缺點，就是軍人體格不好，甚至不及敵人。蔣認為軍人體格不好一定精神
不好，什麼都做不成，他分享自己鍛鍊體格的經驗：「我們在從前求學時
代，功課上並沒有注意到鍛鍊體格，但我自己要希望體格好，便想方法去鍛
鍊，用各種方法去實地練習。早晚用冷水洗身，一早起來，無論怎麼冷的天

（2010），頁89-93。

[108]高素蘭編，《蔣中正總統檔案：事略稿本》第22冊，民國22年9月20日，頁
526-527。

[109]周琇環編，《蔣中正總統檔案：事略稿本》第9冊，民國20年1月17日，頁
458-459。

[110]李鴻章編，《曾文正公全集‧家書》（長春：吉林人民出版社，1995），冊
8，卷5，頁5231。

氣，一定用冷水洗臉；洗臉以後，還做各種運動，所以到於今雖已40多歲，體格還並不覺得減退，希望以後大家都能十分注意。學校的教育，第一就是體育，體育好了，才可講德育、智育；如體育不好，那德育、智育也就不能長進。」[111]另一個有關身體的則是表現於動作上的要求，蔣認為這次戰爭本軍在「體操技術」與使用「大刀拳術、跳高跳遠」等方面都略遜敵人一籌，他說：「敵人能用大刀同我們步槍、機關槍衝鋒，始終沒有間斷過，由這一點看來，就可知敵人技術的精熟。技術精熟了，對於自己的膽量志氣都能長進。所以以後對於拳術及大刀等的使用，以及各種跳高、跳遠等等，格外要多加學習。」[112]這是談鍛鍊的內容，除了西方之體育運動外，蔣也不排斥做些傳統的「國術」運動，這是非常特別的論述。

　　除個人經驗外，還有蔣在日常生活中的所見心得。蔣認為中國人體格和精神都太虛弱了。他看到租界區的外國軍隊和警察，談到：「在馬路上行軍或出操時，多麼整齊有精神，體格又多麼強壯，其實這些軍隊在外國的防軍中並不算好，但是和我們比較起來已覺好了。強壯、整齊、清潔這六個字，是軍人最要奉守的。」這大概已經形成後來新生活運動中的某些想法，而且他基於經營軍校之經驗，認為身體強壯不難達到，只要施以「三個月良好的訓練」，壞身體亦能變好。[113]而且蔣認為，身體不好，精神必定不好，這種人「什麼事都不能做」。如果中國人體格可以強壯，那外國人一看就不敢欺負中國人了，改變衰弱的身體，就可以扭轉中國人衰弱的國族形象。蔣甚至認為，軍人什麼術科和學科強都沒有用，因為身體一衰敗，「便什麼都要打消」。[114]而中國人身體衰弱的「病夫」形象，蔣認為是長期處在帝國主義壓迫下，中國人養成了一種「萎靡懦弱的習慣」，從彎腰駝背、浪漫腐敗，一

---

[111] 周琇環編，《蔣中正總統檔案：事略稿本》第9冊，1930年10月20日，頁62-65。

[112] 周琇環編，《蔣中正總統檔案：事略稿本》第9冊，1930年10月20日，頁65。

[113] 吳淑鳳編，《蔣中正總統檔案：事略稿本》第6冊，1929年8月24日，頁439-440。

[114] 吳淑鳳編，《蔣中正總統檔案：事略稿本》第6冊，1929年8月24日，頁436-437。

直到沒有紀律和精神不佳、衣服穿不整齊等作為外在衰弱之表現。[115]

　　蔣在這些方面的觀察非常細膩入微，可以說他平時就非常注意人的舉止、禮貌、規矩、整潔等這些外在身體表現，做為評斷一個人的標準。熊丸曾回憶說：「蔣先生很重視時間觀念，所以要見蔣先生，必須提早半小時到才行。」見客時，蔣「很注意對方的服裝、儀態，以及講話方式，談過話後還會在見客名單上畫勾。在見客名單中每位客人的名字上都有四個框，蔣先生將勾畫哪個框，對每位請見或約見者的未來前途，都將有極大影響。」[116]而其日常遊歷、省親所見，也往往可以展現他討厭骯髒、不整齊、不衛生的個人主觀認知，例如蔣在1931年4月回到故鄉時，即抱怨說：「滿地都是牛糞，骯髒得不成樣子。」[117]12月在故鄉時，蔣在早上至樂亭，「修整室屋，潔治器物。」蔣去做的竟然是整理清潔屋室。[118]隔年1月，蔣在故鄉接見族人，舊地重遊，「會見外家上下輩多人，歡甚，巡視舊屋，見樓上不如從前整潔，公又憂之。」[119]至1933年初，蔣又再次掃墓時，則有這樣之經歷：「上午會客後謁祖考及考與亡弟瑞青墓，見封植加修墓地，皆比前整潔，良以為慰。」[120]這些記載，可見蔣把「整齊清潔」不只代表他對人的要求，環境上的美觀整潔，也是其極為重視之事，而這些環境都會影響蔣的心情與觀感。又有一則故事，乃出自熊丸的回憶，他說：

　　……傳說德國總統曾請德國大使程天放吃飯，程天放拿起手巾擦了叉子，德國總統馬上叫人換了一副叉子，不料換了叉子，程天放又

---

[115] 吳淑鳳編，《蔣中正總統檔案：事略稿本》第6冊，1929年8月19日，頁419-420。

[116] 陳三井訪問、李郁青紀錄，《我做蔣介石「御醫」四十年：熊丸先生訪談錄》，頁58。

[117] 高素蘭編，《蔣中正總統檔案：事略稿本》第10冊，1931年4月9日，頁415。

[118] 周美華編，《蔣中正總統檔案：事略稿本》第12冊，1931年12月24日，頁482。

[119] 周美華編，《蔣中正總統檔案：事略稿本》第13冊，1932年1月6日，頁17。

[120] 高明芳編，《蔣中正總統檔案：事略稿本》第18冊，1933年1月1日，頁2。

擦，主人又吩咐再換一副，大家都說程天放不懂餐桌禮儀。有一回程
天放和蔣先生一塊吃飯，蔣先生便對程天放說：你們做外交官的人，
餐桌禮貌一定要注意。程以為蔣指的是這項傳言，急忙辯解說那是謠
傳之故事，蔣立刻回應說：「我不是說那回事，而是要你吃飯不要發
出聲音」。[121]

　　可見蔣時時處在一個「觀察者」的角色，而他也常覺得別人（特別是外
國人）在不斷「觀察」中國人的缺點。蔣深信透過這些細微的觀察，很多缺
點都可以被指出來並加以改正，所以談蔣在政治領域的規劃，就不能忽略蔣
這種來自個人的細微觀察。

　　至於這段時期，蔣已漸漸具備國家領導人的視野，操煩之事也更多了，
這讓他的身體和情緒都不時的出現一些小毛病。例如1929年10月9日這一天，
蔣「上午批閱，到政治會議，手撰告國民書。下午會客、休息，嘆曰：『衛
生不講，體力衰弱，將何以對所生也。』晚到湯山沐浴，浴畢，即回京批
閱，至深夜始睡。」[122]可見蔣認爲體力不佳也是一種「不衛生」的體驗，而
且蔣總是會和儒家的孝道連結在一起，當他身體不佳時，蔣常常歸結於是自
己脾氣不好，導致身體發生疾病，有失孝道。例如他曾說：「今日兩次發
怒，肝火之旺，必損內臟，奈何不愛惜父母之遺體如此哉？且凡事之錯於
怒時甚多，故古之聖賢於戒怒懲忿，必大用其功，余尙能希賢希聖，以到於
希天乎？」[123]蔣用了傳統醫學的「肝火」來說明損傷內臟和其背後不孝的意
義，耐人尋味。蔣常常在談到自己脾氣時，就會舉中醫的理論或歷史來說明

---

[121] 陳三井訪問、李郁青記錄，《我做蔣介石「御醫」四十年：熊丸先生訪談
　　錄》，頁98-99。在記載上，臺版本略有不同，特別是稱謂部分，可以互相參
　　照：《熊丸先生訪問記錄》（臺北：中央研究院近代史研究所，1998），頁
　　91。

[122] 吳淑鳳編，《蔣中正總統檔案：事略稿本》第6冊，1929年10月9日，頁575-
　　576。

[123] 高素蘭編，《蔣中正總統檔案：事略稿本》第10冊，1931年2月17日，頁
　　138。

身體的狀況或勉勵自己，例如謂：「本週體氣皆好，惟以所部辦理不力，心甚躁急。」[124]中國醫學素重精、神、氣，這些都是蔣形容自己身體狀況時常用的語彙。又有一次蔣早起自省曰：「余近來心急氣浮，故言行皆不穩重，呂新吾有言：『意念深沈，言辭安定，艱大獨當，聲色不動』，余何不能如此哉？昔秦有良醫曰和、曰緩，漢有大度良相名曰劉寬，『寬和』二字，當爲余之藥石名，速服此藥，以期病瘳。」[125]醫和、醫緩乃戰國時代名醫，蔣對中國醫史恐怕也略有涉獵？應該是蔣閱讀《左傳》的心得吧。[126]而蔣常常覺得身體的毛病，皆與自己的心情或脾氣有關，例如《事略》記載：「傍晚，公覺腦痛如刺，因自省曰：『吾其病根已深乎？何不保養父母之遺體耶，何不達觀於宇宙之外耶。』」[127]當蔣覺得精神不濟時，他也會小休片刻，但還要找個理由來說服自己，例如蔣有一次要凌晨一時出發至另一地巡視，準備已經妥當，他還是要抽個時間補充睡眠，並說：「不敬其身，不愛精神，亦不可也，戒之！戒之！」大致他還是從身體和精神兩者之健康來思考。[128]

　　蔣把自己的身體設定爲國家領導人的身體，而不只是一種「個人」的私有身體，所以蔣常常會爲了公事，而呈現一種不願看醫生，硬撐下去的脾氣與自信，1931年3月10日記載：

[124] 周美華編，《蔣中正總統檔案：事略稿本》第23冊，1933年11月4日，頁366。

[125] 周美華編，《蔣中正總統檔案：事略稿本》第13冊，1932年3月30日，頁510。

[126] 醫緩與醫和的故事，最早皆出於《左傳》。參考《十三經注疏·左傳》（臺北：藝文印書館，1989）第6冊，卷26與41，頁450與708-710。可見蔣讀得很細，因為這兩位醫者的事蹟並無蔣解釋的「和緩」之意。僅有在後世《通志》一書中，表示「緩」和「和」同音，認為醫緩與醫和可能是同一人，但兩人出現的年代相差甚遠，應該仍是兩人。

[127] 周琇環編，《蔣中正總統檔案：事略稿本》第9冊，1931年1月16日，頁457。

[128] 高素蘭編，《蔣中正總統檔案：事略稿本》第11冊，1931年7月7日，頁363。

晚醫生來檢查公之身體，體溫九十七度，脈搏六十六跳，血壓九十度。公因而自嘆曰：「吾之身體虧損如此，將何以擔任國家大事哉？嗚呼！思我陣亡將士之可憐，念彼頑固政客之可恨，處境困難如此，我身安得而不虧損？然吾身雖弱，吾心自壯，吾氣自雄，吾惟自求其無愧於心，生死以之可也。」[129]

11月16日又記載：

公昨夜十二時後睡，今晨四時而醒，覺腦暈甚烈且痛，欲起床不能。六時，聞鐘聲乃強起，行虔禱如常，然精神與肢體皆甚疲乏，且身有熱度，不願就醫。會客後，立即往開代表大會開第二次正式會議，仍為主席。[130]

不管個人身體之狀況如何，蔣總是會想到那些忙不完的公事，甚至有時對軍校學生或警察訓話完畢後，回到官舍後還自我肯定說：「今日訓話必有效果也。」但經過一天勞累或憂心後，往往眩暈、失眠、發熱等身體不適之症顯現，還要自我勉勵一番：「身負鉅責，敢辭勞乎？」當天晚上，蔣對另一團體竟訓話至晚上12點，可謂備極辛勞。[131]

蔣雖然有時對一些身體上的小毛病採取硬撐的策略，但有一個始終困擾他的疾病，他不得不去面對的，就是牙痛問題。1934年底，蔣經歷的一連串牙痛和拔牙的夢魘。11月28日這天，《事略》記載：「公以牙疾修養在家，然仍批閱擬電令如故。即見王寵惠、孔祥熙等，謂對胡（漢民）妥協，使其出洋，對倭諒解，使其對俄」云云。[132]隔天立刻「拔除病牙兩枚」，還不

---

[129] 高素蘭編，《蔣中正總統檔案：事略稿本》第10冊，1931年月10日，頁256。

[130] 周美華編，《蔣中正總統檔案：事略稿本》第12冊，1931年11月16日，頁316。

[131] 吳淑鳳編，《蔣中正總統檔案：事略稿本》第14冊，1932年4月11日，頁71。

[132] 周美華編，《蔣中正總統檔案：事略稿本》第28冊，1934年11月28日，頁499。

能稍事休息，痛苦中仍「與王寵惠、孫科等討論問題。」[133]眞可謂一刻不得閒。又至12月2日，《事略》記載：「公因牙疾，拔除上顎當門牙兩枚，仍批閱看書。」[134]至4日，竟又「拔除上顎左前方病牙二枚，因其骨內尙有隱牙，醫生想破骨取去，用鐵鎚硬拷，終不能破，仍未拔出，而流血較多，公精神仍旺，病中仍批閱看書，未嘗休息。」[135]這些文字讀來有點慘不忍睹，不知蔣的牙患了何病？但還沒結束，雖6日時，蔣「牙病漸癒，牙根腫漸退，仍假眠批閱，研究各種計畫、會客。」[136]但至隔天早上，「公延醫拔除下顎大牙一枚，喟然嘆曰：『是乃最後之病牙也。夫禍患之來，長生於微，亦猶是也。非拔本清源，則患常間而作。今病牙既除，精神安逸，吾其除國中害人之最大者乎。幸赤禍痛剿殆盡，吾其專心併力於攘倭呼，此乃復興民族所必經之步驟也。』」[137]這一拔，總共失去7顆牙，蔣可謂在牙痛問題上受了不少苦，但還是沒有完全好，在西安事變後，牙竟又痛了起來，這是後話。在抗戰之前，除西安事變時意外導致的脊椎傷害外，蔣未有其他大病纏身。1934年10月26日早上，蔣曾至協和醫院檢查身體，下午會客後，晚上又至醫院就寢。27日記載：「公在北平協和醫院檢查身體，肝胃腸膽皆無恙。」28日則繼續檢查體格，均健全無病。一直至29日，繼續檢查身體，則是「各部皆甚強健，毫無病狀。」[138]

[133] 周美華編，《蔣中正總統檔案：事略稿本》第28冊，1934年11月29日，頁501。

[134] 周美華編，《蔣中正總統檔案：事略稿本》第28冊，1934年12月2日，頁514。

[135] 周美華編，《蔣中正總統檔案：事略稿本》第28冊，1934年12月4日，頁521-522。

[136] 周美華編，《蔣中正總統檔案：事略稿本》第28冊，1934年12月6日，頁527。

[137] 周美華編，《蔣中正總統檔案：事略稿本》第28冊，1934年12月7日，頁529。

[138] 周美華編，《蔣中正總統檔案：事略稿本》第28冊，1934年10月26-29日，頁365-372。

　　蔣也常關心部屬、朋友、妻子的病情，從這類電文往返中，都可以窺見蔣的一些醫療與身體觀。首先，蔣對身體的小毛病雖常採忽略或硬撐之策略，但對宋美齡的病倒是呈現一絲不苟、謹慎爲上的態度。宋在1936年患病時對蔣說：「新藥俟詢醫生購就即寄，妹日來頗感不適，昨日轉劇，嘔吐六次，心跳慢弱，今日已略好，諒無大礙，請釋遠注。」蔣則回覆表達關心之意，除詢問疾病爲何外，也說：「最好能入醫院靜養也。」[139]這是他對愛妻的關懷，但他對自己健康之要求，則未必如此細緻。1935年7月，何應欽報告蔣，言汪兆銘膽結石舊疾復發、發燒，醫生診斷後說必須開刀治療，汪還未決定怎麼辦。蔣則回覆，他甚掛念汪之病情，請汪務必安心調養，必可康復，希望汪持續向他說明病情，以表關懷之意。但蔣在這封電稿上還加上了：「最好能不用手術治療」的個人見解，而汪後來回報蔣，說明膽囊化膿之情形，蔣也回覆：「總以力避施用手術爲宜。」可見蔣對外科手術仍抱持不信任，非不得已不要開刀之態度甚明，[140]這或與蔣曾經割治鼻瘤、敲牙齒所受的痛苦、負面之印象有關吧。至於1934年，蔣曾電陳景韓（1878-1965）說，他下個月初返回盧山，請他那時來見面，而如果蔣緯國（1916-1997）可以一起前來，則希望能介紹一位叫密拉醫生來割治蔣的喉症。[141]可見若非不得已要動手術，蔣恐怕還是相信外國醫生的外科技術。關於醫療之先後次序，蔣也有某些堅持的原則，例如林馥生於1935年6月電蔣，報告其開刀後病況轉佳，現在是否可轉回上海看醫生，請示蔣的意見。蔣則回覆：「應以主治醫生之意見爲斷。」[142]蔣的意思應該是，是否轉地換一位醫生診治，應依原主治醫生的看法爲主。這顯示蔣認爲眞正有病就應該信任原主治醫生的意

---

[139] 「蔣中正總統文物・蔣中正致宋美齡函」，1936年11月17日，典藏號002-040100-00005-033。

[140] 「蔣中正總統文物・一般資料」，1935年7月3日，典藏號002-080200-00234-066與002-080200-00235-045。

[141] 「蔣中正總統文物・籌筆・統一時期（一一六）」，1934年7月1日，典藏號002-010200-00116-075。

[142] 「蔣中正總統文物・一般資料」，1935年6月28日至29日，典藏號002-080200-00233-090。

見。當然，真正遇到疾病時，蔣還是會帶有主觀性的選擇，包括要醫生配合他想要的治療，顯現他做為一位病人的頑強性格。

五、西安事變後：蔣的疾病醫療史

西安事變是近代中國的一個重大歷史事件，自不待多論。當時，蔣介石在逃跑時因跳牆而導致跌傷胸椎（筆者按：應該是脊椎），事變結束後，蔣到杭州西湖別墅休養，[143]各地名醫匯集該地，來為他解決身體上的病痛。一開始，蔣的私人醫療團隊顯然無法處理得宜，蔣並沒有完全恢復健康。蔣的私人醫生鄭祖穆向他報告：「西安事變時，鈞座脊椎受傷，當蒙召職診治，瞬已四月。……即日以來，鈞座腰部之疼痛而言，實足以證明脊椎之損傷迄未告癒，而又發現牙齒與肩部之隱痛，更可證明鈞座不惟體健未復，且加風濕診象，設不早為根本療治，前途將生變化。」過幾天，鄭又報告蔣，說到：「應立即會同牛醫生於京滬間擇一設備完善之醫院再施行一次檢查，於必要時或再

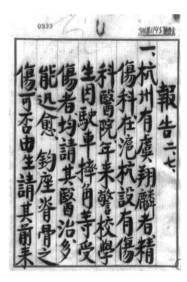

▲圖一　戴笠寫給蔣介石，推薦中醫的信。（現藏於國史館）

加聘骨科專家會商根本治療辦法，以期早復康健。雖國事紛繁萬機待理，鈞座固不可一日小休也，特以傷病之身，此時不加診治則遷延日久，影響於鈞座健康甚大。」[144]可見經過鄭等人一段時間之治療，蔣的傷並未好轉，還顯

---

[143] 黃厚璞，〈我為蔣介石、汪精衛、宋美齡治病經歷〉，《文史精華》1期（2003），頁54。

[144] 「國民政府檔・蔣中正骨傷診治」，典藏號001016142023 006a-009a。「牛醫生」指的可能是牛惠霖（1889-1937），以下黃厚璞的回憶可以證明，但是，

現風濕、牙痛和肩痛等問題，加上蔣的公事繁忙，康復之日似遙遙無期。顯見西安一摔，後果甚嚴重。蔣的愛徒戴笠（1897-1946），則大膽提出讓中醫來治療的構想，戴笠報告蔣說：「杭州有虞翔麟者，精傷科，在滬杭設有傷科醫院。年來警校學生因駛車、摔角等受傷者，均請其醫治，多能迅癒，鈞座脊骨之傷，可否由生請其前來診治，因醫傷科，中醫有時實勝於西醫也。」[145]可惜蔣並未採信，蔣對於這類難治的疾病，還是相信西醫的診斷。這種選擇中西醫問題，對於政治上的大人物而言，往往取決於病人自身之喜好。戴笠就非常相信中醫，在抗戰後，中醫陳存仁曾接到一位自稱馬先生的電話，說要請他診病，來到其宅邸後，投了名片由兩個人帶入宅中。那兩個人說找不到「馬先生」，要去打電話，獨留陳一人在宅中，陳因緣際會，曾看過這個宅邸的設計圖，他知道此宅有「機關」，他回憶說：

　　正在這時，我見到機關密室的按鈕，一時好奇心起，隨手把按鈕一按，一扇門應手而啟，裡面有一個人，正在剃鬚。一見到我，他神色駭然地問：「你是誰？」我說：「我是陳存仁，有一位馬先生請我來看病的，有兩個陪我的人因為找不到馬先生，已到樓下去打電話。因為在造樓時，我知道這地方有密室的按鈕，所以試按一下，就走了

根據「特交檔案」中的記載，其弟牛惠生（1892-1937）於西安事變後曾為蔣氏所作之健康檢查報告，可以得知「牛醫生」為「牛惠生」的可能性也相當大。而據張聖芬撰〈民國醫界魁楚牛氏兄弟〉一文中，稱施肇基之子施思明回憶曾在牛惠生處看過蔣氏背部的X光片，所以極可能是其弟牛惠生，或不排除兩人都有參與診治。當然，他兩人同為民國時期重要之西醫，牛氏兄弟於1928年創立了上海骨科醫院，是中國第一家骨科專門醫院；弟弟惠生更是北京協和醫院的第一位本國籍骨科醫生。兩人事略參見鄧鐵濤、程之范主編，《中國醫學通史：近代卷》（北京：人民衛生出版社，1999），頁533-535。以及黃厚璞，〈我為蔣介石、汪精衛、宋美齡治病經歷〉，頁54。宋美齡與牛氏兄弟其實是表兄妹關係，牛氏兄弟的母親為宋美齡姨母，蔣氏對兩兄弟亦十分器重。以上註釋之修飾，感謝審查委員的提醒與指正。
[145]「國民政府檔·蔣中正骨傷診治」，典藏號010016142023 004a-005a。

進來。」那位剃鬚的人笑了起來，說：「請坐，我就姓馬，希望你以後不要對任何人講起這個按鈕。」說罷我就坐下來，等他修完鬚。他一面說：「我向來喜歡吃中國藥，新近，我的頸項間生了一個大核。有兩個中醫看過，他們消來消去消不掉，現在經過時先生介紹，請你來看一下。」這位馬先生說：「用什麼醫法，就由你做主，不過我不願意接受刀割，或是用藥使它腐爛。」[146]

　　後來陳將之治好，那個人給了陳一塊金錶和一張他的照片，上有簽名，這時陳才赫然發現，此人即大名鼎鼎的戴笠。

　　蔣不採用中醫之治療，並不意味著蔣討厭中醫藥，因為在同一卷檔案中，確實有證據顯示蔣在此之前曾將某人提供給他治療傷科、外科的著名中藥「雲南白藥」交與鄭祖穆，並委託全國經濟委員會衛生實驗處化學室來進行分析，最終的化驗結果顯示：「結果呈澱粉及植物膠之反應，不含一般贗鹼或金屬毒質。」[147]這分報告歷時三年才化驗出來，蔣在受傷時才想起去詢問鄭醫師化驗之結果，頗令人感到費解。當時楊慶恩於1934年就已經將該藥申請註冊，就其成份而言，確實有治療跌打損傷之用。[148]但也許蔣最終仍未

---

[146] 據陳言，是時壽彰介紹陳給戴認識的。關於戴笠之病狀，陳所言為一種外科疾病，他說：「我細細地在他那核子上摸了好久，說：『這種核子，輕的叫虛核，小孩子玩得太厲害或發熱之後，常常生這種核；但是大人生的多屬癧核，俗稱癧串，會一顆一顆地連串起來，更重的就叫做瘤，成了瘤，便有性命出入了。』這位馬先生機警得很，他問：『某君生過毒瘤，我是不是這個病？』我對他說：『絕對不是，瘤是結塊之狀，推都推不動的。你的核是活動性的，不過是比較大的癧癧而已。』馬先生聽了我的話，心就安了下來，說：『用什麼醫法，就由你做主，不過我不願意接受刀割，或是用藥使它腐爛。』我說：『可以可以。』如是者看了半個月之後，核消了一大半。」以上故事，出自陳存仁，《我的醫務生涯》（桂林：廣西師範大學出版社，2007），頁54-55。

[147] 「國民政府檔・蔣中正骨傷診治」，典藏號001016142023037a。

[148] 據藥品許可證記載，該成藥具有：藏紅花、川七、烏藥、鹿胎。功效正是治療跌打損傷、風濕等藥。出自行政院衛生署編印，《衛生署醫藥證照公告月

使用該藥，而是採用西醫的治療方式來治療其傷痛處。關於治療蔣的跌打損傷，蔣還是比較採信西醫鄭祖穆的意見，鄭後來報告蔣說：「靜養數月即可復原，而鈞座診治將近四月，迄未見有顯著之進步者，實以未能獲得完全之休養故也。所謂完全之休養者，即一、不辦公；二、不會客；三、不動靜。聽醫生之診治，絕不因外來任何事物而稍勞其身，照例醫治脊椎病者，須仰臥或仆臥或臥於石膏模型中數月之久，不稍移動，如是則恢復健康固易事也。」鄭以為蔣為何遲遲不能康復，是因為蔣「以國事為重」，不能盡心休養所致。並言：「茲以介卿先生治喪事畢，職意應立即會同牛醫生於京滬間擇一設備完善之醫院再施行一次之檢察，於必要時或再加聘骨科專家，會商根本治療辦法，以期早復健康。」[149]鄭的意思是應該再進行詳細檢查或會同骨科專家來治療蔣的傷，他自己也只能給些基本意見，對於蔣的狀況一時還處理不來。

現有記載，助蔣治傷最有功的醫師當是黃厚璞。黃於1965年寫下當年替蔣治病的經過。他曾就讀美國紐黑文物理醫學研究所，後來在1954年還寫過《按摩術與體育治療》一書，強調「按摩」本為中國所有，後經瑞典人在動作上加以研究，遂成為有系統的科學技術。他強調按摩又叫「機械動力治療」，與藥物配合，可收物理和化學治療合璧的功效。[150]黃於1930年回到中國，經介紹至南京中央醫院報到並工作。黃回憶說：30年代之初，物理療法在中國是非常冷門的，所以買儀器的經費上常出現問題。[151]西安事變發生後，蔣受背脊傷所苦，黃回憶說：「當時上海、南京兩地的著名華洋醫師雲集杭州診治，想盡了一切辦法，吃藥打針上石膏打支架，應有盡有。只是他背部疼痛，不時隱約出現。」後來蔣向劉瑞恆以及上海骨科醫院的牛惠霖醫生、南京鼓樓醫院的鄭祖穆等人商議，提出「叫南京中央醫院的理療科給我想個辦法？」早先，張靜江曾發生車禍，請黃治病，當時蔣就曾看過所謂物理治療的科學儀器，蔣當時就好奇地問過這些儀器有何用途？黃回答說：

刊》3期（1936），頁65。

[149]「國民政府檔・蔣中正骨傷診治」，典藏號001016142023 007a-008a。

[150]黃厚璞，《按摩術與體育治療》（北京：人民衛生出版社，1954），頁1-2。

[151]黃厚璞，〈我為蔣介石、汪精衛、宋美齡治病經歷〉，頁53。

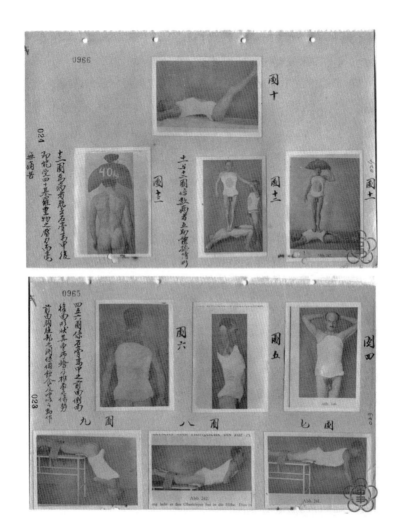

▲圖二　圖左與圖右：當時西醫呈給蔣介石參考的復健體操圖（現藏於國史館 ）

「加速癒合，其次是放鬆疼痛。」這樣的因緣際會，加上劉瑞恆的推薦，黃就受邀去給蔣治病。當時帶了一大堆醫療器材，爲了避免鬧出笑話，鄭祖穆還特別充當實驗品，先親自試了一下電流強度，才算準備完成。經過一番折騰，總算見到蔣，並開始治療，關於這段過程，黃回憶說：

蔣一見我們墊儀器的舊破毛巾，馬上瞪眼說：「毛巾怎麼這樣破啊？」我說：「這破毛巾是作機器墊的，不用作治療。」蔣轉而命令黃仁霖：「趕快給他們買幾條新毛巾！」我這釘子一碰，就更加膽怯了，生怕再出別的毛病，遂向蔣解釋治療進行中的感覺和電流增強、異常情況等等。開始治療，王委良協助放置電極、電墊，照料病人，我倆如履薄冰，如臨深淵。經二十分鐘治療後，蔣覺得背部的疼痛減輕，脊骨也稍緩鬆些，臉上才略有笑容，並說：「若是我的背脊再痛，還要叫你們來治。」我忙回答：「聽命，聽命。」

可以說蔣對新式的醫療技術的接受度頗高，至少他不排斥試試看。至於重視「破毛巾」這種小細節，也是蔣一貫的生活態度。據蔣的陳述，孫中山本來就非常重視吃飯和穿衣兩件小事，它們是「做大事的基礎」。蔣解釋說：「我們中國人不單是吃外國飯吃得不像樣，就是吃中國飯也吃得不規矩。有的凳子不坐，兩腿屈起來，甚至吃飯不用筷子，隨便用手拿，吃完以後，碗筷隨便亂丟，不管地上多髒、桌子多髒。」至於穿衣方面，蔣說：「十個人至少有九個人是頭一個扣子不扣，既然不扣扣子，那麼要這個扣子，有什麼用處呢？不扣扣子對於一個人的態度精神有很大的關係，扣起來與不扣的人比較，態度精神便差得遠了。」[152]這大概也給別人蔣什麼都管的印象吧。熊丸也回憶說：「蔣先生十分重視中國傳統禮儀，但對西式禮節也很尊重。他對自己的言行十分注意和謹慎，也十分重視請客時位子排序，每次請客一定親自排坐。……即使是請吃中餐，也是中菜西吃。」[153]和蔣相處過的人，都有一種蔣很重視細部規矩、禮節的印象。

蔣看病時也很有個性和脾氣，黃回憶說：「蔣從來也不曾讓我們再做一次，因為蔣休養作風，不是按照醫囑，而是醫生得聽病人命令，我們也習慣了。」經過這樣持續治療一段時間，蔣的病情漸漸好起來了，已能從平臥

---

[152]高素蘭編，《蔣中正總統檔案：事略稿本》第10冊，1931年2月9日，頁38-39。
[153]陳三井訪問、李郁青記錄，《我做蔣介石「御醫」四十年：熊丸先生訪談錄》，頁98。

之狀態起來，在椅子上坐著會客。[154]也幸好黃的治療發揮了一定的功用，那麼，那個困擾蔣的牙齒問題呢？熊丸回憶蔣的日常養生時曾說：「他（蔣）對自己的身體健康也很重視，對衛生也很當心。他的生活一直都很規律，最喜歡吃家鄉食物，如紅糟肉和黃魚。他因西安事變時後背部受傷、渾身酸痛，骨科醫師牛惠霖建議他去拔牙，把牙齒全拔掉後酸痛自然好轉。蔣先生聽了建議，便把牙齒全部拔掉，酸痛也果真痊癒。但裝假牙容易萎縮，兩年後假牙不適用，往往磨破口腔，形成潰瘍，要治療還要將假牙拔下，很不方便，這跟蔣喜歡吃一些軟軟爛爛的食物有所關係。」[155]原來，蔣嫌困擾，為了一勞永逸，竟把全部牙齒拔掉了！奇怪的是，1928年胡適犯腰痛，有位西洋醫生竟把胡的兩顆牙齒拔掉，以作為治療。拔牙與治療身體痠痛的邏輯，筆者到現在還是不知道，或許這也是當時「科學」的一環吧。[156]

六、國家衛生和「公領域」身體之現代性實踐

從個人的經驗，加以軍校校長的經驗，直至達到一個領導人的高度，蔣的視野逐漸寬廣，從而將過往的經驗，轉化為一種規劃現代國家衛生與身體控管技術的可能。這些內容與改革中國人國民性密切相關，蔣希望透過一些政治手段來將民眾的身體帶入現代性之中。

蔣於民國16年9月28日啟程東渡日本，其目的應為向宋太夫人求婚，順便考察日本風土民情。這次行程蔣可以說是愉快的，一來婚事已定，二來不但趁旅遊放鬆心情，日本建設之進步應該也使蔣獲益良多。蔣一到日本，就烙上了對當時日本現代化的深刻印象，他說：「港內清潔安靜，有條不

[154] 黃厚璞，〈我為蔣介石、汪精衛治病〉，《縱橫》8期（2002），頁37-38。以及氏著，〈我為蔣介石、汪精衛、宋美齡治病經歷〉，頁53-55

[155] 陳三井訪問、李郁青記錄，《我做蔣介石「御醫」四十年：熊丸先生訪談錄》，頁94。

[156] 胡適原著，曹伯言整理，《胡適日記全集》第4冊，頁325。

粢，亦不如十年前舢板尙有雜亂情形狀，亦有進步矣。」[157]後來於參訪行程中更言：「余此次來日，乃欲視察及研究十三年以來進步是以驚人之日本，以訂將來之計畫。且余之友人居日者甚多，欲趁此閒暇之機會，重溫舊好。」[158]行程中在車站所見，直言其設備之進步：「聞其全國已無無電燈之處」、「其用水壓電力之進步，與其經濟之發展，亦可想見矣。」[159]更重要的還在於人心，蔣原以爲一國物質生活與建設之進步，必會帶給一國精神上之衰退或頹廢，沒想到日本卻能物質與精神兩者兼顧，蔣當時即覺：「其興盛猶未艾也。」[160]這次的日本行也讓蔣覺得與日本合作無望，當田中義一（1864-1929）聽到蔣有統一中國的說法時，「輒爲之色變」，讓蔣感到非常失望。[161]若不談蔣對日本這小小失望的一面，基本上日本之現代化，還是給蔣很大的刺激，蔣希望中國也能走向這一條道路；另外，蔣一向重視的「衛生」、「井然有序（整齊）」和「精神」，也都融入在這次旅途所見的心得之中，與蔣的固有經驗相當符合。以下就再分成幾個小節，來簡述這段時期至抗戰前，蔣對醫療衛生與身體秩序的現代轉向中，一些比較重要的看法和思想趨勢。

（一）整齊與清潔：從修身到衛生

這一組概念，絕對是蔣認爲進步之生活與做人的最基本要件。在日常生活實踐這些概念，就是使中國走向現代化的開始。

蔣的很多想法都有延續性。當談到中國現代衛生政治或運動時，很多人都會想到新生活運動。家近亮子認爲，南京國民政府時期，充實衛生、醫

---

[157] 周美華編，《蔣中正總統檔案：事略稿本》第2冊，1927年9月28-29日，頁70-71。

[158] 周美華編，《蔣中正總統檔案：事略稿本》第2冊，1927年10月1日，頁73。

[159] 周美華編，《蔣中正總統檔案：事略稿本》第2冊，1927年10月2日，頁74。

[160] 周美華編，《蔣中正總統檔案：事略稿本》第2冊，1927年10月4日，頁77-78。

[161] 周美華編，《蔣中正總統檔案：事略稿本》第2冊，1927年11月5日，頁110-111。

療機構，是其社會建設政策的重要環節。蔣介石接受像是人口學者吳景超
（1901-1968）的建議：必須提高嬰幼兒的生存率，而建立現代化的醫院，還
領導大眾改變衛生意識，這其中最重要的運動則為新生活運動。[162]對於此運
動，胡適有對蔣的一些個人觀察，他說：

> 他（蔣）雖有很大的權力，居很高的地位，他的生活是簡單的、
> 勤苦的、有規律的。我在漢口看見他請客，只用簡單的幾個飯菜，沒
> 有酒，沒有菸卷。因為他自己能實行一種合於常識的生活，又因為他
> 自己本有一種宗教信心，所以他最近公開提倡這個新生活運動，想在
> 三個月之內造成一個「新南昌」，想在半年之內「風動全國，使全體
> 國民的生活都能普遍的革新」。我們讀他2月19日的講演，字裡行間
> 都使我們感覺到一個宗教家的熱誠。有了這種熱誠，又有那身體力
> 行的榜樣，我們可以想像他在南昌倡導的新生活，應該有不少的成
> 績。[163]

不管是簡約的生活或是一種別具宗教家信心的改革者，胡對蔣的觀察和
評價都頗為正向。而胡也注意到，這個運動是一個民族日常生活的「最低限
度」，他說：「我們看南昌印出來的《新生活須知》小冊子，所開的九十六
條（規矩五十四項，清潔四十二項）都是很平常的常識的生活，沒有什麼不
近人情的過分要求，其中大部分都是個人的清潔與整飭，一部分是公共場所
應守的規律，大體上誠如蔣介石先生說的，不過是一些『蔬米布帛』，『家
常便飯』，一個民族的日常生活應該有一個最低限度的水準。」[164]可見此運
動與蔣個人的理想與付諸實踐的關係相當密切，至於細部舉措，研究已多，
此處不再細論。

本書所強調的，是許多蔣的關於衛生和清潔之概念，其實皆源自日本

---

[162] 家近亮子著、王士花譯，《蔣介石與南京國民政府》，頁152-153。

[163] 胡適，〈為新生活運動進一解〉，《四十自述》（海口：海南出版社，
1997），頁290。

[164] 胡適，〈為新生活運動進一解〉，《四十自述》，頁290-291。

的軍事教育和自己帶兵的經驗，並非源自新生活運動本身的架構，甚至像是
1929年成立的「勵志社」及其運動，也根植於蔣管理軍隊的初衷，並且有許
多內容是與本書主題相關的，這都顯示蔣的這些概念是有延續性的，並非從
新生活運動才開始。[165]蔣在1931年一次視察營房時說：「練兵不僅在兵之本
身，而當在其所居營房內外四周之環境做起也。惜夫今無軍官能識此理，此
中國之所以無知兵之人也。」[166]蔣認為（環境）衛生與個人的身體、心性都
有所關係，是帶兵的基本道理。[167]所以蔣不厭其煩地強調：「新兵一進來，
要教他剪短頭髮，剪短指甲，叫他換去污髒的衣服，給他穿上整潔的制服。
並要教他吃飯怎樣吃、洗盥怎樣洗、住的地方怎麼打掃整潔、走路時應當靠
左側。這些看去似乎都是些末節，而實在是訓練軍隊最基本的道理。……先
要教他們吃飯、穿衣、住房子、疊被舖、掃地，以及其他關於衛生的常識，
我們把這些生活修身的道理教會了之後，然後教他們其他的學問。」而且
「小的地方就是大的學問」，衛生就是要從日常生活做起。[168]

我們更關注的，是蔣本身怎麼思考「衛生」一事，而他心目中的「衛
生」，又是一種什麼樣的概念與實踐？首先，為什麼衛生和現代性有關？
蔣認為一個「現代人」必須具備「私」的修身功夫，和不影響他人健康的
「公」一面的衛生舉止。蔣曾說：「除個人私德的修養外，要注重公德、公
益和公共衛生，最要緊的就是要照我所提倡的新生活運動的事項來做，才能

---

[165] 黃仁霖，《我做蔣介石特勤總管四十年：黃仁霖回憶錄》（北京：團結出版
社，2006），頁51-66。

[166] 高素蘭編，《蔣中正總統檔案：事略稿本》第10冊，1931年3月28日，頁
342。

[167] 尚有大量蔣在新生活運動前有關衛生、清潔之想法的史料，不及一一論述。
初步可以參考黃金麟，〈醜怪的裝扮：新生活運動的政略分析〉，《臺灣社
會研究季刊》30期（1998），頁163-203。以及溫波，《重建合法性：南昌市
新生活運動研究，1934-35》（北京：學苑出版社，2006）。

[168] 高明芳編，《蔣中正總統檔案：事略稿本》第18冊，1933年1月16日，頁95-
96。

造成一個現時代模範的國民，新生活最重要的條件，就是整齊清潔。」[169]蔣後來也對軍官團的學員說到：

> 各位來到軍官團。已經兩個星期，要知道團體生活最注重的，就是整齊清潔，隨地吐痰，不僅有礙觀瞻，更是不合衛生，比方肺癆病者所吐出來的痰，含有無數的黴菌，一經日光蒸發，便散佈滿室，很容易使人傳染，尤其是我們軍隊人數很多。起居作息，都是共同在一處的，如果大家隨意吐痰，豈止沒有一片乾淨地方可以安身，而且病菌一發，不僅一二個人受他的傳染，全體同學官兵以至於整個地方民眾都要受更大的危害。所以我說隨地吐痰為一切惡習之首，如果你是愛護自己、愛護同學與一般民眾的，便不好隨便吐痰來害人害己。但是現在本團哪一營、哪一連、一排能夠做到這一點呢？這樣一件簡便的小事情，尚且做不到，還談得上負擔治國平天下的責任嗎？其實這種惡習，只要我們稍能留心，沒有不可以戒除的。[170]

蔣所言之「治國平天下」，其基礎還是「修身」，這明顯的受到中國傳統哲學的影響。從修身到衛生，蔣常常舉「痰」的例子來說明，筆者認為那是因為「吐痰」具有一種個人不好行為影響到公眾健康的負面性質，所以蔣才會不斷用它來舉例。另一種說法是，蔣對「吐痰」（還有「乾咳」）的厭惡感可能源自於宋美齡的影響，宋受不了中國人種種不衛生的行為，而那些都和新生活運動的內容高度相關。[171]不過，這也只能說她和蔣的觀點很契合，因為蔣本身就非常重視衛生，倒不一定是宋的影響。蔣曾舉出許多現在

---

[169]周美華編，《蔣中正總統檔案：事略稿本》第28冊，1934年12月25日，頁622。

[170]高素蘭編，《蔣中正總統檔案：事略稿本》第27冊，1934年9月17日，頁561-562。

[171]Emily Hahn, *Chiang Kai-shek, an unauthorized biography*（New York：Doubleday, 1955），p.72.轉引陶涵（Jay Taylor）著，林添貴譯，《蔣介石與現代中國的奮鬥》）上冊，頁126。

看來也極為有趣的例子來說明中國人「不衛生」的舉措。除第一則吐痰外，另外就是在公共場合亂放屁。蔣說：

　　美國大旅館，都不准中國人住，大酒店都不許中國人去吃飯，這就是由於中國人沒有自修的功夫。我有一次在船上和一個美國船主談話，他說有一位中國公使，一次也坐這個船，在船上到處噴涕吐痰，在這個貴重的地氊上吐痰，真是可厭。我便問他你當時有什麼辦法呢？他說我想到無法，只好當他的面用我自己的絲巾把地氊上的痰擦乾淨便了。當我擦痰的時候，他還是不經意的樣子，像那位公使在那樣貴的地氊上吐痰，普通中國人大都如此，由此一端，便可見中國人舉動缺乏自修的功夫。孔子從前說席不正不坐，由此便可見他平時修身，雖一坐立之微，亦很講究的，到了宋儒時代，他們正心誠和修身的功夫更為謹嚴，現在中國人便不講究了。

　　又，關於「屁」的衛生，蔣接著說：

　　為什麼外國的大酒店都不許中國人去吃飯呢？有人說有一次一個外國大酒店當會食的時候，男男女女常熱鬧，非常文雅躋躋一堂，各樂其樂，忽然有一個中國人放起屁來，於是同堂的外國人忽然哄散，由此店主便把那位中國人逐出店外，從此以後，外國大酒店就不許中國人去吃飯了。又有一次上海有一位大商家，請外國人來宴會，他也忽然在席上放起屁來，弄到外國人的臉都變紅了，他不但不檢點，反站起來大拍衫褲，且對外國人說：「嗌士巧士咪。」對不起的意思，這種舉動真是野蠻陋劣之極。而中國之文人學子，亦常有此鄙陋行為實在難解。或謂有氣必放，放而要響，是有益衛生，此更為惡劣之謬見。望國人切當戒之，以為修身的第一步功夫。**172**

---

172 以上兩則引文，出自高素蘭編，《蔣中正總統檔案：事略稿本》第27冊，
　　1934年9月9日，頁472-474。

這兩則例子都牽涉到個人修身和衛生的問題，個人的道德、心性修養，與外在的行為「衛生」與否，有密切的關係。特別的是，不亂吐痰或放屁基本上都不是傳統士人修身的條目。在傳統醫學的概念中，放屁可能與某些疾病的痊癒有關，因為「屁」本身就是疾病之「穢氣」，所以將屁全排出體外，當然「有益衛生」。[173]至於「痰」，本身就有著「百病之源」的物質形象，很多怪病都被歸因是身體的「痰」在作祟，甚至「開口便言（病是）痰」、「痰為百病母」的思考深植人心，故許多疾病的治療，都是以「逐去敗痰」或「化痰」為一種治療方式，所謂「除痰」的方劑，更是中醫方劑學中的重要內容，[174]甚至痰「在上則吐」，本就是一種治療的思考方式。種種跡象顯示「吐痰」一事，在傳統中國人眼中，恐怕就是「衛生」的。[175]但此觀念卻與西方現代醫學的衛生觀大相逕庭，蔣顯然多受後者影響。

基於對現代衛生知識的理解，蔣頗具備「微生物致病說」的知識。蔣在1934年對武嶺學校學生訓話時曾說：

現在無論家庭或學校都不講究整齊清潔，尤其是吐痰這一件事，一般人不太注意，大家要知道，痰涕裡面多半含有黴菌，若是患有肺癆病的人所吐出的痰，黴菌格外厲害，吐在地上，一經蒸發之後，便散佈到空氣中，最容易傳染人家，這就是害人的行為，所以大家應該將這種壞習慣改正過來。並且回到家裡告訴父母和兄弟姊妹一起改正，不要再隨便亂吐，最好設備痰盂，不然吐到廢紙上，隨即丟到爐灶裡燒化。無論食衣住行日常生活各方面，我們大家如果講究清潔衛

---

[173]曹穎甫著，《經方實驗錄》（福州：福建科學技術出版社，2004），頁231。

[174]清・汪昂，《醫方集解》（北京：中國中醫藥出版社，1997），頁224-237。中國人對於痰和肺結核病的懼怕，也在傳染病爆發時被不斷提及，這樣的例子可參考皮國立，《全球大流感在近代中國的真相：一段抗疫歷史與中西醫學的奮鬥》（臺北：時報出版社，2022），頁243-257。

[175]明・張景岳，《景岳全書》（上海：上海科學技術出版社，1996）上冊，頁530-539。以及黃自立編，〈論痰飲〉，《中醫百家醫論薈萃》（重慶：重慶出版社，1995），頁140-155。

生，就可以免除許多病源，增進健康，自然而然就可以延年益壽，而且個人有了健康的身體與長久的壽命，才可以做成大事業，國家有了健康的國民，才能夠強種興國，現在我們中國人死亡率比外國人大得多，種族一天天的衰弱，就是不講究清潔衛生的緣故，所以我們要愛護自己、愛護家庭、愛護國家和全人類，就要注重清潔和衛生，不要隨地吐痰、便溺，不但如此，凡是足以妨害公共幸福的行為，我們都不應該做的。[176]

蔣認爲中國種族之衰弱，即國民不講清潔衛生的緣故；而他說痰和鼻涕內含有微菌，也是基於現代醫學的理論、基於一種對肺結核的恐慌。其實，民國時期傳染病種類甚多，蔣多次以肺結核與「痰」這個中間媒介來說明衛生的重要，其實除了蔣個人的觀察外，恐怕與當時中國肺結核病流行比較嚴重有關。[177]而且，蔣還是非常注意西方醫學的理論和疾病解釋之問題，這可

---

[176]周美華編，《蔣中正總統檔案：事略稿本》第28冊，1934年12月25日，頁
622-623。

[177]關於近代中國肺結核的歷史，其實值得持續關注，雷祥麟教授做了非常多具
有開創性的研究，參考雷祥麟，〈習慣成四維：新生活運動與肺結核防治中
的倫理、家庭與身體〉，《中央研究院近代史研究所集刊》74期（2011），
頁133-177。至於國外的研究也頗多，例如David S. Barnes, *The Making of a So-
cial Disease: Tuberculosis in Nineteenth-Century France.* （Berkeley：University
of California Press, c1995）.關於細菌與肺結核關係的討論，可參考Bridie An-
drews, "Tuberculosis and the Assimilation of Germ Theory in China, 1895-1937,"
in *Journal of the History of Medicine and Allied Sciences 52*（1997）：114-157。
關於新式公共衛生中，有關人的行為與傳染理論之建立與社會影響，包括肺
結核的社會文化史，可參考Nancy Tomes, *The Gospel of Germs: Men, Women,
and the Microbe in American Life*（Cambridge: Harvard University Press, 1988）.
雷祥麟也注意到了肺結核與中國家庭和個人不衛生的關係，而與外國研究認
為，肺結核是一種社會性疾病的觀點，有所差異。參考Sean Hsiang-lin Lei,
"Habituating Individuality: Framing Tuberculosis and Its Material Solutions in Re-
publican China," *Bulletin for the History of Medicine 84*（2010）, pp. 248-79.

以從他看待「痰」的觀點中看出；這裡更有意思的是，當時許多教科書也刊載，教導民眾吐痰不是不行，而是要吐在「痰盂」內，這些知識，也都可以在民國的教育範文中找到推廣的蛛絲馬跡。[178]

至於有些人認為新生活運動中的條目，像是清潔、衛生等項目流於瑣碎和表面形式。[179]關於這種質疑，其實蔣早已有定見，蔣曾在一次視察武漢時說：

這幾天觀察的結果，雖然武漢在各方面都有很大的進步，但是無論政治、軍事、市政、軍政任何方面，有幾點仍舊要特別注意的。第一、我們無論要做一件什麼事，必須注重實在，表裡如一，不可只講一個表面的形式。即如就道路的清潔而言，現在各處的道路，一般都比較清潔，但是如果看道路兩旁的僻處，仍舊不免有髒的地方，什麼紙屑、垃圾都是隨便亂散，又如中國各地普通各機關的情形，表面看去大體是清潔，但是你如果走進去看一看廚房，再看看廁所，很多都是髒得不堪，這些最容易發生黴菌傳染病的地方。一般只顧形式不重實質的人就不知道注意，這種積習實在是中國人一般的老毛病。[180]

是以蔣認為，真正在日常生活中能夠做到清潔衛生細節的人，反而是最具「實際性」而「不流於形式」的行為表現，是中國人必須盡力改進的國民性。至於廁所和廚房兩個場域，是蔣認為最能審查小細節有沒有做好的地

---

[178] 例如在一課文中，論到：「痰乃病菌所由發生者也。故隨地吐痰，為害非淺，然則用何物以處此痰哉？曰有痰盂在。夫既名之曰痰盂，則所以承痰者，此盂所以驅痰之病菌，而免疾病之傳染者，亦此盂也。彼不知衛生者，或不用痰盂，否則無有不用痰盂者，誰謂痰於非衛生要品哉？」出自世界書局編輯所編輯，《初等文範》（上海：世界書局，1942）下冊，頁189。

[179] 楊永泰，〈新生活運動與禮義廉恥〉，《新生活運動週報》第14期（1934）頁12-13。

[180] 周美華編，《蔣中正總統檔案：事略稿本》第28冊，民國23年10月1日，頁225-226。

方，此看法之形成，還是與他領導統御軍隊的經驗有關。[181]另外，蔣以不衛生的各種「鄙陋的行爲」，視爲一種野蠻之象徵，甚至會侵犯他人的自由，蔣說：

中國人牙齒是常常很黃黑的，總不去洗刷乾淨，也是自修上的一個大缺點。像吐痰、放屁、留長指甲、不洗牙齒，都是修身上尋常的工夫，中國人都不檢點，所以我們雖然有修身、齊家、治國、平天下的大智識，外國人一遇見了便以爲很野蠻，便不情願過細來考察我們的智識。外國人一看到中國，便能夠知道中國的文明，除非是大哲學家像羅素一樣人，才能見到；否則，便要在中國多住幾十年，方可以知道中國幾千年舊文化，假如大家把修身功夫做得很有條理，誠中形外，雖至舉動之微，亦能注意，遇到外國人，不以鄙陋行為而侵犯人家的自由，外國人一定是很尊重的。[182]

前面說到，蔣認爲實踐清潔衛生是「修身」的基礎，此處更言傳統中國人已有「齊家治國平下的大智識」，但是個人若總是於外在行爲表現得不檢點，將導致外國人的鄙視，可見蔣很在乎中國人的整體外在表現。雖然目的是希望外國人看得起，但是他的基本理念大概還是希望傳統的中國文化不要因爲中國人外在表現的「不衛生」，而導致傳統文化被忽略、輕視乃至曲解，故積極提倡清潔與衛生觀。這與蔣重視傳統文化，不完全以「西化」觀點來改革中國，有一定內在理路之關係。

---

[181] 吳淑鳳編，《蔣中正總統檔案：事略稿本》第14冊，民國21年5月26日，頁500-501。另外，大多數軍校內的現代化衛生設備，包括新式的廁所化糞池、自來水管、浴室、新式醫院等，多是遷至南京校區後才陸續開展的，在此之前，軍校學生所飲用的甚至多爲井水或河水。參考中國第二歷史檔案館，《黃埔軍校史稿》（北京：檔案出版社，1989）10冊，頁521-536。

[182] 高素蘭編，《蔣中正總統檔案：事略稿本》第27冊，1934年9月9日，頁474-475。

（二）軍事醫療與衛生

　　此小節要討論的，也具有其延續性。因為蔣對「衛生」的概念，有許多是針對軍隊而言，而病兵乃至逃兵的問題，是蔣持續關注的問題。他曾說：「不許官兵亂吐痰，亂吐痰的人就是無教育最野蠻的人，你要做文明的人，就絕對不好亂吐痰。還有骯髒的東西，不要堆積在營房旁邊，住的地方，處處要打掃乾淨，而且一定要挖陰溝或就原有的陽溝加以疏通，使得一切污水能暢流出去，不致停積。再有茅廁一定要設置起來，而且一定要同廚房和旁的地方離開得很遠。」蔣認為如此病兵一定會減少，軍隊自然可以強盛，這完全是從軍隊衛生的角度來思考的。[183]至於對衛生的要求，蔣重視的還有軍隊上對下管理的職責，而以長官的責任更為重大，蔣說：「凡是做團營連長的官長們，都要時時刻刻想辦法，總要減少逃兵和病兵，並且以此為標準來檢查自己的成績，評定自己的功過。最要緊的，這就是要注重經理和衛生，並且要天天注意改進才行。大家又要知道，帶兵最緊要的有三件事，第一件是統率，……其他就是第二經理、第三衛生。」蔣對衛生之日常實踐，要求的還是以「個人」因素居多，重視上對下的考察，兩者其實都是「個人」之行為。[184]另外，他也不斷強調官長要對士兵有所關懷與照顧，這些觀念都形成於他擔任校長的時期。蔣曾以〈討逆軍事與剿匪要訣〉對第十師、八十三師官長訓話：「要待士兵如自己的子弟，特別要注重他們的品行和體格。無論風雨寒熱，要處處照顧到。比方現在天冷了，在山地作戰，易受風寒，此去要多帶一些生薑、黃糖，每週給他們吃點糖湯，藉以散寒。」[185]從前述蔣的個人日常所見來看，這也是他複製之前軍校經驗的結果。

[183] 高素蘭編，《蔣中正總統檔案：事略稿本》第22冊，1933年9月8日，頁285-286。

[184] 高明芳編，《蔣中正總統檔案：事略稿本》第18冊，1933年2月14日，頁358-359。

[185] 周美華編，《蔣中正總統檔案：事略稿本》第24冊，1933年12月10日，頁70。

　　民初有一段時間，「軍隊（人）」曾被視為一種「土匪」的象徵，[186]
但蔣認為，許多國家現代化的興革，都要靠軍隊來做一個榜樣與教導之責
任，他曾說：「現在中國受人壓迫成為病夫之國，倘不加以軍法部勒，以組
織國家、支配社會，而仍依昔日驕奢腐敗之習慣，則革命何能完成？國家何
能建設？」[187]是以蔣認為，若重視軍隊衛生，首先可以扭轉一般人對軍隊
的看法，他又舉「廁所」為例說：「我每常教學生的時候，也曾講過凡是到
一個地方，必須先行選擇一個可做廁所的地點，挖一個茅坑；挖好之後，告
訴全連的官兵，不許在其他各地任意便溺，到了部隊要移動時，我們又要把
這些茅坑用土填平，好像沒有人住過一樣的清潔，這些事件有時比我們練習
射擊還要緊要，雖則一點小小的事情，便可以轉移一般社會對我們軍隊的心
理。」[188]這也可以看出蔣對軍隊管理上小細節的重視。當然，對這些軍隊衛
生的管理，蔣靠的還不是「個人」的自覺，他還是希望部隊長官能夠盡到一
個教育和養育之政治責任。

　　在抗戰以前，蔣似乎更強調軍隊的官長們要能夠兼顧到基層士兵的
醫療與衛生，反而較少要軍醫擔負檢察衛生之責。1933年，蔣對第九師第
五十一、第四十九團官兵訓話，談到〈我們的責任與帶兵的要旨〉時說：

　　至於病兵，在外國有完備的衛生隊、擔架隊，更有良好的病院、
醫院、醫生，都是軍醫學校畢業，辦事都有條理。至於我們中國，不
但種種物質的設備趕不上他們，就連軍醫也很多是不夠資格的，既沒
有學問，又沒有經驗，辦事更沒有條理，甚至還要在醫藥上營私舞
弊，結果弄得病兵格外多、痛苦格外大。若是外國的帶兵官，對於衛
生設備，以及病兵治療等事，不必分心照顧，而我們中國的帶兵官，

---

[186] 黃金麟，《戰爭、身體、現代性：近代臺灣的軍事治理與身體》（臺北：聯
　　經出版社，2009），頁42-43。

[187] 吳淑鳳編，《蔣中正總統檔案：事略稿本》第6冊，1929年7月4日，頁140-
　　141。

[188] 吳淑鳳編，《蔣中正總統檔案：事略稿本》第14冊，1932年5月26日，頁500-
　　501。

不僅要辦理營房，檢查武器，而且更要注意到病兵傷兵的住地，醫生盡他職責了嗎？藥品假真如何？看護服侍病兵、傷兵的精神好不好，這一定要我們的官長親自督察考查，否則病兵就會格外增多，死亡也要格外增加。所以我們中國的帶兵官比較困苦，而且要比外國的帶兵官更有能力。[189]

　　蔣認為軍隊長官必須負擔較多的醫療衛生工作，乃因中國軍醫的素質太差、不可靠，所以中國的軍官必須負擔更多的照顧責任。蔣甚至質疑軍醫經理不當，以致花費太多錢，並要求查察管理。1932年12月6日，蔣電何應欽、陳儀說：「現在軍醫經費，每月尚需40餘萬元，如果組織及經理得法，至少可減半數，軍醫司對於此事因缺乏經驗，或不負責任之故，故罕加整理，遂多糜費，請兄等切實監督指示，務期核減為要。」[190]可見蔣認為軍醫沒有較好的管理，這將損耗國家財政規劃。既然軍醫的素質提升問題懸而未決，而蔣當時做為一位上位者，他未曾忘記自己的領導者身分，所以常常可以看到蔣關心軍隊病兵、藥品運送的相關電文，也有詢問軍隊特殊疾病的紀錄，以下任舉兩例以說明之。

　　1933年8月16日，蔣電陳儀，命其盡快購發藥品，他說：「據劉總司令鎮華轉報，據梁總指揮冠英電稱：該部官兵有百分之二患瘧、痢兩症，他種熱性病亦復不少，傳染頗烈，前蒙發痢、瘧藥品，業已用罄，懇再准予轉請多發塩規硫規等藥品，以資防治；並稱接其他各師來電，亦大抵所報相同，倘不急速治療，影響戰鬥實力允非淺顯，懇速核發是項救治藥品等情。除電復已轉軍部速令購發外，希即照發為要。」[191]塩規與硫規藥品，很可能是西醫

[189] 高明芳編，《蔣中正總統檔案：事略稿本》第18冊，1933年2月14日，頁357-358。

[190] 王正華編，《蔣中正總統檔案：事略稿本》第17冊，1932年12月6日，頁531-532。

[191] 高素蘭編，《蔣中正總統檔案：事略稿本》第22冊，1933年8月16日，頁41-42。

退熱藥與清涼藥品的代稱，[192]令人驚訝的是蔣不但知道，還依據「病名」來命令「藥物種類」之運送狀況，若非對醫藥知識略有所知，則為平日觀察仔細所致。至9月24日，又電復張鑾基，請其轉令加發治瘧藥，電曰：「號電悉該旅官兵發生瘧疾，至為繫念，已電軍部加發治瘧藥品，以便治療矣。同時即電軍政部陳次長儀，謂悉飭司迅速照發，俾得治療為盼。」[193]除瘧疾、痢疾等疾病為軍中常見外，也可見蔣對軍醫藥事務的重視，常親自發布命令催促運送藥品，至於電請官長關心士兵之舉，更是常見於往來電文中。[194]至於當時對軍醫的培訓與選擇，可能與劉瑞恆有相當之關係，蔣於1934年11月電鄧士萍曰：「本校明年應試辦罐頭科。又醫院亦應略加擴充，每年醫院經費約共為5千元，其辦法與醫生人選，希與劉瑞恆先生協定之。」除了可見當時劉瑞恆在培育軍醫角色上的重要性外，也可看出蔣非常重視軍隊醫事，囑咐鄧必須慎重安排人選。[195]

（三）國民性：肉體、精神與態度

整個民國時期，中國經歷了一段有如黃金麟研究「武化身體」的歷程。

---

[192] 民國時期羅芷園（1879-1953）論述傷寒之治時謂：「……必須用西藥退熱。撤曹、安基比林、阿斯比林、硫規等，均可選用，亦可兼用清涼劑，例如稀鹽酸等。」出自氏著，《芷園醫話》，收入沈洪瑞、梁秀清主編，《中國歷代醫話大觀》（太原：山西科學技術出版社，1996）頁2186。

[193] 高素蘭編，《蔣中正總統檔案：事略稿本》第22冊，1933年9月24日，頁577。

[194] 例如：「電劉總司令鎮華，問官兵疾病，並召來贛曰：『兄部官兵多患病，至深系念，尚盼善為調治』。」參考周美華編，《蔣中正總統檔案：事略稿本》第23冊，1933年11月1日，頁351。

[195] 周美華編，《蔣中正總統檔案：事略稿本》第28冊，1934年11月2日，頁402-403。在沒有進一步研究之前，劉瑞恆的傳記，初步參考劉似錦編，《劉瑞恆博士與中國醫藥及衛生事業》（臺北：商務，1989）。這個部分可參考劉士永，〈公共衛生與健康：從學習、融合到自主〉，收入王汎森等編，《中華民國發展史：社會發展（下）》（臺北：聯經，2011），頁529-557。

簡單的說，它是一次國體與身體的結合，也是身體國家化和軍事化的歷程，這就與公領域和身體政治有密切的相關性。[196]蔣生長於此時代，他必然或多或少受到這些思潮的影響，而站在一個領導人之高度，相信蔣的某些意見與舉措，既受此影響，又甚至推動了此一潮流，這與本章所論述，蔣對軍隊經營與士兵衛生管理的想法，其實是相當符合且密切相關。

不過，除了作為一種公領域的身體論述之外，本章也注重蔣對個人私領域的看法與其對他者私領域的考察，藉以論述一種公、私領域交會的可能。可以歸納出，蔣認為整個中國的衰弱，除了衛生之外，與人們的肉體、精神與態度的缺失大有關係。在這些論述中，蔣大量的使用傳統中國人對身

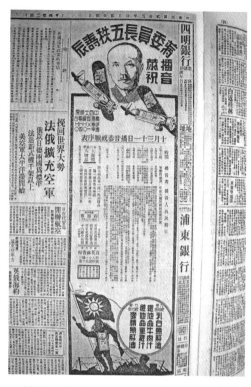

▲圖四　蔣介石的形象，在當時也被挪用當作強國、衛生、強身的衛生商品代言人

體健康描述的語彙，包括「精」、「神」、「意志」等表徵，這些辭彙與話語其實都與傳統中醫高度相關，早在《內經》中，就認為人的虛弱和病態和「精神不進，志意不治」有關，[197]而漸漸成為傳統養生文化的話語；最終，

---

196 黃金麟，《戰爭、身體、現代性：近代臺灣的軍事治理與身體》，特別是第2章的討論。

197 《素問・湯液醪醴論篇》載：「帝曰：形弊血盡而功不立者何？歧伯曰：神不使也。帝曰：何謂神不使？歧伯曰：針石，道也。精神不進，志意不治，故病不可癒。今精壞神去，榮衛不可復收，何者？嗜欲無窮，而憂患不止，精氣弛壞，榮泣衛除，故神去之而病不癒也。」而過多的欲望與嗜好，更是

它們竟然被連結至具有西方現代意義的「健康」和「衛生」之上，這是近代知識轉型中一個很值得被討論的視角。蔣在1929年9月14日上午至政治學校點名時，談到要學生多多鍛鍊身體，因為「強健的身體，是作革命工作的人必要的條件。」而鍛鍊強健的身體，主要靠的就是軍事訓練。蔣還認為學生的精神不太振作，是因為軍事訓練不夠嚴格的緣故，不論是精神或身體上的強健，都可以靠著嚴格的軍事化訓練達到。[198]蔣認為，「精神」的旺盛與強健的「身體」之間有著絕對關係，他說：「健康之精神，寓於健康之身體」、「凡是身體贏弱多病的人，他的精神十九都是頹唐萎靡的。身體不強精神不壯的人，還能任重致遠擔當得起什麼大事業呢？」[199]蔣認為中國人之所以被外國人看不起，「民族體質的孱弱，是一個大原因」。作為一個領導人，精神更要抖擻，蔣說：「大凡精神不好的人，舉止言語都不容易有力，亦不能引起一般人民的信賴。」[200]並且，精神或身體衰弱之人，可是要招致蔣嚴格批評的，他曾痛罵一位軍官，事情的經過是這樣的，蔣說：「上星期我曾處罰一個教官，這個人太不爭氣了，那天氣候稍冷，他睡在黃色車內，好像病人一樣，用帽把臉部完全遮了。在南京這個溫帶地方，稍微下一些雪，就這樣瑟縮不堪，那還可以行軍到寒帶嗎？教官應為一般軍人的模範，竟喪失了軍人精神至此。」這種教官就是「敗類！」[201]如是批評相當強烈，此處僅舉一例。究其實質，這種國人身體與精神之衰弱，其實與「修身」功夫不夠

導致精神意志衰敗之原因，這點已載明於書內。此舉不過一例而已，該書實有大量相關內容之記載。出自傅貞亮、高光震等編，《黃帝內經素問析義》（銀川：寧夏人民出版社，1997），頁222-224。

[198] 吳淑鳳編，《蔣中正總統檔案：事略稿本》第6冊，1929年9月14日，頁472-473。

[199] 高素蘭編，《蔣中正總統檔案：事略稿本》第26冊，1934年5月20日，頁155。

[200] 高明芳編，《蔣中正總統檔案：事略稿本》第18冊，1933年2月22日，頁508。

[201] 高明芳編，《蔣中正總統檔案：事略稿本》第18冊，1933年1月23日，頁167-168。

也有關係。楊瑞松即曾舉顏元「修身」的例子，有一次他受外在寒風吹襲而側跨，突然驚醒曰：「豈可因寒邪其身哉！」隨後立刻坐正。[202]這個例子大概與蔣的想法頗為貼近：擁有健康之身體與精神，才能抵抗外在「負面因素」，包括疾病和某些嗜欲的侵擾。

蔣認為要成就大事，除了身體要有精神之外，還要有「志氣」，這也與身體健康有關。蔣在對盧山軍官團第三期學員畢業訓詞中談到：「……九、克服天然（日光、空氣、水）：軍人志在救國，任重道遠，應在與自然界鬥爭的生活中，成就百鍊金身，養成不怕烈日、不怕寒暑、不怕雨雪的習慣，才能達到軍人的任務。十、尚志養勇，古人云，志不立，天下無可成之事，我們革命尤貴立志，要打破生死關頭，養成冒險犯難，堅忍不拔，自強不息的精神，古人所謂金丹換骨，立志即為金丹，天下無不可成之事，惟在吾人立志如何耳。」[203]以上皆談及人的「精神」與「志氣」，喻於一個健康身體之基礎上，而和上一段蔣強調之衛生，又可以放在同一類身體觀來看。

此外，觀察蔣的言論，突顯了一種軍事化的身體控管與教育之目標，即近代身體的兩個觀察角度：一是動作所顯示的肢體語言和行為的現代性，另一個則是裝飾身體服飾的規範化。關於第一點，蔣曾言：「中國人的體格，怎麼會弄得像現在這樣不好呢？固然是由於我們不努力鍛鍊、不注重衛生，但是還有比這一點更要不得的，就是我們自己不知道愛惜自己的身體，把我們天地父母所生的很寶貴的身體，來隨便糟蹋，或是去嫖、或是去賭、或是犯著種種不良好習慣，這真是不孝父母、不忠國家之極了。」所以要注意保重身體、鍛鍊身體，不嫖不賭，不做「敗壞軍紀、斫喪身體」之事，必須注

202 參看楊瑞松，〈修身與平天下：顏元／朱邦良對儒家身體之學的重構及其歷史意涵〉，收入黃克武、張哲嘉主編，《公與私：近代中國個體與群體之重建》，頁113-147。有關士人「養生」與「修身」之概念，還是略有不同，此處無法細論。養生文化當然是士人日常生活的重點，蔣很可能也熟悉這些技術的脈絡吧。關於士人的養生文化與日常實踐之研究，可參考陳秀芬，《養生與修身：晚明文人的身體書寫與攝生技術》（臺北：稻香，2009）。
203 周美華編，《蔣中正總統檔案：事略稿本》第28冊，1934年9月，頁157-158。

意保重父母辛勞生育的身體與國家艱難培養的身體，必須爲國家、民族所用，不能私自糟蹋。[204]其實，這也與蔣早年帶兵的經驗有關，不是突然出現的。還有，就是「懶惰」、「遲鈍」的問題，蔣言：中國人大多數都遲鈍拖延，這是因爲中國人沒有紀律、沒有組織，當然，這還是個人「偷惰」的問題；而且中國人不知「時間」的重要，常常誤事。其他所講的中國人通病，像是「虛僞」、「懦弱」、「不負責」等等，也都涉及個人的行爲與品德的外在表現。[205]

是以近代「身體」雖爲私領域的行爲，但整體表現卻仍是公領域的代表與象徵，必須要「被控管」，需要被教育和規範化。所以，另一組常在蔣之身體控管技術中出現的話語，就是「紀律」和「組織」，這同樣和蔣的日本經驗關係密切。他曾在上海總商會黨員大會上說：「到日本後，隨時感覺到鄰國是這麼有秩序、有條理，實業、經濟、地方治安、人民教育，一切都有進步，都上軌道；而我們中國怎樣呢？無論讀外報或與外人談話，一遇到中國事情，總帶著一股嬉笑怒罵的神情，使人非常悲痛。」[206]好像中國人和日本人相比，總是顯得隨隨便便、不莊重。早在1929年蔣就已經說過：「我們中國人沒有組織和秩序，不肯守紀律受訓練，隨便的自由浪漫，毫無政治能力，不知國家民族爲何物，所以隨便給外國人來欺負了。」又說：「中國人是沒有一點血性志氣」，所以才會任由外國人欺負。[207]這都說明了一個「自由」且「不受控管」的傳統舊身體，對現代化國家發展而言是負面的，如此看來，其實後來新生活運動的成形，也就不令人意外了，因爲裡面有太多元素可以從蔣的言論中找到軌跡。

---

[204] 高素蘭編，《蔣中正總統檔案：事略稿本》第22冊，1933年8月27日，頁165-166。

[205] 高明芳編，《蔣中正總統檔案：事略稿本》第18冊，19332月2日，頁280-288。

[206] 周美華編，《蔣中正總統檔案：事略稿本》第2冊，1927年11月16日，頁126。

[207] 吳淑鳳編，《蔣中正總統檔案：事略稿本》第6冊，1929年8月19日，頁418-419。

　　至於第二條，有關在「身體」上衣著的要求，更是新生活運動「衣」的重點，此處不擬多談，大概舉幾條新生活運動前蔣的言論來說明。1931年4月蔣至武嶺小學校大禮堂對全體師生施以訓詞，談到：「我們溪口兒童有一種不好的習慣，就是開口罵人、動手打人。你們以後切不可相打相罵，必要相親相愛。溪口人還有一種壞脾氣，就是衣服不整齊、鈕釦不扣好、身手不清潔，最不好的就是口裡含了香菸在路上行走。」蔣認為，若能注意、做好這些細節，就可以擁有好的品行和品格，才可以做大事、幹革命。[208]對衣著整齊、清潔的要求，很早就在蔣的思想中成形，從擔任軍校校長以來，它有一定的延續性，至於其他動作的要求，自是不在話下。兩年後蔣回故鄉，又面對武嶺學校的學生，說到：衣與食要以樸素為原則，不可貪戀奢華時髦，而尤其是「學洋派」，更是「敗德喪身，可羞可恥」的事情，切不可學習。[209]另外，蔣認為中國產業落後，人民貧弱，但食、衣、住、行總還可以力求簡約和整潔。他以「昔衛文公服『大布之衣，大帛之冠。』以身作則，來提倡簡約的生活」為榜樣，而不應該在行為上「穿紅穿綠，穿得不像一個人」。[210]關於蔣對衣服穿著的要求，其實引發一個很值得關注的問題：就是民國以來，受到西方文化、思潮、物質文化的影響，對奢華和金錢的各方面追求，都漸漸成為一種風尚，這是西化、資本主義化之後，一個消費社會必然的現象。但是，蔣希望國家「現代化」，而「衛生」又何嘗不是西方現代性的一環？但蔣顯然不願意國民在衣著或飲食上追求太多西式的身體「解放」或「自由」，這可以說是一個很特別的視角，顯見民國時期的國家發展方向是現代與傳統並進的，蔣的思想正呈現這樣的脈絡，這是本章最後一小節的內容。

---

[208] 高素蘭編，《蔣中正總統檔案：事略稿本》第10冊，1931年4月9日，頁413-414。

[209] 高明芳編，《蔣中正總統檔案：事略稿本》第18冊，1933年1月1日，頁3-6。

[210] 周美華編，《蔣中正總統檔案：事略稿本》第23冊，1933年10月2日，頁176。

（四）「個人」又「傳統」的醫療、衛生與身體

　　雷祥麟的研究已經指出一個重要的傾向。即在許多時刻，民國時的政治領袖最關心的衛生，並不是大規模的醫政體系建設，而是一種「個人」層次的嫌惡感與覺醒。南京國民政府或許無力推動大規模的公共衛生建設，但民間個人衛生的論述卻指向一個有助於國族形成的個人改造計劃，而孫中山、陳果夫、蔣介石均參與並設法引用這種個人衛生的論述和感受。[211]本文可補充的另一視角，即蔣在改造一個落後「個人」技術脈絡，其實本就含有相當多「傳統」的成份在內，而不總是與「西化」、「現代化」劃上等號。除了前面已經提到的「修身」、「精」、「氣」、「志」等傳統話語之傾向外，還有一個重要的就是傳統文化與身體醫療、鍛鍊之技術。

　　對於固有傳統文化，蔣是非常重視的。這與蔣注意讀古書有很大的關係，傳統文化不只是「一種學術」而已，在談到〈軍人的人生觀〉時，蔣認為孫中山的許多思想都是從舊書中研究出來的，他說：「希望各位不僅是注意新的科學，並且還要注重中國舊日的學問，中國的舊書裡學問很是淵博。」[212]蔣甚至將傳統的道德，視為一種救國強種的良方，此處僅舉一例，即蔣在閱讀《曾胡治兵語錄》時曾言：「余近看此書，愈覺其言之有道也。於此人心散漫，世事紛亂之際，非從倫理與道德鼓勵國民之正氣，絕不能拯救危亡也。又非在一二人為之提倡，則欲全賴此下層基本工作，亦決不能濟事也。」[213]蔣說的倫理與道德，和正氣的關係，是一種從傳統文化出發的自我肯定，這是蔣的思維中一個重要的趨勢。他曾於會見留俄學生後，發出其「無甚才能」的感慨。他嘆氣說：「凡留外國求學之青年，大抵忘卻中國固

[211]雷祥麟，〈衛生為何不是保衛生命：民國時期另類的衛生、自我和疾病〉，《臺灣社會研究季刊》54期（2004），頁41。
[212]周琇環編，《蔣中正總統檔案：事略稿本》第9冊，1931年1月12日，頁363-364。
[213]高素蘭編，《蔣中正總統檔案：事略稿本》第11冊，1931年6月25日，頁325。

有之文化。孟子所謂：捨己之田而耘人之田者，余當設法爲之振救也。」[214]
足見蔣對傳統文化之流失頗感憂心。而蔣常掛在口中的「救國良方」，就不
單是「學習西方」，而是也要學習固有的傳統文化。蔣說：「從前不注意我
們固有的文化，只知道拿外國的東西來學，忘掉了自己的根本，失卻了自己
固有的德行和精神，所以不能救國、不能完成革命事業。現在我們若是不早
覺悟，照這樣忘本逐末的過下去，簡直會有亡國滅種的危險。」[215]蔣認爲當
時中國在物質科學上已經落後外國很多，就算努力學習，即使過了三、五十
年時間，還是趕不上，所以不能只靠學習西方科學來打敵人，還要用民族精
神和道德來對抗敵人。[216]

　　這就跟前面的論述可以串在一起來看，蔣強調的「精神」與「身體」，
還帶有一種自覺，自我肯定的意義，實際上摻雜許多傳統國族界線內的意
涵，所以蔣追求的不只是一種西化的身體強健，也是中國精神的身體展現與
自我認同，不全是西方的標準。另外，還可從蔣對「國醫」和「國術」的提
倡來看，蔣認爲，傳統的國術可以發揮強身健體的功能，故曾謂：「國術拳
藝之提倡，應於運動會注重之。」[217]蔣甚至主動設計「國術訓練所」，《事
略》曾記載：「公早起決定各省應設國術訓練所，遂電魯滌平、顧祝同、吳
忠信、劉峙、熊式輝、夏斗寅各主席云：『查我技擊之術，起源甚古、寓
理尤精，大之肉搏疆場，故足以殺敵而致果，小之個人鍛鍊亦可以健體而強
身，較諸現代體育，實有過無不及，亟宜努力提倡，藉冀普遍發揚。務仰
各省訓練民團幹部之際，即將國術一項列爲主要術科，聘請著名專家認眞教
授，每日規定鐘點，不斷操練，俾於訓練期滿，感有相當造詣，則將來所有
幹部，散歸各縣，分領民團時，即可轉施教導。此外，對於民間平日練習，
亦應籌辦國術訓練機關，積極提倡，使其普遍發達、持久不懈，養成民衆體

---

[214] 吳淑鳳編，《蔣中正總統檔案：事略稿本》第14冊，1932年4月19日，頁122-
　　123。
[215] 高明芳編，《蔣中正總統檔案：事略稿本》第18冊，1933年1月8日，頁66。
[216] 高明芳編，《蔣中正總統檔案：事略稿本》第18冊，1933年1月8，頁70。
[217] 王正華編，《蔣中正總統檔案：事略稿本》第17冊，1932年10月29日，頁
　　233。

育基礎。』」[218]蔣認爲傳統國術甚有價值，要將之提至「主要術科」，認爲可以養成民衆的體育基礎。這使得「傳統」與「個人之衛生（養生）」有了一個新的連結，不能僅以「公共」視之。

　　還有就是「國醫」的歷史，基本上已有研究指出，國民政府在「廢醫」的態度上，只要中醫維持著「科學化」的前提，政府還是傾向「存而不廢」的，甚至蔣本身也不主張廢中醫。[219]本文在此還可以補充幾條《事略》的史料以說明之。在「廢醫案」爆發後兩年，蔣在一次晚宴時憂慮的指出：「民族健康甚屬重要，衛生醫療不可忽略。今日中央國醫館籌備委員焦易堂、彭養光、陳立夫等通電，定3月15日在首都舉行發起人大會，請各省各派醫藥代表參與，此以發展改進國醫國藥，亦要政也。」[220]至1931年國醫館正式成立

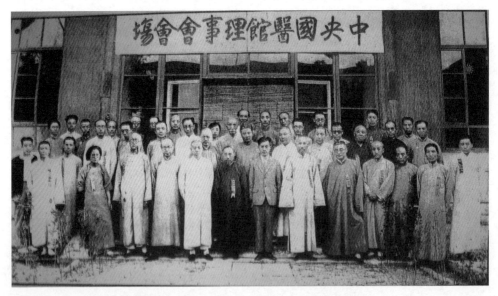

▲圖五　國醫館第一屆理事會會後合影

---

[218]王正華編，《蔣中正總統檔案：事略稿本》第17冊，1932年11月12日，頁329-330。

[219]參考文庫，〈蔣介石與中醫醫政〉，《淮陰師範學院學報（哲學社會科學版》29卷4期（2007），頁502-506。以及本書的相關論述。

[220]高素蘭編，《蔣中正總統檔案：事略稿本》第10冊，1931年2月3日，頁15。

之時，蔣甚至說：「中央國醫館昨日在京成立，此爲中國醫藥由整理而進步之要事，吾顧其努力，實下功夫也。」[221] 足見蔣對整理國醫藥的事，是抱著樂觀且正向之態度。1944年，中醫方藥中（1921-1995）即舉蔣的話來說明，保存國醫的價值可能在何處，他指出：

> 領袖在《中國之命運》當中，說過這樣一段話：「近百年來，中國的文化，竟發生了絕大的弊竇，就是因為在不平等條約壓迫之下，中國國民對於西洋文化，由拒絕而屈服，對於固有的文化，由自大而自卑，屈服轉為篤信，極其所至，自認為某一國學說的忠實信徒，自卑轉為自艾，極其所至，忍心污蔑我固有文化的遺產，然而結果卻因為西洋文化，而在不知不覺之中做了外國文化的奴隸。」領袖的這一段訓示，對於目前社會心理變態的原因，實在是一個最確切的說明。所以我希望大家，尤其希望我們負有保管祖先遺產：中國醫學的中醫界同仁，應該時時的警惕著、警惕著，領袖的這一段訓示，因為學西洋文化，而在不知不覺之中，做了外國文化的奴隸。[222]

方認為蔣之所言，可以震聾發聵，矯正當時西醫漸漸壓過中醫的「心理變態」風氣。其實它側面地揭示了：蔣的某些保有傳統文化之理想，確實帶給中醫界一些希望的種子；或者說，蔣的某些想法符合中醫將傳統醫學帶入「國」字輩的趨勢。

但我們也不能過分誇大「傳統」在蔣心中的分量，而忽略了蔣對常常是處於舊傳統對立面的「科學」之重視。換言之，蔣也注重發展科學，但他認為在「舊的一方面」也必須尊重中國固有的優點。蔣曾說：「不要以爲從前的古書沒有用，要知道我們中國的情形有其特殊的所在，中國有中國特別

---

[221] 高素蘭編，《蔣中正總統檔案：事略稿本》第10冊，1931年3月18日，頁283。

[222] 方藥中，〈目前中醫界一個最大的危機：一般人所謂的中醫科學化〉，收入方藥中，《醫學承啓集》（北京：人民衛生出版社，2007），「商榷文字·雜文」（1944年）第一篇。

的社會，中國人有中國人特別的性質，中國的歷史有中國特別的事實。我們
要想立德、立言、立功，要在歷史上做一點事業出來，就要注意到從前的古
代做事業的人是怎樣一種作法，然後可以得到一條做事業的方針；若在新的
一方面講，也要拼命的注重新興的科學，要儘量的發展科學，在舊的一方面
講，要尊重中國固有的優點。」[223]關於蔣對西方科學的態度與採用，本章尚
無法細述，要強調的是，在設計國家改革藍圖上，蔣認爲肯定自己的文化，
要比發展科學更爲重要，且前者所體現之精神，是發展後者的基礎。蔣在
一次談到〈北平市政的建設〉時說：「外國用機器電氣，我們中國人只用人
力，科學機器都沒有發達，不能像人家那般容易進步，所以我們更要拿精神
與人力來補足我們的缺點。然而此時對於新的建設，還沒有充分的經費，所
以我們應將固有的沒有破壞的東西，都一件件要保存起來、整頓起來，這實
比新的建設格外重要。如果我們的固有建設尚不能保全，那還說什麼新的建
設呢。」[224]甚至在一次匪軍劫走山東聊城海源閣藏書，並燒毀頗多後，蔣
急令聊城縣長調查並訂立保存辦法，有感而發地說到：「此關於民族文化之
要著，吾不可不注意之也。」[225]皆可見蔣對傳統文化之重視。當然，蔣絕非
盲目崇信「傳統」或食古不化之人，例如在1931年舉行之全國內政會議題案
中，即有一條：「由中央將舊有不合時宜之各項儀節，予以禁革。……至如
節婦烈女，割股療親等狂悖而不近人情者，均不得與了。」[226]可見也不是固
有文化就一體適用、完全站得住腳；若太過時或荒誕不經的舊文化，蔣還是
主張廢除爲宜。

---

[223]高素蘭編，《蔣中正總統檔案：事略稿本》第10冊，1931年4月2日，頁382。
[224]吳淑鳳編，《蔣中正總統檔案：事略稿本》第6冊，1929年6月27日，頁80。
[225]周琇環編，《蔣中正總統檔案：事略稿本》第9冊，1931年1月14日，頁369-
370。
[226]周琇環編，《蔣中正總統檔案：事略稿本》第9冊，1931年1月24日，頁541-
542。

七、小結

　　為什麼要以日常生活史來研究政治人物，簡單的說就是要突顯政治人物的真實生活與個性，此乃歷史研究重視「人」的核心理想。這些看似零碎的生活瑣事與日常觀感，片片拼湊出了歷史人物鮮活的好惡與性格。任何一位重要人物的言論，其實都是一個研究近代史的資料庫，特別是像蔣如此重要之人而又留下如此多檔案、史料的例子，值得學界持續關注。[227]

　　本章在消極的一面，論述了蔣在私領域的醫療衛生觀點，而積極的來說，蔣的日常生活經歷，其實反映了他的所見所聞，也浮現中國近代政治史上幾個重要的施政規劃：那是蔣站在領導人的高度上，將帶領中國如何前進的歷史藍圖。礙於篇幅，無法再梳理更多史料，但已粗略提及，民國時期的許多運動、政策，其實與蔣個人之擘劃頗有因果關係，許多政策背後所蘊含的，是基於蔣日常生活所見、所聞、所經歷，而產生之感想；並且，蔣是軍人，軍人還是較重視實用性，這一點不能忽略，所以蔣在許多私人的醫療行為上，頗有自己的主見，而一旦出現他無法處理的症狀，則會交給其所信任的醫生。另外，蔣早年受日本、軍隊管理的影響甚大，年輕時的某些荒唐歲月，及至軍校校長的歷練，確實成為他日後轉化至政治領域言論的內涵。但必須注意，這些思想，皆與日本和西方式的改革理想略有不同。蔣在修身和軍隊管理方面，希望多融入一些傳統儒家的道德和修身理論，而更多的是與傳統思想連接在一起了。後來為讀者所熟悉的新生活運動，其內容也已充分顯示在蔣的日常觀察與言論中，這讓我們可以從蔣的個人觀察內，透過另一個角度來理解民國時期的政治史。

　　就本章選取的切入點：醫療衛生主題來看，蔣展現的是一種強烈的個人主義傾向，不論在公還是在私的一方面，蔣的想法都占了極大的分量。目前沒有任何證據顯示蔣喜歡閱讀公共衛生的書籍或任何中西醫類的著作，但蔣卻對中、西醫學的某些知識非常重視，特別是與他個人的經驗和實際功用

---

[227] 初步研究成果匯集，已有呂芳上主編，《蔣中正日記與民國史研究》上冊，研究意義可參考書前呂芳上序。

做一個結合。就蔣的思想而言，內在還存有從現代的衛生概念中，反推回到個人行為的適當性，例如儀容、整潔與個人精神、意志之間的密切關係；蔣一直強調「個人」的自覺與行為之表現，顯見他認為現代軍人的標準，很大的程度上取決於一種個人的修養與自覺，這又可以解釋蔣並不只強調現代化的組織管理或法規，真正重要的還是個人的主觀自省吧，如同擁有資格「審查」衛生與否的權力，不見得是由具備現代衛生知識的衛生人員或軍醫來主導，而往往落在具備仁愛、有責任心的「個人」（長官）身上；當然，這種衛生不可能「公共」，這與某些公衛專家的想法實有所落差，一個「個人」又「傳統」的身體政治，不完全是現代公共衛生的精神。這不可避免的突顯蔣在規劃某些政策的侷限性，但也正因為軍醫或專業衛生人員不足，當時中國的上層，實在負擔不起一種「公共」衛生、規範的責任；於是，蔣只好依賴一個有「自覺」的個人，一個「衛生」的個人、可以透過類似軍事化的訓練來學習並完成塑造的「國民性」，從而可以培養控管好自己的精神和行為規範。而身體強健的人，精神旺盛且道德高尚，就不需要「國家」來特別加強管理了，這都是考察蔣的思想時，不可忽略之處。

柒

結論

　　讀者讀完本書，一定有一種近代國族、身體與醫療之間休戚與共之相連感，這自是這些大時代重要人物身上所體現的時代思潮。醫療史探索的層面相當廣闊，在此不一一討論，讀者大可參閱各種醫史的作品，即可知其中多元與有趣之處。筆者早期對醫學理論與技術的歷史情有獨鍾，當然，至今我仍認爲醫學技術的歷史是很重要的，特別是對中國醫學而言，應該努力去探討科學技術的傳統與創新；由於大多數的傳統科學眞的只剩下「歷史討論」的價值了，它們在現實上已經死亡與消失，唯獨中醫不然，這也是本書主體仍著眼於許多中西醫論爭問題之原因。再加上身爲一位歷史學家，必須對人的痛苦、疾病，進行描寫，以表達對人性、苦難的關懷，這是人文學者的特殊使命；研究不能只有現象、物質和觀念，還要有人的故事在其中，這才是人文學之深義。而探索人之生、老、病、死，解析生病吃的藥、怎麼看待疾病與生命等這些豐富的事物，本是臺灣新史學中的重要面向，[1]其中心目標還是人，擴展出去則是「物質」（藥、身體）與「心態」（如擇醫、國族），本書多少都關切到這些議題。

　　對疾病歷史的梳理與研究，林富士主編的《疾病的歷史》是一相當具有代表性的里程碑。臺灣本土生命醫療史的第一代學者，其實爲疾病歷史的研究開了一個很好的範式與諸多課題。[2]作爲一後輩與追隨者，若要說本書有什麼具體貢獻的話，則應可說補上了人與疾病的日常史、個人史與國民性之間的隱喻與關係吧。近代反中醫的知識分子對舊有「國民性」的攻訐與要求，其實大部分是藉由中醫背後的傳統文化來抒發不滿；而中醫做爲一種傳統文化的表徵，一方面受到各方攻擊，另一方面卻也因固有文化的價值，而擁有被保留的必要。諸般共向與殊向，構成了觀察近代中醫史的另一種視野。又，近代中國進入「國族」問題的討論，其實包含了一種科學被納入「國家控管」的意識，中醫在大的發展方向上，尋求的是逐漸進入國家法令與衛生體制之中，在最近雷祥麟的新書中已充分說明這個問題，[3]本書「國醫」一

---

[1]　杜正勝，《新史學之路》（臺北：三民書局，2004），頁374-375。

[2]　林富士主編，《疾病的歷史》（臺北：聯經出版，2011），頁1-21。

[3]　Sean Hsiang-lin Lei, *Neither Donkey nor Horse: Medicine in the Struggle over China's Modernity*（Chicago: University of Chicago Press, 2014），pp.152-165.

章再有所補充。其另一關懷是：在個人罹病的經驗上，往往國族問題會被淡化，而是尋求一種「實用」和「痊癒」的希望，這是本書幾個主人翁所顯示的另一種歷史面貌。此外，葛兆光指出，現代中國有一種傳統文化熱或國學熱，其實都是希望「回到原點」，找尋重建現代中國價值的基礎，這是積極的意義。其實，民初國醫的歷史，約莫就是展現這樣一種尋求認同的歷史，是一項如何用現代（當時比較多是「科學」）價值來組裝傳統文化的課題。葛氏談的現在，其實是近百年中國傳統文化之困境與想望，「國醫」在此問題中當然也不能缺席。[4]

王汎森先生曾構思一篇關於「人的消失」的文章，他要研究人文學科裡「去人化」的傾向。他指出在史學的寫作裡面，人的角色愈來愈淡，The Death of man是本世紀的重要現象；他認為人的性格在歷史中、在一個人的生命中，是重要而值得思考的因素。[5]其實本文結論不一定合於他想寫的意思，但筆者要說的是：過去大部分的醫史著作都只引用民初某些學者的某些話，來論證自己的說法，卻忽略了他們的身體不但可以反映國族，也是自己私領域最密切相關之事，臨到病襲、求助無門，他們的經歷與抉擇，往往是很多人也同樣會經歷的，「人之所病，病疾多；而醫之所病，病道少」，此真千古不變之理。臨到重病時，病人除了曾經展現對國族、強國、衛生之關懷與期望，也必須依據當下病況來選擇醫療方式，這是非常實際的問題。

故面對疾病，走在時代之先的重要人物，未必總是選擇和自己對國族發展的期許、規畫走同一條路。視中醫為迷信者，不少人也請教了中醫，孫中山的例子，其實還顯示「親友」因素對擇醫的影響，這不分大小人物，每天都在我們的週遭上演；而反中醫最深刻的人，例如魯迅和余巖，對中醫其實又是知之甚詳的。余氏不但自己研製中藥，還曾收了不少中醫徒弟；[6]又，

4　葛兆光，《何為中國？疆域、民族、文化與歷史》（香港：牛津大學出版社（中國）有限公司，2014），頁138-144。

5　王汎森，《思想是生活的一種方式：中國近代思想史的再思考》(臺北：聯經出版，2017)，頁353-391。

6　皮國立，〈民國時期的醫學革命與醫史研究：余巖（1879-1954）「現代醫學史」的概念及其實踐〉，《中醫藥雜誌》24期（2013），頁159-185。

魯迅之子周海嬰（1929-2011）曾說：「我父親並不反對中醫，反對的只是庸醫」，就像魯迅會買中藥「烏雞白鳳丸」給家人吃，也介紹給文學家蕭紅吃。周小時候患有哮喘，做為父親的魯迅也用現下臺灣中醫普遍使用的「三伏貼」予以治療，[7] 甚至有中醫嚴蒼山（1898-1968）為魯迅治病的文字出現，[8] 在網路上曾引發幾波唇槍舌戰。由此可見，中醫和反中醫的論戰，百年來仍在延燒著。其實，去爭論魯迅有沒有看中醫，不是本書要做的，魯迅批判中醫是事實，但是他應該熟知中醫理論，把中醫看成一種文化表徵，把中醫和中國人的劣質國民性連在一起，這才是重點。就如王汎森說研究intellection的歷史所言：「思想像微血管般交織在生活世界、交織在社會角落的歷史。所以一方面應該探索思想家深微的思想世界，另一方面要關注思想與日常世界的聯繫，觀察思想的流動、接受、擴散。」[9] 如果「信中醫」與「反中醫」牽扯到思想與理念的層面，那麼求醫就不再只是私人之事；談孫中山看中醫、魯迅論中醫等歷史，又不能只看其小，要看醫國之大醫，誰能醫國族之病、國民之病，誰就擁有話語權。所以擇醫之事，不單是私事，也是公領域中論爭之焦點，這就是中西醫論爭的另一層意涵。

　　雷祥麟曾指出：中醫就像是「一個生氣蓬勃的活著的傳統（living tradition），在與時俱進的發展、轉變、使用與創新後，它幾乎猶如現代科技一般廣泛地參與我們的生活，其中若干成份甚至已經脫離孕育它的社會，反向傳播至歐美與非洲，甚至被視為另類醫學的代表性成員。」[10] 這段發人深

[7] 周海嬰，〈引用魯迅的話反對中醫是斷章取義〉，《中國中醫藥報》，2008年3月13日。隨後，反中醫人士方舟子隨即發表〈奇哉怪也，魯迅的兒子說魯迅一直相信中醫〉，見http://www.scipark.net/archives/21640?mobile，2008年3月17日發表，2015年5月10日檢索。

[8] 嚴世芸主編，《內科名家嚴蒼山學術經驗集》（上海：上海中醫藥大學出版社，1998），頁338。

[9] 王汎森，《權力的毛細管作用：清代的思想、學術與心態》（臺北：聯經出版，2014），序論頁18。

[10] 雷祥麟，〈「東亞傳統醫療、科學與現代社會」專輯導言〉，《科技、醫療與社會》11期（2010），頁13-23。

省的論述，其實是中醫界努力了百年才達到的成果，黃進興曾說：「當今流行的社會科學之中，爲中國所固有的僅止『史學』一科。」而中國傳統科學還存活於現今科學領域的，「中醫」則可說是唯一理論和技術都還活著的一門古代科技；直至近百年來，中醫被西醫打得東倒西歪、史學則被西方社會科學理論架空得一蹋糊塗，後者成就的只是「泡沫史學」。令人感到訝異的是，原來「史學」和「中醫」有如此同病相憐的過往。黃進興最後說：建立別有特色的史學必須「學有所本」，此「本」乃歷史自家的園地，「再多、再高明、再先進的西學，充其數只能將中國歷史降爲普遍的事例而已，實質上並無法彰顯中國獨特的歷史經驗；況且不意之中，也將解消了中國歷史對世界史學可能的貢獻。」[11]此即近代中國的各種知識系統，受西學之衝擊而衍生之現象，筆者這樣對比或許有不妥之處，但讀者可以把「中國史學」置換爲「國醫」，「西學」換成「西醫」，然後思考看看，或許眞有異曲同工之妙。

近代以來，「賽先生」從不缺人談論。上個世紀20年代開始，中醫與科學的關係，被中醫和反中醫兩方陣營大做文章，[12]而中醫則努力在西醫科學和新舊文化的夾縫中掙扎、求生存。上海市國醫公會曾發一文，痛陳選擇西醫與不明疾病、國家興亡之關係，與本書主題頗能呼應：

今日之重要偉人，多不識中醫原理，而炫於物質文明。一旦疾病臨身，往往斷送其生命於專事形質醫學者之手。如孫總理、梁任公、林修梅、胡景翼諸公之病，均以不明氣化，專重形質而失敗。報紙紛披，事實其在。稍有中醫知識者，猶能知之，近日歐美各國之留學生返國後，大都採取他國精華，而以強國爲職責。而我國留學生返國

---

[11] 黃進興，《後現代主義與史學研究》（臺北：三民書局，2006），頁229-260。
[12] 李正風、沈小白，〈從反傳統到反偽科學〉，收入黃之棟、黃瑞祺、李正風等著，《科技與社會：社會建構論、科學社會學和知識社會學的視角》（臺北：群學，2012），頁271-315。

後。但知襲取他國皮毛，而專以亡國為職責。[13]

　　若站在中醫立場，衆人當然據理力爭。甚至力陳像孫中山等人，不但
服膺科學觀，而且病末也屢屢服用中藥的史實，來證明其實孫並不認為要把
中醫排斥於「科學」之外；陳存仁甚至指出，中國式的衛生雖然簡單易行：
「其初以為不合科學者，其終無不可證以科學之理。」陳用以說明「國故」
中醫之理，背後必有一套科學理論可供驗證，需要去求索，此即孫中山「知
難行易」之理。陳並言孫病後屢請中醫、時服中藥，「廢除中醫」這話孫根
本不可能、也從未說出。[14]這些論證雖有「斷章取義」之嫌，曲解了孫的一些
意思，但背後所要爭取的，中醫在現代社會的「存在感」與價值，卻昭然若
揭。中醫在民初「國醫」運動的轉型過程中，已證明傳統文化之價值，在之
後的半個世紀，則努力欲進入科學之列。但中醫的「本」是什麼？在本書書
寫時代的百年之後，它更值得人們去思索。[15]又或者這樣問：中醫所欲達到的
這些成果，付出的代價是什麼呢？

　　類似像魯迅這種家人死於疾病，眼見中醫無效，轉而尋求一種更先進與
現代的西方醫學的故事，還有很多，就像陳志潛（1903-2000）的母親與繼母
相繼死於巫醫、中醫之手那樣，他自言幼年的痛苦記憶，使得他長大後轉而
學習西醫，尋求一種更好的醫療體制，致力於中國鄉村衛生的工作。[16]那時的

---

[13] 上海市國醫公會，〈上海市國醫公會第三屆會員大會會務報告：教衛兩部焚
　　坑國醫國藥之痛史錄〉，《現代國醫》2卷6期（1932），頁97-98。

[14] 陳存仁，〈以孫中山先生行易知難 根據論中醫是否合於科學應否加以提
　　倡〉，《醫界春秋》34期（1929），頁5-6。

[15] 筆者並非反科學化，也不可能存在反科學、反西醫的想法。新的中醫療效與
　　藥品的開發，仰仗西醫西藥科學甚多，不可否認，就像史學透過西方理論，
　　也展現不少新的成就，不能一筆抹殺。但是筆者始終以「學術本體」明瞭
　　後，才能界定自己在歷史發展中的位置，也能更好的將傳統與現代作結合。
　　在這點上，筆者仍是「中西折衷」的腦筋。

[16] 陳志潛原著，端木彬如等譯，《中國農村的醫學：我的回憶》（成都：四川
　　人民出版社，1998），頁24-25。

人對西醫有一種憧憬，一種可以讓中國變強、又能讓自己、家人疾病之痛苦記憶找到舒緩的良藥。但就如孫中山和梁啓超的經歷一樣，疾病不是靠西醫就能打倒的，於是他們又轉而一試中醫，有效沒效，文中已見端倪；但因爲時代風氣的關係、又以名人身分之累，故無法公開大膽的使用中醫，最終也沒有理想的結果。這恰如王鼎鈞所說：「人對於『絕症』偏偏又抓緊治療，連『庸醫』也勇於一試。[17]治療是一種奮鬥，也是一種安慰，一個個藥方輪流用，日子好過一些。」[18]但這些主角的抱病演出可以有不一樣的結局嗎？在結論，筆者想要說的是：眞正的中西醫結合，往往最佳的場域就在無法被治癒的奇病、難病、絕症或慢性病的療程中，可是這種結合，在近代或至少在臺灣，並沒有開展得很好，中西結合的時間點爲何？中西藥怎麼配合投藥？醫療責任如何劃分、釐清？這些都是醫學專家應該思考的問題；中西醫結合，大概是臺灣乃至中國最能國際化的項目之一，不好好思索未來之發展，更待何時？筆者終究只是歷史學家，僅能展現歷史人物「自己」在中西醫匯通之抉擇，他們病中的遭遇皆非由專家來訂立「合作」之模式，故往往是沒有效率、拖延和各說各話的劇情，這對病人終有害而無利。而中西醫結合喊了那麼多年，其實還是「衝突」大於「融合」的。未來怎麼發展，鑑往知來，若能啓發任何實際的思考與行動，這個醫史研究就有深刻的意義，可謂筆墨之功不唐捐。

蔣介石不反中醫，甚至也有若干採用中醫中藥的論述，1929年爆發廢中醫案時，蔣接見中醫界的請願代表，對他們說：「中國人都靠中醫中藥長大的，你們的請願書就會得到批覆。」[19]後來該次廢中醫案沒有成立。但蔣的例

---

[17] 「庸醫」此處是指採取各種醫療手段，反正都是「中國醫學」，好壞全部收納，中醫百年來所承擔之「罪過」，關鍵就在此。所以現代中醫努力與民俗療法、巫醫等劃清界線，建構屬於自己的正統醫學、國家醫學，此正是近代中醫掙扎與奮鬥之目標所在。

[18] 王鼎鈞，《怒目少年怒目少年：王鼎鈞回憶錄四部曲之二》（臺北：爾雅，2005），頁94。陳存仁，《抗戰時代生活史》（上海：上海人民出版社，2001），頁62。

[19] 陳存仁，《抗戰時代生活史》，頁62。

子似乎不在中西醫論爭的張力上展現，而是他對中國民族性、國民身體素質的想法，給了我們很大的啓發。可以這樣看：根據游鑑明的研究顯示，民國以來體育活動涉入健美、國民身體素質的論述中時，它的意義往往會透過充分討論與施行而彰顯出來；[20]在這一點上，就本書所論，中醫界並沒有很好地回應這個問題。如何用中醫來讓國民體格變強、疾病死亡率降低等等，中醫界可曾仔細思考？倒是在經濟問題方面討論不少，例如蔣也從民生問題考量，認爲提倡中醫中藥，是國家自立自強之道，不需依賴外力與西藥。[21]讀者對應「國醫」形成的歷史，就可以發現中醫雖然抓住了民族文化的大旗，頗與蔣之重視「傳統」的一面相結合，但是中醫在近代卻沒有能形成一套如西方醫學衛生觀的身體治理；也就是說，當中醫涉入「何謂現代、誰之中國」的問題時，它的失語除了無法代表現代化之外，中醫與整個國族發展的關係，似乎有再強化的必要。這個問題，中醫在1950年代之後才有所回應。而當時這種文化、或說科學技術的新舊融合、中西匯通，乃一般知識分子的普遍認同，西醫李廷安（1898-1948）就說：

綜觀前述中外醫學進展之情形，吾人深知必須加速努力建設科學化之中國新醫學。自從西洋科學醫學輸入我國，數十年來，建樹有限，我國醫學界宜速自反省，力謀挽救之。一國固有其特具性之固有文化，保存其固有文化，庶不失其民族之特有精神。然而僅知故步自封，毫無創造，則不堪與人競爭；在科學精神之立場，自不應只知保守，而不接收外來文化以補本身之不足。[22]

可以說國醫已站穩傳統文化之立場，並在當時得到正面的助益，但科學化怎麼開展、驗之於臨床，則還有待中醫界更多的共識與實際作爲，不能只有紙上談兵。筆者關心中國醫學在近代的發展，這僅是個人的小關懷，幸好

---

20 游鑑明，《運動場內外：近代華東地區的女子體育（1895-1937）》（臺北：中央研究院近代史研究所，2009），頁24-51。

21 〈蔣介石先生提倡中醫之偉論〉，《新會國醫月刊》1期（1932），頁8-9。

22 李廷安，《中外醫學史概論》（上海：上海書店，1991），頁48。

它還能與中國近代歷史之發展有所連結。嚴耕望（1916-1996）曾言他的老師錢穆對他的啓發，嚴說：「我感到最有益處的，是（錢穆）先生隨時提醒諸生，要向大處看、遠處看，不能執著的盡在小處琢磨，忘記大目標；盡往小處做，不能有大成就。」[23]這本書探討的人物雖然都是「大人物」，但筆者頗能自我解嘲的是：看來在疾病的折磨之下，他們都只是平凡小人物。每個人的經歷放在病人的總體歷史中都只是小歷史，一種可以觸摸生命的醫療史；但他們的見解、經歷與對國族發展的期待，以及處於民初中西醫論爭和國族強盛的競爭話語下之抉擇與發言，卻充分展現了近代中國的大歷史，也預示了中國醫學在後半個世紀應該努力的總體方向。

---

[23] 嚴耕望，《錢穆賓四先生與我》（臺北：臺灣商務，2008），頁40。

徵引書目

一、檔案、史料彙編

中國第二歷史檔案館，《蔣介石年譜》。北京：中國檔案出版社，1994。

中國國民黨中央執行委員會，政治會議第226次會議，第8號提案。臺北：中國國民黨黨史會原件，1930年5月7日。

中國國民黨中央執行委員會，政治會議第360次會議，第3號提案。臺北：中國國民黨黨史會原件，1933年6月7日。

王正華編，《蔣中正總統檔案：事略稿本》第17冊。臺北：國史館，2005.10。

行政院衛生署編，《總統指示有關改善環境衛生事項彙編》。臺北：行政院衛生署，1971。

吳淑鳳編，《蔣中正總統檔案：事略稿本》第14冊。臺北：國史館，2006.12。

吳淑鳳編，《蔣中正總統檔案：事略稿本》第5冊，臺北：國史館，2011。

吳淑鳳編，《蔣中正總統檔案：事略稿本》第6冊。臺北：國史館，2003.12。

周美華編，《蔣中正總統檔案：事略稿本》第2冊。臺北：國史館，2003.07。

周美華編，《蔣中正總統檔案：事略稿本》第12冊。臺北：國史館，2004.12。

周美華編，《蔣中正總統檔案：事略稿本》第13冊。臺北：國史館，2004.12。

周美華編，《蔣中正總統檔案：事略稿本》第23冊。臺北：國史館，2005.12。

周美華編，《蔣中正總統檔案：事略稿本》第24冊。臺北：國史館，2005.12。

周美華編，《蔣中正總統檔案：事略稿本》第28冊。臺北：國史館，2007.11。

周琇環編，《蔣中正總統檔案：事略稿本》第9冊。臺北：國史館，2006.12。

高素蘭編，《蔣中正總統檔案：事略稿本》第10冊。臺北：國史館，2004.07。

高素蘭編，《蔣中正總統檔案：事略稿本》第11冊。臺北：國史館，2007.04。

高明芳編，《蔣中正總統檔案：事略稿本》第18冊。臺北：國史館，2005.10。

高素蘭編，《蔣中正總統檔案：事略稿本》第22冊。臺北：國史館，2005.12。

高素蘭編，《蔣中正總統檔案：事略稿本》第26冊。臺北：國史館，2006.12。

高素蘭編，《蔣中正總統檔案：事略稿本》第27冊。臺北：國史館，2007.11。

秦孝儀主編，《總統蔣公大事長編初稿》。臺北：中正文教基金會，1978。

秦孝儀主編，《總統蔣公思想言論總集》。臺北：中國國民黨中央委員會黨史委員會，1984。

《蔣中正總統文物》。臺北：國史館藏檔案。

002-040100-00005-033，〈蔣中正致宋美齡函〉。

002-080200-00234-066、002-080200-00235-045、002-080200-00233-090，〈特交檔案·一般資料〉。

002-010200-00116-075，〈籌筆·統一時期（一一六）〉。《國民政府檔》。臺北，國史館藏。

001-016142-0023，〈（蔣中正）脊椎骨傷診治〉。

二、回憶錄、訪談錄

王世杰著、林美莉校訂，《王世杰日記》。臺北：中央研究院近代史研究所，2012。

抗戰歷史文獻研究會，《蔣中正日記》。臺北：抗戰歷史文獻研究會，2015。

胡適，《四十自述》。海口：海南出版社，1997。

翁元口述，王丰記錄，《我在蔣介石父子身邊的日子》。臺北：圓神出版社，2002。

陳三井訪問、李郁青紀錄，《熊丸先生訪問記錄》。臺北：中央研究院近代史研究所，1998。（陳三井訪問、李郁青紀錄，《我做蔣介石「御醫」四十年：熊丸先生訪談錄》。北京：團結出版社，2006。

陳少白口述，許師慎筆記，《興中會革命史要》。臺北：中央文物供應社，1956。

陳克文著，陳方正編校，《陳克文日記1937-1952》。臺北：中央研究院近代史研究所，2012。

陳潔如，《我與蔣介石的七年之癢：陳潔如回憶錄》。北京：團結出版社，2002。

黃仁霖，《我做蔣介石特勤總管四十年：黃仁霖回憶錄》。北京：團結出版社，2006。

三、中文專書

（日）家近亮子，《蔣介石與南京國民政府》。北京：社會科學文獻出版社，2005。

（明）李時珍，《本草綱目》。北京：人民衛生出版社，1982。

（明）姚可成匯輯，達美君、樓紹來點校，《食物本草》。北京：人民衛生出版社，1994。

（明）張景岳，《景岳全書》。上海：上海科學技術出版社，1996。

（清）汪昂，《醫方集解》。北京：中國中醫藥出版社，1997。

（清）阮元校勘，《十三經注疏・左傳》第6冊。臺北：藝文印書館，1989。

（清）傅蘭雅輯，《格致彙編》。上海圖書館影印本，1992。

（葡）曾德昭著，何高濟譯，《大中國志》。上海：上海古籍出版社，1998。

I. T.赫德蘭著，吳自選、李欣譯，《一個美國人眼中的晚清宮廷》。天津：百花文藝出版社，2002。

丁文江，《梁任公年譜長編初稿》。臺北：世界書局，1962。

丁文江、趙豐田編，《梁啓超年譜長編》。上海：上海人民出版社，1983。

丁福保，《蒙學衛生教科書》。上海：上海文明書局，1906。

大村泉編著，解澤春譯，《魯迅與仙臺：魯迅留學日本東北大學一百周年》。北京：中國大百科全書出版社，2005。

山崎光夫著，蔡焜霖譯，《日本名藥導遊》。臺北：旺文社，2005。

中國科學技術協會，《中國中西醫結合學科史》。北京：中國科學技術出版社，2010。

中國第二歷史檔案館，《黃埔軍校史稿》。北京：檔案出版社，1989。

文庠，《移植與超越：民國中醫醫政》。北京：中國中醫藥出版社，2007。

方舟子，《批評中醫》。北京：中國協和醫科大學出版社，2007。

方藥中，《醫學承啓集》。北京：人民衛生出版社，2007。

王仰清、許映湖標注，《邵元沖日記》。上海：上海人民出版社，1990。

王汎森，《中國近代思想與學術的系譜》。臺北：聯經出版，2003。

王汎森，《權力的毛細管作用：清代的思想、學術與心態》。臺北：聯經出版（全名為聯經出版事業股份有限公司，以下依簡稱），2014。

王汎森，《思想是生活的一種方式：中國近代思想史的再思考》。臺北：聯經出版，2017。

王治心，《中國基督教史綱》。臺北：文海出版社重刊，1940。

王振瑞，《中國中西醫結合史論》。石家莊：河北教育出版社，2002。

王國裕，《醫療問題面面觀：風雲對話》。臺北：健康世界雜誌社，1998。

王舜祁，《早年蔣介石》。北京：團結出版社，2008。

王雲五等著，《我怎樣認識國父孫先生》。臺北：傳記文學，1965。

王瑞，《魯迅胡適文化心理比較：傳統與現代的徘徊》。北京：社會科學文獻出
　　版社，2006。

王鼎鈞，《怒目少年：王鼎鈞回憶錄四部曲之二》。臺北：爾雅，2005。

王爾敏，《晚清政治思想史論》。臺北：臺灣商務印書館，1995。

世界書局編輯所編輯，《初等文範》。上海：世界書局，1942。

史扶鄰（Harold Z. Schiffrin）原著，邱權政、符致興譯，《孫中山與中國革命的
　　起源》。臺北：谷風出版社，1986。

史景遷，《天安門：中國的知識分子與革命》。臺北：時報出版，2007。

司徒惠康總纂，葉永文、劉士永，郭世清撰修，《國防醫學院院史正編》。臺
　　北：五南，2014。

民革中央宣傳部編，《回憶與懷念：紀念孫中山先生文章選輯》。北京：華夏出
　　版社，1986。

皮國立，《「氣」與「細菌」的近代中國醫療史：外感熱病的知識轉型與日常生
　　活》。臺北：國立中國醫藥研究所，2012。

皮國立，《全球大流感在近代中國的真相：一段抗疫歷史與中西醫學的奮鬥》。
　　臺北：時報出版社，2022。

皮國立，《近代中醫的身體觀與思想轉型：唐宗海與中西醫匯通時代》。北京：
　　三聯書店，2008。

皮國立，《唐宗海與近代中醫危機》。臺北：東大圖書，2006。

皮國立，《虛弱史─近代華人中西醫學的情慾詮釋與藥品文化（1912-1949）》。
　　臺北：商務印書館，2019。

皮國立，《近代中西醫的博弈：中醫抗菌史》。上海：中華書局，2019。

任卓宣，《國父科學思想》。臺北：幼獅書店，1965。

朱正，《魯迅》。北京：人民出版社，1985。

朱希祖，《朱希祖日記》。北京：中華書局，2012。

江勇振，《日正當中1917-1927（舍我其誰：胡適第二部）》。臺北：聯經出版，
　　2013。

江漢聲，《名人名病：66個醫學上的生命課題》。臺北：天下文化，2006。

米・瓦・阿列克謝耶夫（Alekseev, Vasilii Mikhailovich, 1881-1951）著，閻國棟
　　譯，《1907年中國紀行》。昆明：雲南人民出版社，2001。

西格理斯（Sigerist, Henry S.）著，顧謙吉譯，胡適校，《人與醫學》。臺北：臺
　　灣商務印書館，1967。

何時希，《近代醫林軼事》。上海：上海中醫藥大學出版社，1997。

何廉臣重訂、王致譜主編，《感症寶筏》。福州：福建科學技術出版社，2006。

余英時，《史學與傳統》。臺北：時報出版，1982。

余英時，《未盡的才情：從顧頡剛日記看顧頡剛的內心世界》。臺北：聯經出
　　版，2007。

余英時，《知識人與中國文化的價值》。臺北：時報出版，2007。

余英時，《重尋胡適歷程：胡適生平與思想再認識》。臺北：聯經出版，2004。

余英時，《歷史人物與文化危機》。臺北：東大圖書，1995。

余英時等著，《五四新論：既非文藝復興，亦非啟蒙運動》。臺北：聯經出版，1999。

余舜德主編，《身體感的轉向》。臺北：臺大出版中心，2015。

余新忠，《清代衛生防疫機制及其近代演變》。北京：北京師範大學出版社，2016。

余新忠主編，《清代以來的疾病、醫療和衛生》。北京：三聯書店，2009。

吳相湘，《孫逸仙先生：中華民國國父》。臺北：文星，1965。

吳相湘，《孫逸仙先生傳》。臺北：遠東圖書公司，1982。

吳國定，《內經診斷學》。臺中：昭人出版社，1998。

呂芳上，《民國史論》。臺北：臺灣商務印書館，2013。

呂芳上主編，《蔣中正日記與民國史研究》。臺北：世界大同出版社，2011。

呂芳上主編，《蔣介石日記與民國史研究的回顧》。臺北：政大人文中心，
　　2020。

呂芳上等合著，《蔣介石的親情、愛情與友情》。臺北：時報出版，2011。

宋慶齡基金會、中國福利會編，《宋慶齡書信集》。北京：人民出版社，1999。

李廷安，《中外醫學史概論》。上海：上海書店，1991。

李長之，《魯迅批評》。北京：北京出版社，2004。

李建民，《生命史學：從醫療看中國歷史》。臺北：三民書局，2005。

李建民主編，廖育群著，《醫者意也：認識中國傳統醫學》。臺北，東大圖書，2003。

李恭忠，《中山陵：一個現代政治符號的誕生》。北京：社會科學文獻，2009。

李國祁，《民國史論集》。臺北：南天，1990。

李盛平主編，《中國近現代人名大辭典》。北京：中國國際廣播出版社，1989。

李順保主編，《溫病學大辭典》。北京：學苑出版社，2007。

李經緯、鄢良，《西學東漸與中國近代醫學思潮》。武漢：湖北科技出版社，1992。

李澤厚，《中國現代思想史》。臺北：三民書局，1996。

李鴻章編，《曾文正公全集》。長春：吉林人民出版社，1995。

杜正勝，《從眉壽到長生：醫療文化與中國古代生命觀》。臺北：三民書局，2005。

杜正勝，《新史學之路》。臺北：三民書局，2004。

汪榮祖，《康章合論》。臺北，聯經出版，1988。

沈洪瑞、梁秀清主編，《中國歷代醫話大觀》。太原：山西科學技術出版社，1996。

肖林榕，《中西醫結合發展史研究》。北京：北京科學技術出版社，2011。

辛曉征，《國民性的締造者：魯迅》。武漢：湖北教育出版社，2000。

周明之，《胡適與中國現代知識分子的選擇》。桂林：廣西師範大學出版社，2005。

周春燕，《女體與國族：強國強種與近代中國的婦女衛生(1895-1949)》。臺北：
　　國立政治大學歷史系，2012。

周海嬰，《魯迅與我七十年》。臺北：聯經出版，2002。

周策縱著，周子平等譯，《五四運動：現代中國的思想革命》。南京：江蘇人民
　　出版社，1996。

彼得·伯克著，蔡玉輝譯，《什麼是文化史》。北京：北京大學出版社，2009。

林杉，《林徽因傳：一代才女的心路歷程》。北京：九洲圖書出版社，1998。

林富士主編，《疾病的歷史》。臺北：聯經出版，2011。

林語堂，《林語堂經典名著17》。臺北：德華出版，1980。

金仕起，《中國古代的醫學、醫史與政治》。臺北：國立政治大學出版社，2010。

俞大維等，《談陳寅恪》。臺北：傳記文學出版社，1970。

柯小菁，《塑造新母親：近代中國育兒知識的建構與實踐（1900-1937）》。太
　　原：山西教育出版社，2011。

胡適，《四十自述》。海口：海南出版社，1997。

胡適，《丁文江的傳記》。臺北：遠流出版，1986。

胡適，《治學的方法與材料》。臺北：遠流出版，1988。

胡適，《胡適文存》。上海亞東圖書館，1928，第4集。

胡適，《胡適文存》。合肥：黃山書社，1996，第1集。

胡適，《胡適文存》。臺北：遠東圖書，1979，第2冊。

胡適，《胡適作品精選》。桂林：廣西師範大學，1999。

胡適，《胡適的聲音：1919-1960胡適演講集》。桂林：廣西師範大學，2005。

胡適原著，曹伯言整理，《胡適日記全集》。臺北：聯經出版，2005。

范家偉，《中古時期的醫者與病者》。上海：復旦大學出版社，2010。

范燕秋，《疫病、醫學與殖民現代性》。臺北：稻香，2010。

唐宗海原著，王咪咪、李林主編，《唐容川醫學全書》。北京，中國中醫藥出版
　　社，1999。

唐弢，《魯迅的故事》。北京：中國少年兒童出版社，1980。

高晞，《德貞傳：一個英國傳教士與晚清醫學近代化》。上海：復旦大學出版
　　社，2009。

夏曉虹編，《追憶梁啓超》。北京：中國廣播電視出版社，1997。

孫中山先生國葬紀念委員會編，《哀思錄》。臺北：文海出版社，1970。

徐有春主編，《民國人物大辭典》。石家莊：河北人民出版社，1991。

栗山茂久、陳信宏譯，《身體的語言：從中西文化看身體之謎》。臺北：究竟，2001。

海天、易肖煒著，《中醫劫：百年中醫存廢之爭》。北京：中國友誼出版公司，2008。

祖述憲，《思想的果實：醫療文化反思錄》。青島：青島出版社，2009。

祖述憲，《哲人評中醫：中國近現代學者論中醫》。臺北：三民書局，2012。

秦伯未，《國醫小史》。上海：上海中醫書局，1931。

秦孝儀主編，《國父全集》，臺北：近代中國出版社，1989。

郜元寶，《魯迅六講》。北京：北京大學出版社，2007。

酒井靜，《戰國武將死亡診斷書》。臺北：遠流，2013。

馬伯英、高晞等著，《中外醫學文化交流史：中外醫學跨文化傳通》。上海：文
　　匯出版社，1993。

馬金生，《發現醫病糾紛：民國醫訟凸顯的社會文化史研究》。北京：社會科學
　　文獻出版社，2016。

高彥頤著，李志生譯，《閨塾師：明末清初江南的才女文化》。南京：江蘇人民
　　出版社，2005。

區結成，《當中醫遇上西醫：歷史與省思》。香港：三聯書店，2004。

張力，《國際合作在中國：國際聯盟角色的考察，1919-1946》。臺北：中央研究
　　院，近代史研究所，1990。

張大釗主編，《中醫文化對談錄》。香港：三聯書店，2000。

張大慶，《中國近代疾病社會史（1912-1937）》。濟南：山東教育出版社，2006。

張仲民，《出版與文化政治：晚清的「衛生」書籍研究》。上海：上海書店出版
　　社，2009。

張泰山，《民國時期的傳染病與社會：以傳染病防治與公共衛生建設為中心》。
　　北京：社會科學文獻出版社，2008。

張耕華，《人類的祥瑞：呂思勉傳》。上海：華東師範大學出版社，1998。

張清平，《林徽因傳》。天津：百花文藝出版社，2007。

張綱，《中醫百病名源考》。北京：人民衛生出版社，1997。

張錫純，《醫學衷中參西錄》。石家莊：河北科學技術出版社，1999。

張灝，《時代的探索》。臺北：聯經出版，2004。

張灝，《張灝自選集》。上海：上海教育出版社，2002。

張灝著，高力克等譯，《危機中的中國知識分子》。北京：新星出版社，2006。

曹穎甫著，《經方實驗錄》。福州：福建科學技術出版社，2004。

梁其姿，《面對疾病：傳統中國社會的醫療觀念與組織》。北京：中國人民大學
　　出版社，2012。

梁啓超，《梁啓超全集》。北京：北京出版社，1999，第8冊。

梁啓超，《清代學術概論》。臺北：水牛出版社，1971。

梁實秋，《雅舍小品》。臺北：正中書局，1981。

梁漱溟，《東西文化及其哲學》。北京：商務印書館，1999。

梅家玲，《從少年中國到少年台灣：二十世紀中文小說的青春想像與國族論
　　述》。臺北：麥田出版社，2012。

畢汝剛，《公共衛生學》。臺北：臺灣商務印書館，1946初版，1967年臺版。

莊政，《孫中山的大學生涯：擁抱祖國、愛情和書的偉人》。臺北：中央日報社，1995。

郭廷以，《近代中國的變局》。臺北：聯經出版，1993。

郭穎頤著，雷頤譯，《中國現代思想中的唯科學主義（1900-1950）》。南京：江蘇人民出版社，1995。

陳永興，《醫療、人權、社會》。臺北：新地出版社，1985。

陳存仁，《我的醫務生涯》。桂林：廣西師範大學出版社，2007。

陳存仁，《抗戰時代生活史》。上海：上海人民出版社，2001。

陳西瀅，《西瀅閒話》。石家莊：河北教育出版社，1994。

陳志潛原著，端木彬如等譯，《中國農村的醫學：我的回憶》。成都：四川人民出版社，1998。

陳秀芬，《養生與修身：晚明文人的身體書寫與攝生技術》。臺北：稻香，2009。

陳邦賢，《中國醫學史》。臺北：臺灣商務印書館，1992。

陳邦賢，《自勉齋隨筆》。上海：上海書店出版社，1997。

陳寅恪，《陳寅恪集・寒柳堂集》。北京：三聯書店，2001。

陳漱渝主編，《魯迅論爭集》。北京：中國社會科學出版，1998。

陳樂元，《醫生與社會防衛：論十九世紀法國公共衛生學與犯罪學之關係》。臺北：稻鄉出版社，2015。

陳錫祺主編，《孫中山年譜長編》。北京：中華書局，1991。

陳蘊茜，《崇拜與記憶：孫中山符號的建構與傳播》。南京：南京大學出版社，2009。

陶涵（Jay Taylor）著，林添貴譯，《蔣介石與現代中國的奮鬥》。臺北：時報出版，2010。

陸淵雷，《醫學革命論二集》。上海：社會醫報館，1933。

傅貞亮、高光震等人主編，《黃帝內經素問析義》。銀川：寧夏人民出版社，1997。

傅斯年，《傅斯年全集》。臺北：聯經出版，1980。

傅維康，《醫藥文化隨筆》。上海：上海古籍出版社，2001。

程雅君，《中醫哲學史（第三卷）明清時期》。成都：巴蜀書社，2015。

單書健、陳子華，《古今名醫臨症金鑒・腫瘤卷》。北京：中國中醫藥出版社，1999。

彭善民，《公共衛生與上海都市文明（1898-1949）》。上海：上海人民出版社，2007。

復旦大學、上海師大、上海師院魯迅年譜編寫組編，《魯迅年譜》。安徽：安徽人民出版社，1979。

惲鐵樵，《論醫集》。臺北：華鼎出版社，1988。

游鑑明，《運動場內外：近代華東地區的女子體育1895-1937》。臺北：中央研究院近代史研究所，2009。

游鑑明、羅梅君、史明等主編，《共和時代的中國婦女》。臺北：左岸，2007。

舒衡哲著，劉京建譯，丘為君校訂，《中國啓蒙運動：知識分子與五四遺產》。北京：新星出版社，2007。

費俠莉著，丁子霖、蔣毅堅、楊昭譯，《丁文江：科學與中國新文化》。北京：新星出版社，2006。

費約翰（John Fitzgerald）著，李恭忠等譯，《喚醒中國：國民革命中的政治、文化與階級》。北京：三聯書店，2004。

馮自由，《革命逸史》。臺北：臺灣商務印書館，1971。

黃仁宇，《從大歷史的角度讀蔣介石日記》。臺北：時報出版，1994。

黃自立編，《中醫百家醫論薈萃》。重慶：重慶出版社，1995。

黃克武，《一個被放棄的選擇：梁啓超調適思想之研究》。臺北：中央研究院近代史研究所，1994。

黃克武，《言不褻不笑：近代中國男性世界中的諧謔、情慾與身體》。臺北：聯經出版，2016。

黃克武、張哲嘉主編，《公與私：近代中國個體與群體之重建》。臺北：中央研究院近代史研究所，2000。

黃宗漢、王燦熾，《孫中山與北京》。北京：人民出版社，1996。

黃東蘭編，《身體‧心性‧權力：新社會史（第2集）》。杭州：浙江人民出版社，2005。

黃金麟，《身體與政體：蘇維埃身體，1928-1937》。臺北：聯經出版，2009。

黃金麟，《戰爭、身體、現代性：近代台灣的軍事治理與身體，1895-2005》。臺北：聯經出版，2009。

黃金麟，《歷史、身體、國家：近代中國的身體形成，1895-1937》。臺北：聯經出版，2001。

黃厚璞，《按摩術與體育治療》。北京：人民衛生出版社，1954。

黃進興，《後現代主義與史學研究》。臺北：三民書局，2006。

楊念群，《再造「病人」：中西醫衝突下的空間政治（1832-1985）》。北京：中國人民大學出版社，2006。

楊善堯，《抗戰時期的中國軍醫》。臺北：國史館，2015。

楊瑞松，《病夫、黃禍與睡獅：「西方」視野的中國形象與近代中國國族論述想像》。臺北：政大出版社，2010。

楊醫業主編，《中國醫學史》。石家莊：河北科學技術出版社，1996。

溫波，《重建合法性：南昌市新生活運動研究，1934-35》。北京：學苑出版社，2006。

葛兆光，《何為中國？疆域、民族、文化與歷史》。香港：牛津大學出版社（中國）有限公司，2014。

靳叢林、劉中樹主編，《魯迅死因之謎》。臺北：人間出版社，2014。

熊秉真主編，《讓證據說話》。臺北：麥田，2001。

趙洪鈞，《近代中西醫論爭史》。北京：學苑出版社，2012。

劉運峰編，《魯迅佚文全集》。北京：群言出版社，2001。

劉似錦編，《劉瑞恆博士與中國醫藥及衛生事業》。臺北：臺灣商務印書館，1989。

劉東，《國學文摘》。北京：高等教育出版社，2011。

劉嘉湘主編，《現代中醫藥應用與研究大系：第十四卷：腫瘤科》。上海：上海中醫藥大學出版社，1996。

劉榮倫、顧玉潛，《中國衛生行政史略》。廣州：廣東科技出版社，2007。

劉豐祥，《身體的現代轉型：以近代中國城市休閒為中心（1840-1937）》。北京：光明日報出版社，2009。

德子固（德貞）著，《全體通考》。清光緒十二年（1886）刊本。

潘君祥主編，《近代中國國貨運動研究》。上海：上海社會科學院，1998。

蔣竹山主編，《當代歷史學新趨勢》。臺北：聯經出版，2019。

鄧鐵濤、程之范主編，《中國醫學通史：近代卷》。北京：人民衛生出版社，2001。

鄧鐵濤主編，《中醫近代史》。廣州：廣東高等教育出版社，1999。

鄭曼青、林品石編著，《中華醫藥學史》。臺北：臺灣商務印書館，2000。

鄭學稼，《魯迅正傳》。臺北：時報文化，1982。

魯迅，《二心集》，《魯迅全集》。北京：人民文學出版社，1996，第4卷。

魯迅，《三閒集》，《魯迅全集》。北京：人民文學出版社，1996，第4卷。

魯迅，《且介亭雜文末編》，《魯迅全集》。北京：人民文學出版社，1996，第6卷。

魯迅，《吶喊》。臺北：風雲時代，2004。

魯迅，《花邊文學》，《魯迅全集》。北京：人民文學出版社，1996，第5卷。

魯迅，《阿Q正傳》。北京：國際少年村，2000。

魯迅，《南腔北調集》，《魯迅全集》。北京：人民文學出版社，1996，第4卷。

魯迅，《准風月談》，《魯迅全集》。北京：人民文學出版社，1996，第5卷。

魯迅，《偽自由書》，《魯迅全集》。北京：人民文學出版社，1996，第5卷。

魯迅，《華蓋集續編》，《魯迅全集》。北京：人民文學出版社，1996，第3卷。

魯迅，《集外集拾遺》，《魯迅全集》。北京：人民文學出版社，1996，第7卷。

魯迅，《集外集拾遺補編》，《魯迅全集》。北京：人民文學出版社，1996，第8卷。

魯迅，《墳》。天津：天津人民出版社，1998。

魯迅，《熱風》。天津：天津人民出版社，1998。

蕭公權，《中國政治思想史論》。臺北：聯經出版，1996。

蕭邦奇，周武彪譯，《血路：革命中國中的沈定一（玄廬）傳奇》。南京：江蘇
　　人民出版社，1999。

錢穆，《國史大綱》。臺北：臺灣商務印書館，1995。

鮑晶主編，《魯迅「國民性思想」討論集》。天津：天津人民出版社，1982。

龍偉，《民國醫事糾紛研究(1927-1949)》。北京：人民出版社，2011。

戴獻章編，《中醫復興運動血淚史：戴獻章言論集》。高雄：作者自印，1994。

謝利恆、尤在涇，《中國醫學源流論・校正醫學讀書記》。臺北：新文豐，1997。

韓石山主編，《徐志摩全集》。天津：天津人民出版社，2005。

謳歌編著，《協和醫事》。北京：三聯書店，2007。

羅久蓉等訪問，《烽火歲月下的中國婦女訪問紀錄》。臺北：中央研究院近代史
　　研究所，2004。

羅志田，《再造文明的嘗試：胡適傳（1891-1929）》。北京：中華書局，2006。

羅芙芸，《衛生的現代性：中國通商口岸衛生與疾病的含義》。南京：江蘇人民
　　出版社，2007。

羅家倫，《國父年譜》。臺北：中國國民黨黨史史料編纂委員會，1969。

羅家倫，《新人生觀》。臺中：曾文出版社，1981。

羅爾綱，《師門五年記‧胡適瑣記（增補本）》。北京：三聯書店，2006。

羅維前、王淑民纂編，《形象中醫：中醫歷史圖像研究》。北京：人民衛生出版
　　社，2007。

譚光輝，《症狀的症狀：疾病隱喻與中國現代小說》。北京：中國社會科學出版
　　社，2007。

譚健鍬，《病榻上的龍：現代醫學破解千年歷史疑案》。臺北：時報出版，2013。

嚴世芸主編，《內科名家嚴蒼山學術經驗集》。上海：上海中醫藥大學出版社，1998。

嚴耕望，《錢穆賓四先生與我》。臺北：臺灣商務印書館，2008。

竇應泰，《破譯蔣介石養生密碼》。北京：作家出版社，2009。

四、民國期刊、報紙篇目

〈中西醫就不能合作，造福病患嗎？〉，《中國時報》，2003年11月12日。

〈《醫藥評論》社員參觀中西療養院〉，《申報》（上海：上海書店，1982-
　　1987），1929年9月23日，16版「本埠新聞」。

〈中山先生病狀之濟聞〉，《民國日報》（上海），1925年2月9日，第6版。

〈中山病狀已漸入佳境〉，《大公報》（天津）（北京：人民出版社，1983），
　　1925年2月10日。

〈中西醫界聯合之先聲〉，《申報》，1929年6月28日，16版「本埠新聞」。

〈中西藥雜投之孫文病勢：又用精神治療法〉，《晨報》（北京：人民出版社，
　　1981），1925年2月28日，第4版。

〈中醫藥存廢問題〉，《申報》，1929年3月21日，15版「本埠新聞」。

〈令河北省國醫分館籌備處據陳報董事會公推蔡承緒暫代分館長暫准備案文〉
　　1933年3月29日，《國醫公報》1933年5月，1卷5期。

〈北京通信：中山經過鐳錠治療後將改就中醫〉，《申報》，1925年2月12日，第
　　2版。

〈全日睡眠中之孫文：中醫慮立春節不能過，西醫注射嗎啡針維持〉，《晨報》，1925年2月2日，第2版。

〈全國醫藥團體總聯合會為中國醫藥問題敬告國人〉，《申報》，1929年4月25日，第2版「廣告」。

〈全國醫藥請願團出發〉，《申報》，1929年12月19日，13版「本埠新聞」。

〈危在旦夕之孫文：段祺瑞特贈醫費兩萬元〉，《晨報》，1925年2月27日，第2版。

宋國賓，〈領事裁判權與中國新醫界〉，《醫藥評論》9卷5期，總149期（1937）。

〈汪精衛先生答客問：總理服中藥之原因與經過〉，《民國日報》，1925年3月3日，第3版。

〈見人流淚之孫文：二夜人忽煩躁，三晨神又清晰，醫生禁止見客〉，《晨報》，1925年2月4日，第2版。

〈孫中山入醫院後之經過詳情〉，《大公報》，1925年2月5日。

〈孫中山已試用鐳錠母治療：映照後結果甚佳〉，《大公報》，1925年2月12日。

〈孫中山出院改服中藥以後：胃口較前增健〉，《大公報》，1925年2月25日。

〈孫中山先生病體無恙〉，《民國日報》，1925年1月28日，第2版。

〈孫中山病況尚無甚變化：中藥亦不過減少痛苦而已〉，《大公報》，1925年2月27日。

〈孫中山病狀已有起色〉，《大公報》，1925年2月7日。

〈孫中山病勢更加沈重：體氣更弱，眠食亦減，胸部膨脹〉，《大公報》，1925年3月4日。

〈孫中山遷出協和醫院之情形：孫夫人主延中醫診治〉，《大公報》，1925年2月24日。

〈孫文不服中藥：西醫用鐳錠療法止痛，要試中藥即須出院〉，《晨報》，1925年2月5日，第2版。

〈孫文日益衰弱：體溫脈搏時有增減，肝癌終屬不治之症〉，《晨報》，1925年2月3日，第2版。

〈孫文浮腫尚未消：昨招其幼孫至病榻自慰〉，《晨報》，1925年2月12日，第2版。

〈孫文病中醫亦束手矣：唐周合方已服，胸部腫脹益甚〉，《晨報》，1925年2月26日，第2版。

〈孫文病況仍無變化：中日醫生各發表意見，拒絕來賓入視之原因〉，《晨報》，1925年2月17日，第2版。

〈孫文停服中藥〉，《晨報》，1925年3月1日，第3版。

〈孫先生改延中醫診治〉，《民國日報》，1925年2月20日，第2版。

〈孫先生脈搏降至九十六：惟腳腫未消〉，《民國日報》，1925年2月13日，第2版。

〈孫先生參用中西醫〉，《民國日報》，1925年2月22日，第2版。

〈孫先生割治處已平復〉，《民國日報》，1925年1月31日，第3版。

〈敬告全國醫界暨全體民眾書〉，《申報》，1930年11月8日，2版「廣告」。

〈薛篤弼辭衛生部長〉，《申報》，1929年4月11日，9版「國內要聞」。

《國醫公報》1卷8期（1933.08）。

《衛生公報》（南京：衛生部秘書處）2卷2期（1930.02），訓令265號。

《衛生公報》2卷6期（1930.06），指令265號，呈第72號。

上海市國醫公會，〈上海市國醫公會第三屆會員大會會務報告：教衛兩部焚坑國醫國藥之痛史錄〉，《現代國醫》2卷6期（1932）。

上海民國日報館編，〈關於孫中山病狀之周君常談話〉，《民國日報》（北京：人民出版社，1981），1925年2月14日，第3版。

中央國醫館秘書處，〈中央國醫館整理國醫藥學術標準大綱：二十一年十月二十九日學術整理委員會會議通過〉，《國醫公報》1卷2期（1932.11）。

中央國醫館秘書處，〈中央國醫館籌備大會行開會式速記錄〉，《國醫公報》1卷2期（1932.11）。

中央國醫館秘書處，〈中央國醫館籌備大會行開會式速記錄：行政院代表李大年演說條〉，《國醫公報》1卷2期（1932.11）。

中央國醫館秘書處，〈令江西國醫分館據報物色醫藥各項人才已悉文〉，《國醫公報》1卷2期（1932.11）。

王一仁，〈三民主義與中國醫藥〉，《醫界春秋》13期（1927.07）。

北京通信，〈梁啓超不起之原因〉，《醫界春秋》33期（1929）。

甘肅省國醫分館來稿，〈對於中央國醫館整理國醫藥學術標準大綱草案意見書〉，《國醫公報》1卷5期（1933.05）。

朱良鋮，〈與梁任公先生談談中西醫學〉，《醫界春秋彙選第一集》上海：醫界春秋社，1927。

行政院衛生署編印，《衛生署醫藥證照公告月刊》3期（1936）。

余不平，〈梁啓超不起之原因的辯論〉，《醫界春秋》33期（1929）。

佚名，〈蔣介石先生提倡中醫之偉論〉《新會國醫月刊》1期（1932）。

李壽芝，〈新舊調融之管見〉，《醫界春秋》22期（1928.04）。

汪精衛，〈汪精衛為孫先生病答湯爾和〉，收入上海民國日報館編，《民國日報》，1925年2月12日，第6版。

祝味菊，〈讀紹君醫政統醫論的談話〉，《醫界春秋》14期（1927.08）。

記者，〈梁啓超超脫人間之病症〉，《衛生報》62期（1929）。

高良佐，〈總理業醫生活史之一頁〉，《民國日報》（廣州）1935年10月14日。

張忍庵，〈中國醫學之物質的原則〉，《國醫公報》1卷2期（1932.11）。

張贊臣，〈國醫的責任〉，《醫界春秋》13期（1927.07）。

許半龍，〈現行大學教員資格條例與醫科〉，《醫界春秋》19期（1928.01）。

陳存仁，〈以孫中山先生行易知難根據論中醫是否合於科學應否加以提倡〉，《醫界春秋》34期（1929）。

陳洛薇，〈沈君山治中風，求助中醫大〉，《中國時報》2005年11月21日。

陳階雲，〈對中醫不得用西法西藥，西醫不得用中藥再進一辨〉，《醫界春秋》22期（1928.04）。

陸淵雷，〈修改學術標準大綱草案意見〉，《國醫公報》1卷2期（1932.11）。

湯爾和，〈關於孫中山病狀的疑問〉，《晨報》，1925年2月7日，第2版。

焦易堂，〈為擬訂國醫條例敬告國人書〉，《國醫公報》1卷5期（1933.05）。

楊永泰，〈新生活運動與禮義廉恥〉，《新生活運動週報》第14期（1934）。

葉谷紅，〈傳染病之國醫療法〉，《國醫公報》1卷5期（1933.05）。

黎伯概，〈中央國醫館整理國醫藥學術標準大綱草案批評書〉，《國醫公報》1卷5期（1933.05）。

黎伯概，〈充補管見書〉，《國醫公報》1卷5期（1933.05）。

聶雲臺，〈追記梁任公小便下血〉，《衛生報》21期（1928）。

五、日文專書

段瑞聰，《蔣介石と新生活運動》。東京：慶應義塾大學出版會，2006。
町田忍，《懷かしの家庭藥大全》。東京：角川書店，2003。
藤井省三，《魯迅「故鄉」の讀書史：近代中國の文學空間》。東京：創文社，1997。

六、期刊與專書論文篇目

文庠，〈蔣介石與中醫醫政〉，《淮陰師範學院學報（哲學社會科學版》29卷4
　　期（2007.07）。
文庠，《試從中西醫論爭看近代知識界的價值取向》，《南京中醫藥大學學報
　　（社科版）》6卷3期（2005.9）。
王文基，〈心理的「下層工作」：《西風》與1930-1940年代大眾心理衛生論
　　述〉，《科技，醫療與社會》13期（2011）。
王文基，〈知行未必合一：顧頡剛與神經衰弱的自我管理〉，祝平一編，《第四
　　屆國際漢學會議論文集：衛生與醫療》。臺北：中央研究院，2013。
王民、鄧紹根，〈《萬國公報》與X射線知識的傳播〉，《中國科技史料》22卷3
　　期（2001）。
王秀雲，〈不就男醫：清末民初的傳道醫學中的性別身體政治〉，《中央研究院
　　近代史研究所集刊》59期（2008）。
王奇生，〈從孤兒寡母到孤家寡人：蔣介石的早年成長經歷與個性特質〉，《南
　　京大學學報（哲社版）》5期（2010）。
王爾敏，〈上海仁濟醫院史略〉，林治平主編，《基督教與中國現代化國際學術
　　研討會》。臺北：宇宙光出版社，1994。
包世杰記載，馬長林編選，〈孫中山逝世前病情史料選〉，《歷史檔案》2期
　　（1986）。
左玉河，〈中國舊學納入近代新知識體系之嘗試〉，鄭大華、鄒小站主編，《思
　　想家與近代中國思想》。北京：社會科學文獻出版社，2005。

皮國立，〈中西醫學話語與近代商業論述：以《申報》上的「痧藥水」為例〉，《上海學術月刊》1期（2013）。

皮國立，〈中國近代醫療史新論：中醫救護隊與西醫知識的傳輸（1931-1937）〉，《中國社會歷史評論》第24卷（2020）。

皮國立，〈中醫文獻與學術轉型：以熱病醫籍為中心的考察（1912-1949）〉，韓健平、張澔、關曉武主編，《技術遺產與科學傳統》。北京：中國科學技術出版，2013。

皮國立，〈民初醫療、醫生與病人之一隅：孫中山之死與中西醫論爭〉，胡春惠、唐啟華主編，《兩岸三地歷史學研究生研討會論文集（2006）》。香港：珠海書院亞洲研究中心、臺北：國立政治大學歷史系，2007。

皮國立，〈民國時期上海中醫的開業與營生技術〉，《科技、醫療與社會》30期（2020）。

皮國立，〈民國時期的醫學革命與醫史研究：余巖（1879-1954）「現代醫學史」的概念及其實踐〉，《中醫藥雜誌》24期（2013）。

皮國立，〈抗戰前蔣介石的日常醫療經驗與衛生觀〉，呂芳上主編，《蔣介石的日常生活》。臺北：政大人文中心，2013。

皮國立，〈所謂「國醫」的內涵：略論中國醫學之近代轉型與再造〉，《中山大學學報》（社會科學版）49卷1期（2009）。

皮國立，〈從口述歷史視野看兩蔣總統的醫療與健康〉，《東吳歷史學報》35期（2016）。

皮國立，〈新中醫的實踐與困境：惲鐵樵（1878-1935）談《傷寒論》與細菌學〉，張澔等主編，《第八屆科學史研討會彙刊》。臺北：中央研究院科學史委員會，2008。

皮國立，〈新史學之再維新—中國醫療史研究的回顧與展望（2011-2018）〉。蔣竹山主編，《當代歷史學新趨勢》。臺北：聯經出版，2019。

皮國立，〈圖像、形質與臟腑知識：唐宗海三焦論的啟示〉，《古今論衡》第15期（2006）。

皮國立，〈戰爭的啟示：中國醫學外傷學科的知識轉型（1937-1949）〉，《國史館館刊》63期（2020）。

皮國立，〈濕之為患：明清江南的醫療、環境與日常生活史〉，《學術月刊》9期
　　（2017）。

皮國立，〈民國時期上海中醫的開業與營生技術〉，《科技、醫療與社會》30期
　　（2020）。

朱彤、朱時中，〈中醫：正在失落的文明〉，《中國國家地理》第28期
　　（2003.9）。

余慎，〈近代傑出的醫學家余雲岫醫師（1879-1954）〉，呂嘉戈，《挽救中醫：
　　中醫遭遇的制度陷阱和資本陰謀》。桂林：廣西師範大學出版社，2006。

余英時，〈中國知識分子的邊緣化〉，《二十一世紀》6期（1991）。

吳郁琴，〈南京國民政府時期江西衛生防疫體系述論〉，《江西財經大學學報》6
　　期（2010）。

呂芳上，〈二十世紀中國政治史的研究：新資料、新視野〉，《近代中國》160
　　期（2005.03）。

李正風、沈小白，〈從反傳統到反偽科學〉，黃之棟、黃瑞祺、李正風等著，
　　《科技與社會：社會建構論、科學社會學和知識社會學的視角》。臺北：群
　　學，2012。

李尚仁，〈健康的道德經濟：德貞論中國人的生活習慣和衛生〉，《中央研究院
　　歷史語言研究所集刊》，76本3分（2005）。

李尚仁，〈從病人的故事到個案病歷：西洋醫學在十八世紀中到十九世紀末的轉
　　折〉，《古今論衡》5期（2000）。

李威熊，〈胡適的經學觀〉，《逢甲人文社會學報》4期（2002.05）。

李建民，〈追尋中國醫學的激情〉，《思想4：臺灣的七十年代》。臺北：聯經出
　　版，2007。

李貞德，〈性別、醫療與中國中古史〉，中央研究院歷史語言研究所生命醫療史
　　研究室主編，《中國史新論·醫療史分冊》。臺北：中央研究院、聯經出
　　版，2015。

李恭忠，《喪葬政治與民國再造：孫中山奉安大典研究》。南京：南京大學歷史
　　系博士論文，2002。

李素楨、田育誠，〈論明清科技文獻的輸入〉，《中國科技史料》14卷3期
　　（1993）。

李敖，〈修改「醫師法」與廢止中醫〉（原登在《文星》（臺北）第61號（1962
　　年11月1日），李敖，《傳統下的獨白》。臺北：李敖出版社，2001。

杜正勝，〈另類醫療史研究20年：史家與醫家對話的臺灣經驗〉，《古今論衡》
　　25期（2013.10）。

杜正勝，〈無中生有的志業：傅斯年的史學革命與史語所的創立〉，《古今論
　　衡》1期（1998.10）。

杜正勝，〈醫療社會文化史外一章：金仕起《中國古代的醫學、醫史與政治》
　　序〉，《古今論衡》21期（2010）。

杜鵬，〈最早接受X射線診視的中國人〉，《中國科技史料》16卷2期（1995）。

周海嬰，〈引用魯迅的話反對中醫是斷章取義〉，《中國中醫藥報》，2008年3
　　月13日。

孟慶雲，〈《研經圖》題文頌國醫：陸仲安治癒胡適「糖尿病」公案〉，《中醫
　　百話》。北京：人民衛生出版社，2008。

孟慶雲，〈梁啓超枉失「腎命」〉，《中醫百話》。北京：人民衛生出版社，2008。

林文源，〈病患實作經驗與患病軌跡類型〉，《台灣社會學》17期（2009）。

林文源，〈轉變病患行動能力佈署：以台灣透析病患團體為例〉，《台灣社會
　　學》20期（2010）。

邱仲麟，〈人藥與血氣：「割股」療親現象中的醫療觀念〉，《新史學》10卷4
　　期（1999.12）。

邱仲麟，〈不孝之孝：唐以來割股療親現象的社會史初探〉，《新史學》6卷1期
　　（1995.03）。

邱仲麟，〈醫生與病人：明代的醫病關係與醫療風習〉，《從醫療看中國史》。
　　臺北：聯經出版，2008。

邱仲麟，〈醫資與藥錢：明代的看診文化與民眾的治病負擔〉，《中國史新論‧
　　醫療史分冊》。臺北：中央研究院、聯經出版，2015。

洪均燊，〈「肺病指南」：民國時期肺結核療養與病患角色〉。臺北：國立陽明
　　大學科技與社會研究所碩士論文，2012。

紀徵瀚，〈清代痧症醫籍系統考〉《中醫文獻雜誌》4期（2009）。

紀徵瀚，《古代「痧」及治法考》。北京：中國中醫科學院中醫醫史文獻研究所博士論文，2008。

胡成，〈「不衛生」的華人印象：中外之間的不同講述：以上海公共衛生事業為中心〉，《中央研究院近代史研究所集刊》56期（2007.6）。

范伯群，〈從魯迅的棄醫從文談到惲鐵樵的棄文從醫：惲鐵樵論〉，《復旦學報（社科版）》1期（2005）。

姬凌輝，〈醫療、法律與地方社會：民國時期「劉梁醫訟案」再探〉，《中央研究院近代史研究所集刊》104期（2019）。

孫正一，《世變與梁啓超醫療的社會記憶》。花蓮：東華大學歷史所碩士論文，2011。

柴中原等，〈何廉臣生平及其對祖國醫學之貢獻〉，《中華醫史雜誌》14卷2期（1984）。

祖述憲，〈胡適對中醫究竟持什麼態度〉，《中國科技史料》22卷1期（2001）。

祝平一，〈清代的痧：一個疾病範疇的誕生〉，《漢學研究》31卷3期（2013）。

祝平一，〈藥醫不死病，佛度有緣人：明、清的醫療市場、醫學知識與醫病關係〉，《中央研究院近代史研究所集刊》68期（2010.6）。

馬金生，〈自保、革新與維權：中醫界對醫患糾紛的認識和因應（1927-1949年）〉，《浙江學刊》3期（2015.03）。

馬金生，〈從醫訟案看民國時期西醫在華傳播的一個側面〉，《中國社會歷史評論》13卷（2012）。

馬堪溫，〈歷史上的醫生〉，《中華醫史雜誌》16卷1期（1986）。

康綠島，〈矛盾的梁啓超：一個心理學的解釋〉，《漢學研究》3卷1期（1985.6）。

張仲民，〈衛生、種族與晚清的消費文化：以報刊廣告為中心的討論〉，《學術月刊》4期（2008）。

張建偉，〈梁啓超的「病」與「死」〉，《中國青年報》，2006年5月24日。

張哲嘉，〈《婦女雜誌》的「醫事衛生顧問」〉，《近代中國婦女史研究》12期
　　（2004）。

張哲嘉，〈為龍體把脈：名醫力鈞與光緒帝〉，黃東蘭主編，《身體‧心性‧權
　　力：新社會史》集2。杭州：浙江人民出版社，2005。

張哲嘉，〈婦女醫案的性別論述：以慈禧太后的醫案（1880-1881）為例〉，《中
　　國史研究》（釜山），第20輯別冊（2002.10）。

張哲嘉，〈清宮醫藥檔案的價值與限制〉，《新史學》10卷2期 （1999.06）。

張嘉鳳，〈愛身念重：《折肱漫錄》中文人之疾與養〉，《臺大歷史學報》，第
　　51期（2013.6）。

梁其姿，〈醫療史與中國「現代性」問題〉，《中國社會歷史評論》第8卷
　　（2007）。

梅汝璈，〈西醫與中藥：關於中西醫藥之爭的一點感想〉，《經世》1卷1期
　　（1937）。

陳秀芬，〈當病人見到鬼：試論明清醫者對於「邪祟」的態度〉，《國立政治大
　　學歷史學報》30期（2008）。

陳秀芬，〈醫療史研究在臺灣（1990-2010）：兼論其與「新史學」的關係〉，
　　《漢學研究通訊》29卷3期（2010）。

陳紅民，〈《蔣中正總統檔案‧事略稿本》中的一則錯誤〉，《史學月刊》2期
　　（2007）。

陳紅民、張莉，〈蔣介石追憶青少年生活：《蔣介石日記》解讀之七〉，《世
　　紀》6期（2010）。

陳漱渝主編，〈無聲的中國：二月十六日在香港青年會講〉，《魯迅論爭集》。
　　北京：中國社會科學出版，1998。

陳錫祺，〈關於孫中山的大學時代〉，中山大學學報編輯部編，《孫中山研究論
　　叢》第1集。廣州：中山大學學報編輯部，1983。

費俠莉著、蔣竹山譯，〈再現與感知：身體史研究的兩種取向〉，《新史學》10
　　卷4期（1999）。

黃克武，〈從申報醫藥廣告看民初上海的醫療文化與社會生活〉，《中央研究院
　　近代史研究所集刊》17期下（1988）。

黃克武，〈魂歸何處？梁啓超與儒教中國及其現代命運的再思考〉，鄭大華、鄒
　　小站編，《思想家與近代中國思想》。北京：社會科學文獻出版社，2005。
黃金麟，〈醜怪的裝扮：新生活運動的政略分析〉，《臺灣社會研究季刊》30期
　　（1998）。
黃厚璞，〈我為蔣介石、汪精衛、宋美齡治病經歷〉，《文史精華》1期
　　（2003）。
黃厚璞，〈我為蔣介石、汪精衛治病〉，《縱橫》8期（2002）。
楊瑞松，〈身體、國家與俠：淺論近代中國民族主義的身體觀和英雄崇拜〉，
　　《中國文哲研究通訊》10卷3期（2000）。
楊瑞松，〈想像民族恥辱：近代中國思想文化史上的「東亞病夫」〉，《政治大
　　學歷史學報》23期（2005）。
雷祥麟，〈「東亞傳統醫療、科學與現代社會」專輯導言〉，《科技、醫療與社
　　會》11期（2010）。
雷祥麟，〈負責任的醫生與有信仰的病人：中西醫論爭與醫病關係在民國時期的
　　轉變〉，《新史學》14期（2003）。
雷祥麟，〈習慣成四維：新生活運動與肺結核防治中的倫理、家庭與身體〉，
　　《中央研究院近代史研究所集刊》74期（2011）。
雷祥麟，〈衛生為何不是保衛生命？民國時期另類的衛生、自我、與疾病〉，
　　《臺灣社會研究季刊》54期（2004.6）。
靳士英，〈新撰《中國醫學通史》四卷本的評介〉，《中華醫史雜誌》31卷3期
　　（2001）。
劉士永，〈「清潔」、「衛生」與「健康」：日治時期臺灣社會公共衛生觀念之
　　轉變〉，《臺灣史研究》8卷1期（2001）。
劉士永，〈臺灣地區醫療衛生史研究的回顧與展望〉，耿立群編，《深耕茁
　　壯——臺灣漢學四十回顧與展望：慶祝漢學研究中心成立40周年》。臺北：
　　國家圖書館，2021。
劉士永，〈公共衛生與健康：從學習、融合到自主〉，收入王汎森等編，《中華
　　民國發展史：社會發展（下）》。臺北：聯經，2011。
劉維開，〈蔣中正記憶中的童年〉，呂芳上主編，《蔣中正日記與民國史研

　　究》。臺北：世界大同出版有限公司，2011。

劉澤生，〈晚清廣州博濟醫院的傑出學生（1855-1900）〉，《中華醫史雜誌》29
　　卷3期（1999）。

趙婧，〈柳葉刀尖──西醫手術技術和觀念在近代中國的變遷〉，《近代史研
　　究》5期（2020）。

傅斯年，〈歷史語言研究所工作之旨趣〉，《中央研究院歷史語言研究所集刊》1
　　本1分（1928.10）。

樊縯，〈讀「從中醫說到梁任公的病」〉，《醫學週刊集》第4卷（1931）。

潘光哲，〈近現代中國「改造國民論」的討論〉，《開放時代》6期（2003）。

潘淑華，〈民國時期廣州的糞穢處理與城市生活〉，《中央研究院近代史研究所
　　集刊》59期（2008）。

蔣夢麟，〈追憶孫中山先生〉，尚明軒、王學庄、陳崧編，《孫中山生平事業追
　　憶錄》。北京：人民出版社，1986。

鄧文初，〈「失語」的中醫：民國時期中西醫論爭的話語分析〉，《開放時代》6
　　期（2003）。

魏嘉弘，《國民政府與中醫國醫化》。中壢：中央大學歷史所碩士論文，1998。

藤井省三，〈魯迅《父親的病》再考：作為新起點的中國傳統醫學批判〉，劉柏
　　林、胡令遠編，《中日學者中國學論文集：中島敏夫教授漢學研究五十年志
　　念文集》。上海：復旦大學出版社，2006。

蘇雪林，〈《阿Q正傳》及魯迅創作的藝術〉，《阿Q正傳》。北京：國際少年
　　村，2000。

七、英文部分

（一）專書

Andrews, Bridie. The *Making of Modern Chinese Medicine*, 1850-1960. Vancouver:
　　UBC Press, 2014.

Barnes, David S.. *The Making of a Social Disease: Tuberculosis in Nineteenth-Century
　　France*. Berkeley: University of California Press, c1995.

Churchill, Wendy D.. *Female patients in early modern Britain: gender, diagnosis, and*

Treatment. Farnham, Surrey, England; Burlington, VT : Ashgate, c2012.

Croizier, Ralph C. *Traditional medicine in modern China: science, nationalism, and the tensions of cultural change*. Cambridge: Harvard University Press, 1968.

Dikötter, Frank. *The discourse of race in modern China Stanford*. Calif.: Stanford University Press, 1992.

Duden, Barbara; translated by Thomas Dunlap, *The woman beneath the skin : a doctor's patients in eighteenth-century Germany*. Cambridge, Mass.: Harvard University Press, 1991.

Fitzgerald, John. *Awakening China : politics, culture, and class in the Nationalist Revolution*. Stanford: Stanford University Press, 1996.

Foucault, Michel; translated by Alan Sheridan, *Discipline and Punish: the Birth of the Prison*. New York : Vintage Books, 1979, c1977.

Foucault, Michel; translated by A. M. Sheridan Smith, *The birth of the clinic: an archaeology of medical perception*. London: Tavistock Publications, 1976, c1973.

Gerth, Karl. *China made : consumer culture and the creation of the nation*. Cambridge; London: Harvard University Asia Center : Distributed by Harvard University Press, 2003.

Hahn, Emily. *Chiang Kai-shek, an unauthorized biography*. New York : Doubleday, 1955.

Heinrich, Larissa. *The Afterlife of Images: Translating the Pathological Body between China and the West*. Durham : Duke University Press, 2008.

Jacyna , L. Stephen and Casper, Stephen T. (ed.). *The neurological patient in history*. Rochester, NY : University of Rochester Press, 2012.

Kleinman, Arthur. *Patients and Healers in the Context of Culture: An Exploration of the Borderland between Anthropology, Medicine, and Psychiatry*. Berkeley and Los Angeles: University of California Press, 1980.

Lee, Leo Ou-fan. *Voices from the iron house : a study of Lu Xun*. Bloomington : Indiana University Press, c1987.

Lei, Sean Hsiang-lin. *Neither Donkey nor Horse: Medicine in the Struggle over Chi-*

na's Modernity. Chicago: University of Chicago Press, 2014.

Leung, Angela Ki Che. *Leprosy in China: a history*. New York: Columbia University Press, c2009.

Liu, Lydia H.. *Translingual practice : literature, national culture, and translated modernity--China*, 1900-1937. Stanford, Calif. : Stanford University Press, 1995。

L. Stephen Jacyna and Stephen T. Casper(ed.), *The neurological patient in history*. Rochester, NY : University of Rochester Press, 2012.

Pietikäinen, Petteri. *Madness: a history*. Milton Park, Abingdon, Oxon; New York, NY: Routledge, 2015.

Porter, Dorothy & Porter, Roy. *Patient's progress: doctors and doctoring in eighteenth-century England*. Cambridge：Polity Press, 1989.

Rogaski, Ruth. *Hygienic modernity : meanings of health and disease in treaty-port China*. Berkeley: London: University of California Press, 2004.

Sun,Lung-kee. *The Chinese national character: from nationhood to individuality*. London : M.E. Sharpe, 2002.

Tomes, Nancy. *The Gospel of Germs: Men, Women, and the Microbe in American Life*. Cambridge: Harvard University Press, 1988.

Wendy, Parkins. *Fashioning the Body Politic: Dress, Gender, Citizenship*. Oxford; New York: Berg, 2002.

Yip, Ka-che, *Health and National Reconstruction in Nationalist China: The Development of Modern Health Services, 1928-1937*. Ann Arbor: Association for Asian Studies, University of Michigan, 1995.

（二）論文

Andrews, Bridie. "Tuberculosis and the Assimilation of Germ Theory in China, 1895-1937." *Journal of the History of Medicine and Allied Sciences 52* (1997).

Andrews, Bridie. "The Making Of Modern Chinese Medicine,1895-1937." PhD. Dissertation, History and philosophy of Science,University of Cambridge,London, 1996.

Burnham, John C. "The Death of the Sick Role." *Social History of Medicine* 25.4

(2012).

Chang, Che-chia. "The Therapeutic Tug of War: The Imperial Physician-patient Relationship in the Era of Empress Dowager Cixi (1874-1908)." Ph.D. Dissertation, University of Pennsylvania, January 1998.

Lei, Sean Hsiang-lin. "When Chinese Medicine Encountered the State:1910-1949." PhD. University of Chicago, 1999.

Lei, Sean Hsiang-lin. "From Changshan to a New Anti-malarial Drug: Re-networking Chinese Drugs and Excluding Traditional Doctors." *Social Studies of Science* 29.3 (1999).

Lei, Sean Hsiang-lin. "How Did Chinese Medicine Become Experiential? The Political Epistemology of Jingyan." *Positions: East Asian Cultures Critique*, 10: 2 (2002).

Lei, Sean Hsiang-lin, "Habituating Individuality: Framing Tuberculosis and Its Material Solutions in Republican China." *Bulletin for the History of Medicine* 84 (2010).

Lei, Sean Hsiang-Lin. "Microscope and Sovereignty: Constituting Notifiable Infectious Disease and Containing the Manchurian Plague." In Angela Ki Che Leung and Charlotte Furth (Eds), *Health and Hygiene in Modern Chinese East Asia : Policies and Publics in the Long Twentieth Century*. Durham: Duke University Press, 2011.

Porter ,Roy. "The patient's view: doing medical history from below." *Theory and Society* 14.2(1985).

Wang, Liping. "Creating a National Symbol: The Sun Yatsen Memorial in Nanjing." *Republican China* 21, no. 1 (1996.04).

Jewson, N.D.. "The Disappearance of the Sick-man from Medical Cosmology, 1770-1870." *Sociology* 10 (1976).

Porter, Roy. "The patient's view: doing medical history from below." *Theory and Society* 14.2(1985).

中英文摘要

國族、國醫與病人：近代中國的醫療和身體

中文摘要

歷史學的核心，一言以蔽之，就是「人」的所作所為、思想、言行和他身上所反映出來的時代文化。醫療史在臺灣已經成為一門顯學，然而過多的技術與理論之堆砌，將阻礙我們對醫療史中「人」的認識，這對之後的研究者與閱讀者來說，都不是一件好事。如何可能將枯燥、生硬的歷史敘述與個人的生活經驗做一結合呢？我認為就是「病人的歷史」。一個人或多或少都難逃疾病的折磨，不只是自己，很多人對醫療文化的理解，多來自於親友與周遭人們的罹病經驗；因此一位歷史學家，必須對人的痛苦、疾病，進行描寫，表達對人性、苦難的關懷，這是人文學者的特殊使命。研究不能只有現象、物質和觀念，還要有人的故事在其中。是以本書選取幾個近代中國極具代表性的歷史人物，當然也都是著名的「病人」，探討包括孫中山、魯迅、胡適、梁啟超、蔣介石等人的患病與求醫經驗，一方面增加我們對歷史人物的認識，另一方面也可間接得知他們對民國時期醫療文化與環境、中西醫論爭等問題的理解與看法。過去許多歷史著作只擷取他們的幾句話來作為註解，本書則將每位歷史人物都當成一個完整的個體，探索他們日常言論、思想與醫療歷程的種種過往。

書中歷史人物的經歷，還顯示一種他們對醫療發展與國族興盛之間的緊密結合。某些人排斥中醫的心態，其實是不滿中國醫學背後所代表的傳統文化「落後」與「不科學」；而相對的思維，就是近代「國醫」的形成與1930年代初國民政府對傳統中醫新的支持力量，又將傳統文化置於另一種高度的思維；我們將看到書中主人翁對這些問題的反思與激盪。當然，人們看歷史時常常會把「人」的意義用簡單的方法分類，但其實「人」的因素是非常複

雜的，在個人罹病的經驗中，往往可以發現，病患對國族發展、選擇中醫或西醫的諸多主觀認定，終將被病痛沖淡；他們最後仍會尋求一種「實用」和「痊癒」的希望，這是本書幾個主人翁所顯示的另一種歷史面貌。書中的細節與精彩之處，當然還有這些病人對中西醫的看法與抉擇，作者一直以來，在研究課題中最核心的關切點。最終，本書也對當代中醫的發展，提出了若干歷史觀察與省思。

關鍵字：中醫、西醫、國族、孫中山、蔣介石、胡適、魯迅、梁啓超、醫療史、疾病

Nation, Traditional Chinese Medicine, and Disease – Medical Treatment and Body of "Patients" from the Perspective of Modern China

Abstract

In brief, the core of history research is the behaviors, thinking, words and deeds, and time & culture reflected by "people." Medical history has become a significant learning in Taiwan. However, excessive accumulation of techniques and theories may impede us from understanding "people" in medical history, which is certainly unfavorable to future researchers and readers. How to integrate dull and blunt historical descriptions with personal life experiences? The author suggests that the "history of patients" can do it. Throughout the journey of life, a person more or less will be tortured by illness. Many people understand medical culture not only through themselves, but also through the disease experiences of relatives and other people around them. Therefore, a historian has to describe the pain and disease of people, and express concern over humanity and suffering, which are the unique missions of humanity scholars. Research should include phenomena, materials, and concepts, as well as stories of people. Therefore, this book investigates the disease and medical seeking experiences of several famous historical figures in modern China, including Sun Yat-sen, Lu Xun, Hu Shih, Liang Qichao, Chiang Kai-shek et al. to increase the understanding of these historical figures, as well as to indirectly learn of medical culture and environment and opinions on disputes between Chinese and western medicine during the early period of Republic of China. Many past historical writings only extracted several words of them as notes. This book views every historical figure as a complete individual to explore their daily statements and various medical courses.

The experiences of historical figures in the book also reflect the close connection between medical development and rise of nation. Some people reject traditional Chinese medicine, and the reason is actually they are dissatisfied with "falling behind" and "unscientific nature" represented by traditional culture. The relative thinking is the formation of modern "traditional Chinese medicine" and the support for traditional Chinese medicine of National Government in the early 1930s, which places traditional culture at a higher level. This book demonstrates how these historical figures reflected on these questions. Undoubtedly, the meanings of "people" tend to be easily categorized in history. However, the factor of "people" is actually extremely complicated. This book shows: the disease experiences of individuals usually reveal that: many subjective factors affecting the choice of traditional Chinese medicine or western medicine for national development would be weakened by disease and pain; patients eventually still would seek for hope of "practicality" and "cure," which are the historical appearances reflected by several figures in this book. The details and essences of this book certainly include these patients' opinions and choices of Chinese and western medicine, which are the core concern of the author among research topics. In the end, the author also proposed several historical observations and reflections about the development of traditional Chinese medicine.

Keywords: Traditional Chinese medicine, Western medicine, Nation, Sun Yat-sen, Chiang Kai-shek, Hu Shih, Lu Xun, Liang Qichao, Medical history, Disease

國家圖書館出版品預行編目資料

國族、國醫與病人：近代中國的醫療和身體
（修訂版）／皮國立著 ――二版. ――臺北
市：五南圖書出版股份有限公司，2022.09
面；　公分
ISBN 978-626-343-009-9（平裝）

1.CST: 中國醫學史

410.92　　　　　　　　111009975

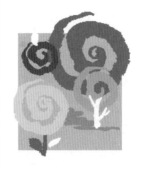

1XCC

國族、國醫與病人：
近代中國的醫療和身體（修訂版）

作　　者 ― 皮國立

發 行 人 ― 楊榮川

總 經 理 ― 楊士清

總 編 輯 ― 楊秀麗

副總編輯 ― 蘇美嬌

封面設計 ― 姚孝慈

出 版 者 ― 五南圖書出版股份有限公司

地　　址：106台北市大安區和平東路二段339號4樓

電　　話：(02)2705-5066　傳　　真：(02)2706-6100

網　　址：https://www.wunan.com.tw

電子郵件：wunan@wunan.com.tw

劃撥帳號：01068953

戶　　名：五南圖書出版股份有限公司

法律顧問　林勝安律師事務所　林勝安律師

出版日期　2016年11月初版一刷
　　　　　2022年9月二版一刷

定　　價　新臺幣430元

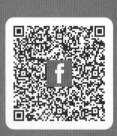

經典永恆·名著常在

五十週年的獻禮 —— 經典名著文庫

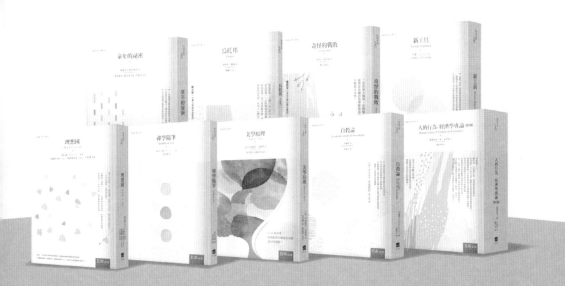

五南,五十年了,半個世紀,人生旅程的一大半,走過來了。
思索著,邁向百年的未來歷程,能為知識界、文化學術界作些什麼?
在速食文化的生態下,有什麼值得讓人雋永品味的?

歷代經典·當今名著,經過時間的洗禮,千錘百鍊,流傳至今,光芒耀人;
不僅使我們能領悟前人的智慧,同時也增深加廣我們思考的深度與視野。
我們決心投入巨資,有計畫的系統梳選,成立「經典名著文庫」,
希望收入古今中外思想性的、充滿睿智與獨見的經典、名著。
這是一項理想性的、永續性的巨大出版工程。
不在意讀者的眾寡,只考慮它的學術價值,力求完整展現先哲思想的軌跡;
為知識界開啟一片智慧之窗,營造一座百花綻放的世界文明公園,
任君遨遊、取菁吸蜜、嘉惠學子!